国家级继续医学教育项目教材

中华医学会基层卫生人才培训工程丛书

神经系统疾病护理教程

主　编	祝成红	周　霜	张淑霞	王　琳	杜立新	

副主编　（以姓氏笔画为序）

马　姝	王　军	邓永梅	王振华	冯国玲
谭　蕾	蔡丽娅	刘云娥	汤艳春	孙凤娥

编　委　（以姓氏笔画为序）

卫　冰	马　姝	王　军	王　琳	王振华
王颖彧	王新宇	尤　欣	尹志科	邓永梅
叶　奇	冯国玲	邢秀亚	刘　婷	刘云云
刘云娥	汤艳春	汤海燕	孙凤娥	孙方贞
纪媛媛	杜立新	李士芝	李美佳	李瑞博
吴　妍	宋　卜	张　莹	张凤娥	张红丽
张晓蕾	张淑霞	陈　洁	苗亚杰	郁　丛
周　瑾	周　霜	祝成红	徐小波	高新霞
郭永杰	梁婧婧	彭　星	蔡丽娅	谭　蕾

中华医学电子音像出版社
CHINESE MEDICAL MULTIMEDIA PRESS

北　京

图书在版编目（CIP）数据

神经系统疾病护理教程 /祝成红等主编．—北京：中华医学电子音像出版社，2020．5
ISBN 978-7-83005-269-0

Ⅰ．①神… Ⅱ．①祝… Ⅲ．①神经系统疾病－护理－教材 Ⅳ．①R473.74

中国版本图书馆 CIP 数据核字（2019）第 222689 号

神经系统疾病护理教程

SHENJING XITONG JIBING HULI JIAOCHENG

主　　编：	祝成红　周　霜　张淑霞　王　琳　杜立新
策划编辑：	赵文羽
责任编辑：	赵文羽　周寇扣
校　　对：	张　娟
责任印刷：	李振坤
出版发行：	中华医学电子音像出版社
通信地址：	北京市西城区东河沿街 69 号中华医学会 610 室
邮　　编：	100052
E - mail：	cma-cmc@cma.org.cn
购书热线：	010-51322675
经　　销：	新华书店
印　　刷：	北京虎彩文化传播有限公司
开　　本：	787mm×1092mm　1/16
印　　张：	20.25
字　　数：	430 千字
版　　次：	2020 年 7 月第 1 版　2020 年 7 月第 1 次印刷
定　　价：	68.00 元

内 容 提 要

　　本书由多年从事神经学科疾病护理的专家编写，全书共 17 章，主要讲述了脑血管病患者的护理、颅脑损伤患者的护理、脑神经与周围神经疾病患者的护理、神经肌肉接头与骨骼肌肉疾病患者的护理、运动障碍性疾病患者的护理、脱髓鞘性疾病患者的护理、脊髓疾病患者的护理、神经系统疾病外科手术护理以及神经系统疾病治疗新技术护理等内容。本书内容详实、系统，实用性强，对神经系统疾病专业护士提高护理质量、操作技能和护理管理水平有较好的指导作用，可供基层神经学科护理人员、内科护士及基层护理管理人员学习、参考。

前　言

神经学科作为一门独立学科,历经了远古大脑认识的蒙昧阶段、古希腊时代大脑科学形成的启蒙阶段及文艺复兴时期神经病学的发展阶段,直至近现代的临床诊断治疗水平的提高,将神经学科的发展推向了一个崭新的发展阶段。21世纪必将是神经病学蓬勃发展的世纪,继美国国会批准美国神经学会提出"脑的十年"后,美国提出21世纪是"脑的世纪",中国提出"脑计划——一体两翼",可见神经学科研究已成为最活跃的研究领域。

随着神经学科的不断发展、神经科先进技术的应用和人们对健康需求的不断增加,神经护理学在临床工作中发挥着越来越重要的作用,同时也面临越来越多的挑战。神经护理学首次报道于19世纪70年代,20世纪初开始发展,1969年全球神经学护理联盟成立、《神经外科护理学杂志》创刊,1978年世界上第一个神经科护士资格认证考试开始实行,这些都标志着神经护理学作为一个专科领域取得了飞速的进步。同时,随着卒中中心、卒中单元的出现,复合手术的开展,神经外科治疗技术的革新,给神经护理学的发展带来了前所未有的挑战与机遇。

本书对神经系统疾病护理进行了全面、系统的阐述,旨在为广大的临床护理工作者提供新思路、新方法、新方向。书中内容除涵盖脑血管病患者的护理、颅脑损伤患者的护理、中枢神经系统炎症性患者的护理、脑神经与周围神经疾病患者的护理、运动障碍性疾病患者的护理、神经系统疾病康复护理、神经系统疾病手术室护理管理等,还结合当前神经学科发展新方向,撰写了神经系统疾病治疗新技术的护理,包括急性缺血性卒中超早期溶栓治疗及桥接治疗、复杂脑血管病的复合手术护理及卒中单元在神经系统疾病护理中的应用。此外,本书重点阐述了护理措施,尤其是围术期并发症的预防及护理,以补充最新的治疗技术或护理方法。

由于编者水平有限,书中难免存在错误与疏漏,敬请各护理同仁、专家、读者斧正。

祝成红

2019年12月

目　录

第1章

神经护理学概述

第一节 神经学科的历史与发展

神经学科（neuroscience）又称神经生物学，是研究神经系统疾病的学科，包括神经系统的结构、功能、发育、演化、遗传学、生物化学、生理学、药理学及病理学的一门学科。神经学科目的是解释神志活动的生物学机制，即细胞生物学和分子生物学机制，了解在发育过程中神经回路是如何感受周围世界、实施行为，如何从记忆中找回知觉的。神经学科也寻求了解支持人类情绪生活的生物学基础，情绪如何使人们的思想改变颜色，以及当情绪、思想及动作的调节发生扭曲时为什么会有抑郁、狂躁、精神分裂症和阿尔茨海默病等。传统的神经学科是生物科学的一个分支。然而，近年来神经学科开始与其他学科有了越来越多的交叉与融合，如认知和神经心理学、计算机科学、统计学、物理学、哲学和医学科学。

一、神经学科简史

神经学科一词开始出现于20世纪60年代，泛指与神经系统的结构和功能有关的知识和研究。神经学科的发展离不开大脑的研究，人类对脑的了解落后于对其他器官的了解，这主要是由于神经系统尤其是神经系统高级中枢——脑的结构和功能的高度复杂性。人类对大脑的研究历程充满曲折，神经学科先辈的突破性工作以及其他学科的相关研究进展对神经学科的创立与发展起到了至关重要的作用。

（一）远古大脑认识的蒙昧阶段

早在公元前1700年，著名的埃及医生Imhotep第一次用象形文字记载了48例不同类型的外伤及战伤病例，描述了检查、诊断和处理等内容，首次采用脑、脑膜、颅缝等专用词汇来描述人体，并提及脑损伤可引起对侧肢体瘫痪，颈椎脱位可导致四肢瘫痪和尿失禁，这是人类史也是神经病学史上第1份记载的医学文献，是人类认识神经系统疾病的开端。最早有关头痛的记载也是在3500年前埃及路克索的古代医学摘要草书中，曾提及半侧头部疼痛。在公元前17世纪的医学文献——埃德温·史密斯（Edwin Smith Papyrus）纸草文稿，其中首次出现"脑"字，并详细描述颅骨结构、脑膜、脑的外表面、脑脊液及颅内压的波动情况。约公元前5世纪，地中海地区分为科斯岛和尼多斯岛2个医派思想，科斯岛上的一群医师认为脑是神志的载体。在此后的许多其他手稿中也有大量关于神经系统征象的描述，如苏美人在一个浅浮雕中描述了一头狮子在被箭击中背部后出现下肢瘫痪，埃及人则描述了人在脊髓横断后的表现。这是人类认识神经系统疾病的开端。但是在此后的很长时间里,由于宗教的束缚,医学包括神经病学的发展相对滞后。

(二)古希腊时代大脑科学形成的启蒙阶段

古希腊时代,是大脑科学形成的启蒙阶段。希波克拉底(Hippocrates)被称为西方医学之父,他认为大脑不仅与感觉有关,也是智力的来源。当时他已发现局部脑损害可引起对侧肢体抽搐,并论及肺结核合并脊柱畸形、脊髓压迫症、昏迷、失语、瞳孔大小不等、视力障碍、面瘫和坐骨神经痛等,记述了最早的钻颅术,描述头痛症状,因此希波克拉底的专著——《希波克拉底文集》曾在 2000 余年中被外科医师奉为经典。葛伦(Galen)时期被称为人类早期神经病学发展的第 2 个伟大阶段,他曾做过详细的动物解剖,并发现大脑及小脑的构造,他主张小脑是感觉中枢,大脑是运动中枢,他还发现了脑室,认为可能与心室的功能类似,此外,他发现胼胝体,并通过实验证明了喉返神经支配发声的事实。克罗伊茨(Creutz)称葛伦为实验神经生理学奠基者。但在中世纪(公元 5—15 世纪),由于宗教的束缚,解剖被视为禁忌,医学发展停滞不前。虽然在欧洲已经有了医院、医学院及综合大学的医科专业,但讲授的内容却有很多错误,或只是空头讲授理论而无临床实践,对神经系统的认识更是非常肤浅,而且还包含许多迷信色彩。

(三)文艺复兴时期神经病学的发展阶段

15—16 世纪欧洲的文艺复兴解放了人们的思想,人们开始摆脱中世纪的愚昧和经院哲学的桎梏,对自然界进行系统的实验观察和思索,天文学、物理学、生物学及医学等一整套近代科学开始诞生和萌芽。

人们对脑科学有了进一步的认识,产生了文艺复兴时期的神经科学“四杰”,分别是达·芬奇(L. da Vinci,1452—1519)、维萨里(A. Vesalius,1514—1564)、威利斯(T. Willis,1621—1675)和笛卡尔(R. Descartes,1596—1650)。达·芬奇从实际出发,进行脑解剖实验,并对牛脑室进行蜡模灌注,最后证实人的大脑有 4 个脑室。维萨里最大的贡献是著作了名著《人体构造》,他通过人脑实际解剖,详细描述了人脑的结构,该书与今天神经解剖学教科书上关于脑的描述基本一致。比利时学者维萨里于 1543 年发表了《人体的构造》一书,该书系统地描述了人体的骨骼、肌肉、血管和神经,以及胸腹腔内脏器官、脑垂体及眼球,这是人类史上第一部完整的人体解剖学教科书,标志着人体解剖学的建立。威利斯分别于 1664 年和 1676 年发表《脑的解剖》和《大脑病理》,他对脑底动脉环的描述使该环以他的名字命名至今,他对反射和定位的一些模糊的观点是对脑功能的最早认识,此外,他还描述了癫痫、卒中和偏瘫等神经病学征象。在他的文献中,神经病学(neurology)这个名词被首次使用。

(四)近代神经病学的发展

文艺复兴之后,神经病学得到进一步发展,出现了病理解剖学、神经解剖学、电生理学与神经组织学、神经生理学与神经电生理学、神经病理学与临床神经学科等,被称为实验医学时代,是医学发展史上崭新的一页。1681 年 Thomas Willis 提出了术语“神经病学(neurology)”;1736 年 Jean Astruc 提出了术语“反射(reflex)”;1764 年 Domenico F. A. Cotugno 描述了脊髓蛛网膜下的脑脊液;1761 年,意大利医学家莫干尼(Morgagni)

的《疾病的位置与原因》一书奠定了病理解剖学基础。意大利医学家伽伐尼（Galvani）于1786 年发现蛙腿在起电机放电时可引起收缩，被视为电生理学发展的起点。19 世纪中叶，德国生理学家杜布瓦-雷蒙（Dubio Reymond）再次证明神经在受到刺激时，沿神经冲动的方向确实产生了电位变化，证实神经动作电位、静息电位及运动神经离心传导和感觉神经向心传导的电变化；Helmont（1850）测定了神经传导速度，这些工作奠定了神经电生理学基础。

（五）现代神经病学的发展

19 世纪，显微技术的应用使神经病学的研究得到进一步的发展。Purkinje（1787—1869）在1837 年首先描述了神经元的形态，此后 Golgi 和 Cajal 等发现神经细胞的分支和突触。Luigi Galvani（1737—1798）发现电刺激神经后可引起肌肉收缩；Charles Bell（1774—1842）和 Francois Magendie（1783—1855）则发现脊髓前角和运动有关，而后角则与感觉有关。此后在许多神经病学家的努力下，神经系统的功能定位得到更加充分的认识。随着生理学、病理学、微生物学及免疫学等基础学科的发展和实验技术的进步，不仅提高了临床诊断和治疗水平，并将神经病学推向一个崭新的发展阶段。

20 世纪是神经病学迅速发展的时期。神经病学在继承此前神经解剖学、神经生理学及神经病理学丰硕成果的基础上继续取得长足进展。计算机断层扫描术（computer tomography，CT）及相继出现的磁共振技术极大地提高了神经系统疾病的诊断水平，加速了临床神经病学的发展进程，使无数的神经系统疾病患者获益，而 1990 年启动的人类基因组计划完成了对人类基因的完整测序，揭示基因的奥秘必将为数以百计的各种神经遗传病及变性疾病的基因诊断及治疗提供新的方法和思路。

二、神经学科的发展

21 世纪必将是神经病学蓬勃发展的世纪。继美国国会批准美国神经学会提出"脑的十年"（1991—2000）后，美国政府提出 21 世纪是"脑的世纪"，神经学科研究成为最活跃的研究领域。

脑科学的研究得到政府、企业的大力推动和支持。欧盟投资 10 亿欧元开启欧洲脑计划（The Human Brain Project）和日本脑计划（Brain/Minds Project）。美国也宣布开启脑科学计划，旨在研究大脑及人类思维。中国对大脑神经系统的研究虽然开展较晚，但也紧跟时代潮流，2013 年中国发布了中国脑计划（The China Brain Project），以及后来的中国"十三五"规划纲要中将"脑科学与类脑研究"列为"科技创新 2030—重大项目"，旨在探索认知原理和攻克大脑疾病。中国在神经病学的发展也取得了可喜成就，在世界探索神经学科的发展方向中，中国作为主导国家，参与"千人功能连接组计划"（FCP），开展的国际神经影像大数据共享计划"国际信度与可重复性联盟"（CoRR），受到国际顶级期刊和同行的关注。在影像数据的采集和标准化分析中，中国启动"抑郁症静息态功能磁共振多中心数据荟萃分析计划"（REST-meta-MDD），开辟了抑郁症磁共振大数据研究先河，促进开放性数据共享和数据标准化处理，从而有效推进功能磁共振在临床实践中的应用。

2018 年中国正式确定了中国脑计划内容，概括为"一体两翼"，即弄清楚大脑图谱结构、研究脑疾病的诊断与治疗,形成各种新型的医疗产业、研究类脑人工智能、类脑计算、脑机接口等与人工智能相关的新技术。这是中国脑科技的未来,也是世界脑科学的研究方向。展望未来,在开放科学、大数据共享和数据标准化的态势下,中国脑科学的发展将更好地服务中国、助力世界,相信中国科学家将大有可为。

第二节　神经护理学的历史与专科化发展

神经系统疾病的护理是指对脑、脊髓、周围神经及骨骼肌由于感染、血管病变、外伤、肿瘤、中毒、免疫障碍、变性、遗传、营养缺陷等原因引起疾病的患者,运用护理程序的方法实施科学、个体化护理的过程。随着神经医学的不断发展、神经科先进技术的应用和人们对健康需求的不断增加,神经护理学在临床工作中发挥着愈来愈重要的作用,同时也面临越来越多的挑战。

一、神经护理学简史

神经护理学首次报道于 19 世纪 70 年代,20 世纪初开始发展。

1909 年美国纽约神经学研究所成立并开始提供护理学硕士研究生课程,为培养高层次的神经科护理人才开创了先河。

20 世纪 60 年代后神经护理学取得飞速发展,美国多所大学提供神经内、外科护理学硕士学位。

1968 年美国神经内科护理学会成立并于 1984 年更名为美国神经科学护理学会。

1969 年全球神经学护理联盟成立,《神经外科护理学杂志》创刊。

1978 年世界上第一个神经科护士资格认证考试开始实行。

2012 年世界上第一个脑卒中护士资格认证考试开始实行,这些都标志着神经护理学作为一个专科领域取得飞速进步。

二、神经护理学专科化发展

新时期,护理工作的职责范围与功能已经远远超过了传统领域,护理的专科化已成为临床护理实践发展的主要策略和方向,培养高素质护理专科人才投身于护理实践并在专业领域发挥带头作用,已成为神经护理学科发展面临的重要课题。自 1978 年第一个神经科护士资格认证考试开始,迄今神经专科护士也历经了长足的发展与进步。

(一)神经专科护士定义

1. 美国神经科学护士委员会将其定义为:在神经专科护理领域工作,具有丰富的专业知识和技能,能够为神经创伤和神经疾病患者提供高质量的护理服务。

2. 加拿大神经科学护理学会认为:神经专科护士必须具备并能够正确应用该领域专业知识,同时还要求必须有神经专科领域的工作经验。

3. 波兰神经科学护士协会认为:至少有 2 年以上的神经专科领域工作经历,再通过该领域的专科培训,合格后即授予神经护理学专业证书。

4. 我国倾向于将其定义为:经过专业培训,取得神经专科上岗证书,能直接向患者提供高质量护理服务的注册护士,其所提供的护理服务不同于普通临床护士,是在复杂的、不确定的护理情境中,依照自己的判断和自主性,向服务对象提供高质量的护理服务。

(二)国外神经专科护士的发展

1978 年,美国启动了第 1 个美国神经科学护士委员会组织的考试。最新的考试框架及内容主要分神经障碍性疾病和护理措施两大部分。其中神经障碍性疾病具体内容及所占比例为:脑与脊髓创伤性损伤(18%)、脑血管疾病(26%)、脑与脊髓肿瘤(13%)、神经免疫性疾病和感染性疾病(11%)、癫痫(9%)、小儿神经系统疾病(8%)和神经系统慢性疾病(15%)。针对这些疾病,护理措施分类及所占比例为:基本生理(20%)、复杂生理(36%)、行为(15%)、家庭与文化(9%)、安全(11%)和健康系统(9%)。顺利通过考试即可获得神经专科护士证书,该证书受到美国专科护士认证委员会(Accreditation Board for Specialty Nursing Certification,ABSNC)的许可和承认,有效期为 5 年。除美国外,英国等国家也陆续展开了对神经专科护士研究,且英国将神经专科领域逐步细化,开始培养癫痫病专病护士(Epilepsy Specialist Nurse)、帕金森病专病护士(Parkinson's disease specialist nurse)、多发性硬化症专病护士(multiple sclerosis specialist nurse)、脑卒中专病护士(stroke specialist nurse)等。波兰则成立专门的组织机构,如"华沙护士与助产士研究生教育中心"(Center of Postgraduate Education of Nurses and Midwives in Warsaw)进行神经专科护士的管理。该中心对神经专科护士要求必须为硕士以上学历,且掌握神经内外科、神经重症监护室、神经康复科、小儿神经科和神经心理科等科室常见病的治疗与护理。可见国外神经专科护士发展成熟、全面,有权威性认证机构。

(三)国内神经专科护士的发展

目前,我国香港地区神经专科护士发展较为成熟,有专门的资格认证机构——香港护理学院,而我国内地无全面型的神经专科护士培训及认证,目前仅有神经外科专科护士的培养在部分省市开展,其中我国空军军医大学唐都医院于 2014 年在全军率先开展神经外科专科护士的培养和资质认证,为神经外科专科护士的培养提供了一定的借鉴经验。而关于神经科方面的专科护士如癫痫专科护士、脑卒中专科护士等还缺乏系统的培训及认证制度,这也是我国未来亟待探索完善的领域。此外,因我国专科护士的培训与使用尚未规范化,大部分医院对专科护士还是存在着"重培训,轻使用"的现象,有些甚至培训与使用脱节。如何在培训之后发挥专科护士的作用也是一个需要重点探究的课题。

第三节　展　望

科技的迅猛发展促进了医学的发展,神经学科无疑是发展最快的学科之一。基因组学、系统生物学、组织工程与干细胞技术等生命科学发展前沿的研究成果越来越快地应用于临床,使人们对疾病的预防、诊断、治疗手段发生革命性的变化,也为护理带来了前所未有的挑战与机遇。

一、卒中中心、卒中单元带来的机遇与挑战

2016 年 WHO 在《中国老龄化与健康国家评估报告》中指出,到 2040 年我国 60 岁及以上的人口将达 4.02 亿,疾病谱已发生重要转变,《全球疾病负担报告 2013》显示神经系统疾病的发病率和患病率呈逐年上升趋势,其在全球疾病负担份额中所占比例不断增加,表现为:神经系统疾病占全球疾病总负担的 3%,脑卒中占全球疾病总负担的 4.1%,由神经系统疾病引起的精神和行为障碍占全球疾病总负担的 7.4%。近年来,卒中诊疗的新型治疗手段不断发展,如急性脑卒中早期静脉溶栓治疗、脑血管内介入治疗及复合手术等的出现,需要一种更好的模式来为卒中患者提供更好的服务。卒中中心是一种组织化管理卒中患者的医疗模式,这种模式将卒中急救、神经内科、神经外科、重症监护、神经介入、康复护理、神经影像等多学科进行有机结合。中国卒中中心分为 2 个等级,包括初级卒中中心(primary storke center,PSC)和综合卒中中心(comprehensive storke center,CSC)。卒中单元(stroke unit,SU)起源于欧洲,专为住院卒中患者提供药物治疗、肢体与语言及心理的康复和健康教育。其工作人员包括临床医师、专业护士、物理治疗师、职业治疗师、语言训练师和社会工作者。2000 年开始出现延伸卒中单元(extended storke unit),即把卒中单元中的患者管理延续到出院之后的家庭医疗和社区医疗,形成了卒中患者管理的社会系统工程,但是专科护理人才的匮乏制约了卒中医学的发展。因此,在建设发展卒中中心、卒中单元的同时,培养高效、专业的卒中护士意义深远。2012 年,美国神经科学委员会(The Accreditation Board for Specialty Nursing Certifica-tion,ABSNC)启动了卒中专科护士(stroke certified registered nurse,SCRN)资格认证,并开展了第 1 个卒中专科护士资格认证的考试。截至 2017 年底,全球新增加 3000 名护士通过该项认证。

国家卫生健康委员会(简称国家卫健委)最新颁布的《全国护理事业发展规划(2016—2020 年)》指出应优先选择一批临床急需、相对成熟的专科护理领域发展专科护士,加大培训力度,提高专科护理服务水平。此外,国家卫健委高度重视脑卒中防治工作,2009 年成立了国家卫健委脑卒中筛查与防治工程委员会。截至 2014 年底,全国建立多学科联合防治工作模式的基地医院已达 145 所,建立卒中急诊绿色通道的基地也增加到 201 所。在 2015 年 5 月 9 日召开的中国脑卒中大会上正式启动了卒中中心建设工作。《中国卒中中心建设指南》对 PSC 人员护理资质提出了具体要求:①卒中单元必须有专门针对卒中患者的特殊护理,卒中专科护士需要接受特定的正式卒中医学培训至少 3 个月;②卒中专科护士每年应接受 PSC 培训(卒中相关专题讲座)≥3 次;③卒中专科护士应每年参加脑血管病相关的继续教育活动 ≥20 学时。CSC 对参与卒中团队的护理资质在 PSC 基础上明确要求:①急诊护士每年至少参加 2h 急性卒中的继续教育;②重症监护室护士每年至少参加 8h 卒中诊疗的继续教育。研究显示,卒中单元护士脑卒中知、信、行水平还需提高,发展符合我国国情的卒中专科护士势在必行!

二、复合手术开展带来的机遇

50 年前,大多数破裂动脉瘤患者都以死亡告终,不少神经外科医师都对做动脉瘤手术

感到心惊胆战。而今,经过半个世纪技术和材料学的发展进步,动脉瘤手术成为动脉瘤的常规治疗手段。还有许多神经系统疾病得以治愈,但对于复杂脑血管病的治疗,单一治疗方法仍难以实施,且疗效差强人意,因而临床需要寻求一种更加科学、有效的治疗方式,即脑血管病复合手术治疗模式。"复合手术"一词来源于英文"hybrid operation",又称为"杂交手术"。复合手术是一种在具有特定条件的手术室内通过同时开展介入手术与传统外科手术,治疗单一方式难以治疗的疾病,从而降低手术创伤、提高手术成功率及安全性的新型手术方式。世界上第一间复合手术室诞生于20多年前的摩纳哥,1996年,英国Angelini教授团队首次将复合手术技术用于复杂冠状动脉病变的治疗中。经过10余年的发展,复合手术也越来越多地应用于除心脏以外的神经系统血管性疾病、外周血管疾病、妇产科出血性疾病等多个领域。国内部分医院陆续开展了复杂脑血管病的复合手术治疗,在复杂缺血性脑血管病和脊髓血管病方面获得了较好的经验。随着复合手术的深入开展,复合手术室建设标准,人员配置及手术具体实施过程中诸多环节的质量控制尚未标准化,如介入治疗术中肝素化可增加开放手术失血与出血的风险、开放手术与介入治疗转换时的创面保护、术区暴露感染的防控等,此类问题在现有的文献中没有确切详实的数据支撑,国家有关部门尚未出台有关复合手术的标准流程,因此,还需进一步规范和不断完善。复合手术涉及2种手术,增加了护理的难度。复合手术室护士逐渐成为复合治疗团队的重要力量,在促进护理学科专科化、提高复合治疗疗效等方面发挥着不可替代的作用,复合手术室护士执业环境、工作要求不同于一般护士,是护理队伍中的一个特殊群体,未来还有很大的发展空间。

三、神经外科发展带来的挑战与机遇

在医疗科技飞速发展的今天,神经外科疾病治疗技术已从神经显微外科技术、激光刀、γ-刀治疗技术发展到更为精准的神经导航系统。神经外科从传统开颅时代发展到对患者创伤更小的微侵袭神经外科时代。临床医疗诊治过程中,大量现代化影像以及数字设备,使手术定位更加精确。同时,脑电监测、颅内压监测、有创动脉压监测、镇静镇痛监测、亚低温治疗等神经疾病监护设备在围术期陆续启用,医护人员借助于监测与监护设备在患者病情观察及治疗用药方面获得了依据,医疗与护理水平得到大大提高。临床工作中,主要由护理人员负责这些监测仪器的使用、维护与管理。此外,神经外科疾病患者中,多为急、危、重症者,具有发病急、病情重、预后差的特点,往往给家庭带来巨大的精神打击和经济负担。护理人员在护理过程中不仅需要深厚的专科疾病知识与娴熟的护理操作技能,还需具有敏锐的思维判断能力,能根据监测数据分析患者可能出现的情况,预见性地判断处理问题。与此同时,还需具备发现潜在并发症、患者康复过程中的问题及患者心理问题的能力,及时提供早期干预,用评判性思维能力开展临床工作,为患者提供高质量、专业化的护理服务,因此,临床需要大量具有丰富的专业知识和技能、能够为神经创伤和神经疾病患者提供高质量护理服务的护理人员。目前我国空军军医大学唐都医院在全军率先开展了神经外科专科护士的培养和资质认证,相信未来将会有更多的省市开展神经外科专科护士培训。

在机遇与挑战并存的今天，基于移动互联网、大数据等新一代技术正在快速颠覆我们以往对医疗的认识，医疗的各个细分领域，从诊断、监护、治疗、护理、给药等都将全面开启一个智能化的时代。护理工作的职责范围与功能已经远远超过了传统领域，培养具有评判性思维能力、评估能力、沟通能力和专科技术能力的专科护理人员，已成为临床护理实践发展的主要策略和方向。

参 考 文 献

[1] Berlucchi G，Vallar G. The history of the neurophysiology and neurology of the parietal lobe. Handbook of Clinical Neurology，2018，151：3-30.

[2] 韩济生.20世纪神经科学发展中10项诺贝尔奖成就简介.生理科学进展，2001，32.(2)：187-190.

[3] 王维治，付锦，邱浩彰.世界神经病学发展史.中华神经科杂志，2003，36(6)：471-476.

[4] 王维治，矫毓娟.现代神经病学创始人Charcot.中华神经科杂志，1999，32(4)：59.

[5] 郭奕玲，沈慧君.20世纪世界杰出生理学家和医学家.北京：中国石化出版社，2002.

[6] 傅杰青，赵家业，傅缨，等.百年诺贝尔奖.上海：上海科学技术出版社，2001.

[7] Hickey JV. Honoring the past：a prologue for the future of neurosciencenursing. SurgNeurol Int，2014，5(S13)：473-474.

[8] Sue H. Outlining and defining the role of the epilepsy specialist nurse. Br J Nurs，2008，17(3)：154-157.

[9] Skelly R，Brown L，Fakis A，et al. Hospitalization in Parkinson's disease：a survey of UK neurologists，geriatricians and Parkinson's disease nurse specialists. Parkinsonism Relat Disord，2015，21(3)：277-281.

[10] Angus Forbes，Alison While，Roz Ullman. Learning needs analysis：The development of a tool to support the on-going professional development of multiple. sclerosis specialist nurses. Nurse Educ Today，2006，26(1)：78-86.

[11] Slusarz R，Ireland S，Green T. Specialist nursing training in Poland：Applications for neuroscience nursing. Can J Neurosci Nurs. 2012，34(3)：12-17.

[12] 周元，袁慧，任兴珍.国内神经外科护理相关研究现状与趋势分析.护理研究，2019，33(7)：1115-1119.

[13] 罗银秀，周玥，黄叶莉.国内外神经专科护士的资格认证现状及启示.护理学报，2016，23(9)：22-25.

[14] Lorraine NS. Setting the agenda for neurological nursing：strategic directions. International of Nursing Studies，2006，43(8)：1063-1072.

[15] Hall A. Advancing clinical practice in neuroscience nursing. British Journal of Neuroscience Nursing，2009，5(6)：251-252.

[16] 陈现乐.美国脑卒中中心认证制度及对我国的借鉴意义.中国中西医结合急救杂志，2016，23(2)：115-116.

[17] 王拥军.卒中中心手册.北京：人民卫生出版社，2016.

[18] 王拥军.中国卒中中心建设指南.中国卒中杂志，2015，10(5)：440-447.

[19] 马锐华，王拥军.卒中单元的研究进展.中华内科杂志，2002，41(11)：779-781.

[20] 王拥军.卒中单元.现代康复，2001，5(12)：16.

[21] 曹黎明，关健伟.卒中单元的概况和在我国的应用现状.中华神经医学杂志，2009，8(4)：430-432.

[22] 郝燕萍.脑卒中中心专科护理队伍的现状与建议.护理管理杂志，2009，9(3)：28-34.

[23] 中华人民共和国国家卫生和计划生育委员会.全国护理事业发展规划(2016-2020年).中国护理管理，2017，17(1)：1-5.

［24］《神经血管疾病复合手术规范专家共识》编写委员会.神经血管疾病复合手术规范专家共识.中华医学杂志,2017,97(11):804-809.

［25］谷涌泉.复合手术——血管疾病治疗新机遇.介入放射学杂志,2015,10:841-842.

［26］史帅涛,张克伟,王国权,等.杂交手术在治疗肢体动脉栓塞疾病中的应用.介入放射学杂志,2014,23(3):206-209.

［27］Angelini GD,Wilde P,Salerno TA,et al.Integrated left small thoracotomy and angioplasty for multivessel coronary artery revascularisation.Lancet,1996,347(9003):757-758.

［28］赵继宗,于洮.复合手术在脑血管疾病治疗中的临床应用及要解决的问题.中华医学杂志,2017,97(11):801-803.

［29］Li J,Li G,Bian L,et al.Concomitant lumbosacral perimedullary arteriovenous fistula and spinal dural arteriovenous fistula.World Neurosurg,2017,105:1041.

［30］吴红星,帕尔哈提·热西提.复合手术治疗颅内动静脉畸形的临床应用.中华医学杂志,2017,97(11):817-821.

［31］罗银秀,黄叶莉.神经专科护士核心能力评价指标体系的构建研究.重庆医学,2017,46(20):2870-2872.

［32］崔建,孙红艳.神经外科专科护士岗位培训及效果评价.医学教育管理,2016,2(3):548-552.

［33］Chris SA,Nancy V,Rossis R,et al.American Association of Neuroscience Nurses Scope and Standards of Practice for Neuroscience Advanced Practice Nurses.NeurosciNurs,2010,42(3):1-8.

［34］刘春兰.神经外科护理专科发展的现状与展望.齐鲁护理杂志,2019,25(3):1-3.

第 2 章

脑血管病患者的护理

第一节　脑及脑血管解剖

人类由于生产劳动、语言交流和社会生活的发生和发展，使大脑发生了质的变化。人脑不仅含有与高等动物相似的感觉中枢和运动中枢，而且有语言分析中枢及思维、意识、认知活动相关的中枢。人脑远远超越了一般动物的范畴，不仅能被动地适应环境的变化，而且能主动地认识客观世界。人脑是结构最复杂、功能极其完善的物质，它是思维的器官，是心理、意识的物质本体。脑由大脑、间脑、小脑和脑干 4 个部分组成。人脑的血液供应由颈内动脉系统和椎-基底动脉系统组成。以顶枕裂为界，颈内动脉系统供应大脑半球前 2/3，大脑半球后 1/3 及脑干，小脑则由椎-基底动脉系统供血。随着人口老龄化和生活水平的提高，神经系统疾病已成为严重影响人类健康的重要疾病。神经系统疾病是神经系统和骨骼肌由于感染、肿瘤、血管病变、外伤、中毒、免疫障碍、变性、遗传、先天发育异常、营养缺陷和代谢障碍等引起的疾病，主要临床表现为运动、感觉、反射、自主神经及高级神经活动功能障碍。脑血管疾病是由各种血管源性疾病引起的脑部疾病的总称，流行病学调查研究表明，目前脑血管疾病是人类疾病死亡的三大原因之一。新的资料表明，脑血管疾病居我国城市死亡原因的首位。

一、脑的功能与解剖

神经系统包括中枢神经系统和周围神经系统 2 部分。中枢神经系统又包括脑与脊髓，周围神经系统包括脑神经和脊神经。神经组织是神经系统的主要构成成分，由神经元（即神经细胞）和神经胶质组成。

（一）神经系统的细胞与功能

1. 神经细胞　又称为神经元，是神经组织中产生神经兴奋和功能活动的基本单位。神经元由细胞体、数个树突和一个轴突组成，具有信号传递和营养两个重要的相关功能（图 2-1）。

2. 神经胶质细胞　神经胶质细胞又称神经胶质，占脑细胞的绝大部分，不形成突触，但在髓鞘形成、神经元发育的调控、细胞 K^+ 水平的维持、突触兴奋后神经递质的再吸收等功能中起重要作用。

3. 神经髓鞘　神经髓鞘围绕着位于周边神经的轴突处，是一种保护细胞（图 2-2）。

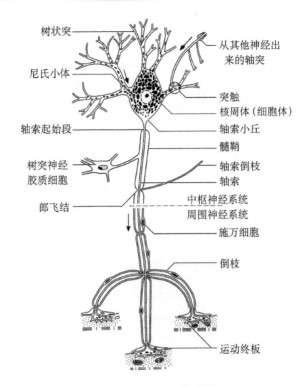

图 2-1　神经元模式图

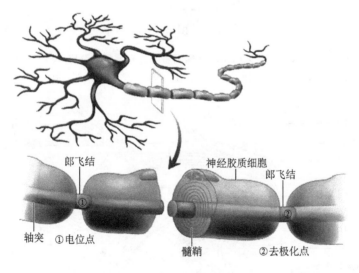

图 2-2　神经髓鞘示意图

(二)脑的解剖结构与功能

1. 脑的解剖及功能　脑(cerebrum)是人类思维的场所,是控制躯体活动的中心。由大脑、间脑、小脑和脑干 4 个部分组成。

(1)大脑(cerebra):大脑是由 2 个基本对称的半球组成,两侧通过胼胝体彼此相连,表面为大脑皮质所覆盖,皮质表面有脑回和脑沟,大脑半球分为额叶、顶叶、颞叶、枕叶、岛叶和边缘系统(图 2-3、图 2-4)。其各部位的功能及损伤后表现见表 2-1。

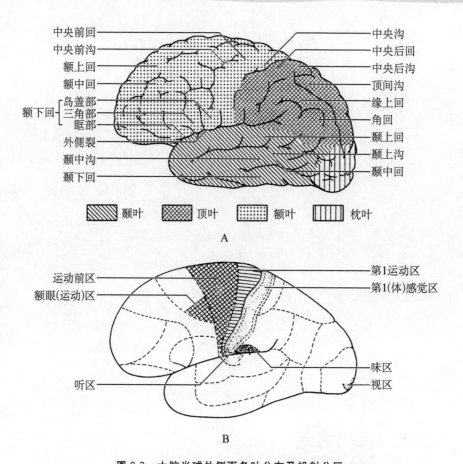

图 2-3 大脑半球外侧面各叶分布及投射分区

A. 大脑半球外侧面各叶分布；B. 大脑半球外侧各叶投射分区

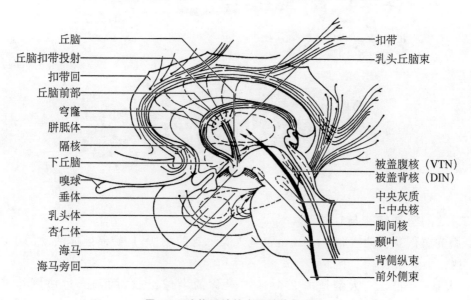

图 2-4 边缘系统的主要结构与通路

表 2-1　大脑各部分结构、功能及损伤后表现

名称	结构	功能	损伤后表现
大脑皮质	覆盖于大脑半球表面的一层灰质	与人的行为和认知有关	
额叶（额叶外侧面：大脑中动脉供血；额叶内侧面：大脑前动脉供血）	中央前回	管理人体骨骼肌的随意运动	对侧肢体瘫痪
	旁中央小叶	管理人体骨骼肌的随意运动	对侧下肢瘫痪，大、小便失禁
	前额叶	负责具体思考、道德观念及判断能力	精神、智力异常
	额叶下回后部（Broca 区）	语言中枢及语言运动中枢	运动性失语
顶叶（外侧面：大脑中动脉供血；内侧面：大脑前动脉供血）	中央后回	接受身体对侧痛、温、触和本体感觉	皮质感觉障碍
	角回	理解看到的符号和文字的意义	失读（左）
	缘上回	理解物体大小、构造和外形	失用（左）感觉障碍（右）
额颞叶（外侧面：大脑中动脉供血；内侧面：大脑前动脉供血）	颞中、下回后部	理解听到的声音的意义	运动性失语
	颞上回（Wernicke 区）	判断听到的声音并即将声音理解成语言	感觉性失语
	颞前叶部	损伤可使海马体硬化	癫痫症状
	颞横回	接受双耳的听觉冲动，产生听觉	听力下降
枕叶（大脑后动脉供血）	位于大脑半球后部，顶枕沟以后	视觉中枢，接受来自双眼对侧视野的视觉冲动形成视觉	视觉障碍
岛叶	埋藏于大脑外侧沟的深部	可能与内脏活动有关	
边缘系统	指位于大脑半球内侧面接近脑干和胼胝体的较古老皮质以及一些皮下结构	参与高级神经、精神（情绪与记忆等）和内脏活动	情绪症状、记忆丧失、意识障碍、幻觉、行为异常、智力改变等

　　(2)间脑(diencephalon)：位于脑干与大脑半球之间，尾状核和内囊的内侧。包括丘脑、上丘脑、下丘脑、丘脑底部和第三脑室 5 部分。间脑由大脑后动脉深穿支供应血液。功能是丘脑将传入的感觉神经冲动加以组合、分布，与意识活动有关。下丘脑对体重、体温、代谢、内分泌、饮食、生殖、睡眠和觉醒等生理功能的调节起着重要作用，同时也与人的情绪行为相关(图 2-5、图 2-6)。

　　(3)脑干(brainstem)：脑干是生命活动极其重要的功能部位，上与间脑、大脑半球相连，下端与脊髓相连，是脊髓的延续，由椎动脉和基底动脉供血，由下往上分为延髓、脑桥和中脑。延髓主要结构有锥体与锥体交叉，是呕吐和吞咽反射中枢；脑桥的腹侧有基底沟，基底动脉从此经过。在脑桥、延髓相接处，由内向外，依次有展神经(Ⅵ)、面神经(Ⅶ)和听神经(Ⅷ)从此发出；中脑位于脑干最前端，主要结构有 2 个大

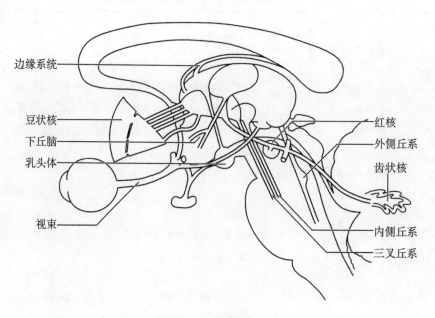

图 2-5　间脑组成

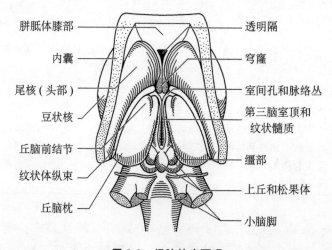

图 2-6　间脑的底面观

脑脚和脚间沟。脑干病变临床特点是交叉性麻痹、同侧的周围神经麻痹和对侧的中枢性偏瘫及偏身感觉障碍(图 2-7)。

　　(4)小脑(cerebellum):位于颅后窝,由小脑半球和小脑蚓部组成。位于天幕下、脑干的背侧,占据颅后窝的很大部分,是维持机体平衡和姿势的主要结构。其功能包括联络功能和节段功能。小脑损伤可产生 4 组症状:①眼球运动障碍;②构音障碍;③肢体运动困难;④步态和姿势异常。第四脑室是位于延髓、脑桥和小脑之间的腔隙(图 2-8)。

　　2.脑的被膜　脑的表面,从内到外覆盖着 3 层膜,即软脑膜、蛛网膜和硬脑膜(图 2-9)。

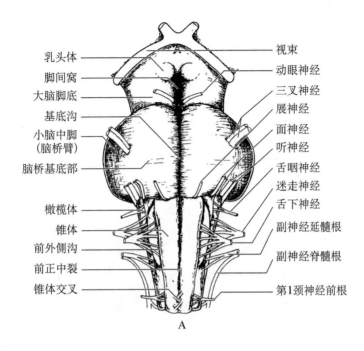

乳头体 —— 视束

脚间窝 —— 动眼神经

大脑脚底 —— 三叉神经

基底沟 —— 展神经

小脑中脚 —— 面神经
（脑桥臂）

—— 听神经

脑桥基底部 —— 舌咽神经

—— 迷走神经

橄榄体 —— 舌下神经

锥体 —— 副神经延髓根

前外侧沟 —— 副神经脊髓根

前正中裂

锥体交叉 —— 第1颈神经前根

A

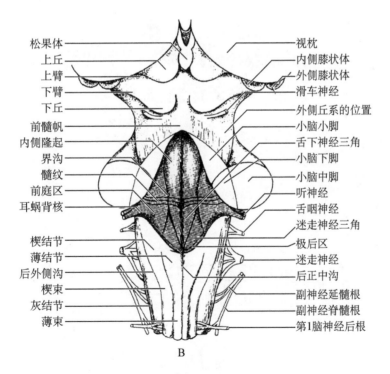

松果体 —— 视枕

上丘 —— 内侧膝状体

上臂 —— 外侧膝状体

下臂 —— 滑车神经

下丘 —— 外侧丘系的位置

前髓帆 —— 小脑小脚

内侧隆起 —— 舌下神经三角

界沟 —— 小脑下脚

髓纹 —— 小脑中脚

前庭区 —— 听神经

耳蜗背核 —— 舌咽神经

—— 迷走神经三角

楔结节 —— 极后区

薄结节 —— 迷走神经

后外侧沟 —— 后正中沟

楔束 —— 副神经延髓根

灰结节 —— 副神经脊髓根

薄束 —— 第1脑神经后根

B

图 2-7　脑干

A. 腹面观；B. 背面观

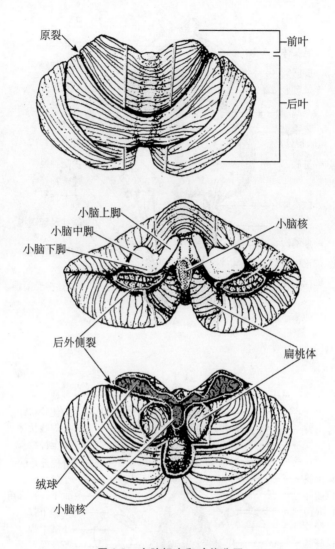

图 2-8　小脑标志和功能分区

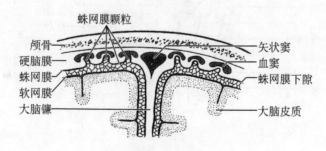

图 2-9　脑的被膜

(1)软脑膜:是一侧两面均有单纯鳞状上皮细胞所覆盖的纤维膜,紧贴在脑的表面,并深入到脑沟内,有丰富的血管网供应脑实质。

(2)蛛网膜:是位于软脑膜与硬脑膜之间的一层透明膜,其外表也是由单纯鳞状上皮组成,但缺乏血管和神经。蛛网膜与软脑膜之间有一腔隙,称为蛛网膜下隙。

(3)硬脑膜:为坚韧的纤维组织厚膜,紧贴于颅骨下。

3. 脊髓 是一个长的、易碎的柱状结构组织,脊髓发出的脊神经在脑和躯干间传递信息。

(1)脊髓的外部结构:脊髓位于椎管内,脊髓上端于枕骨大孔处与脑干相连,成人脊髓全长 40～45 cm,男性平均为 45 cm,女性为 42 cm. 脊髓有 3 个主要功能区,即颈膨大、胸段脊髓及腰膨大。成人脊髓颈段长度约为 10 cm(22%),胸段约为 20 cm(44%),腰段约为 15 cm(33%)。成人脊髓下端在腰椎水平逐渐变细呈圆锥形,形成脊髓圆锥(图 2-10)。脊髓圆锥逐渐变细,移行为终丝。脊髓阶段与椎骨的关系见图 2-11。

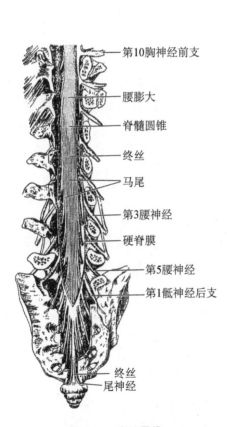

图 2-10 脊髓圆锥

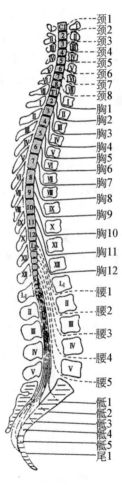

图 2-11 脊髓阶段与椎骨的关系

(2)脊髓的内部结构:脊髓横切面上可见灰质和白质 2 种组织。灰质主要由神经细胞(核团)和一部分胶质细胞组成,成蝴蝶形或"H"形排列在脊髓中央,中心有中央管;白质主要由上、下行的传导束及大量胶质细胞组成,包绕于灰质外(图 2-12)。

1)脊髓灰质:脊髓灰质两翼分前、后角。前角内含有下运动神经元的胞体,发出纤维组成前根,支配骨骼肌。后角内含有浅感觉(痛觉、温度觉和部分触觉)的第二级神经胞体,接受后神经根纤维的神经冲动。$C_8 \sim L_{12}$ 的脊髓灰质内有内侧角,其发出的交感纤维,一部分沿颈内动脉进入颅内,支配同侧瞳孔扩大肌、睑板肌、眼眶肌;另一部分支配同侧面部血管及汗腺;$S_{2\sim4}$ 的侧角为副交感中枢,发出纤维支配膀胱、直肠和性腺功能。

2)脊髓白质:主要由感觉(上行)和运动(下行)有髓纤维的传导束组成,分前索、侧索和后索。①前索主要为下行纤维,包括皮质脊髓前束、顶盖脊髓束、前庭脊髓束、网状脊髓束,参与支配躯干肌肉、视听反射、维持身体平衡和姿势调节、肌张力调

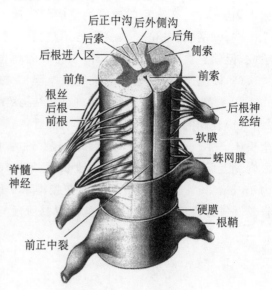

图 2-12　脊髓内部结构

节等。②侧索包括上行传导束和下行传导束。上行传导束有脊髓丘脑束,传导对侧肢体和躯干的痛觉、温度觉及部分触觉至脑部;脊髓小脑束,传导反射性本体感觉、无意识性的协调运动功能。下行传导束有皮质脊髓束,传导对侧大脑的运动冲动至灰质前角下运动神经元,完成随意运动;红核脊髓束参与姿势调节。③后索主要为上行纤维,其中薄束传导同侧下半身的深感觉和部分触觉;楔束在第 4 胸节以上出现,传导上半身的深感觉和部分触觉(图 2-13)。

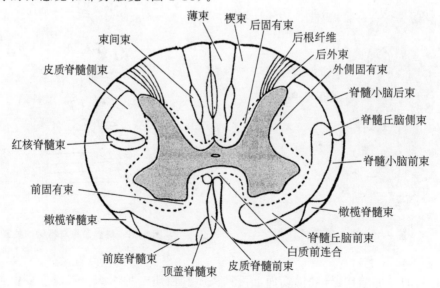

图 2-13　脊髓的传导束

脊髓表面有 3 层膜,即硬脊膜、蛛网膜与软脊膜。脊髓与脑蛛网膜下隙相通。

脊髓的供血:锁骨下动脉、主动脉、髂内动脉。

3)脊髓的被膜:脊髓外面由外向内依次为硬膜、蛛网膜和软膜,起支持和保护作用。

4. 脑脊液及其循环

(1)脑脊液:是存在于脑室及蛛网膜下隙的一种无色透明的液体。它包围着整个脑及脊髓,具有重要的保护作用,可有效地使脑的重量作用减少至 1/6,对清除代谢产物及炎性渗出物也起着重要作用。脑脊液内含有激素与神经传导物质,平均每 1h 产生 20 ml 脑脊液,1 天 500 ml,但只有 150 ml 的脑脊液循环在脑内,其余的 350 ml 会自静脉吸收流回心脏或排出去。

(2)脑脊液的循环:其产生于脑室内的脉络丛,经室间孔到第三脑室,加入第三脑室脉络丛产生的脑脊液,再经中脑导水管如第四脑室,加入第四脑室脉络丛产生的脑脊液,经第四脑室正中孔和左、右侧孔到达小脑延髓池和桥池,此后,一部分流入脊髓蛛网膜下隙循环,另一部分经脑底蛛网膜下隙到达大脑半球的侧裂池和蛛网膜下隙(图 2-14)。

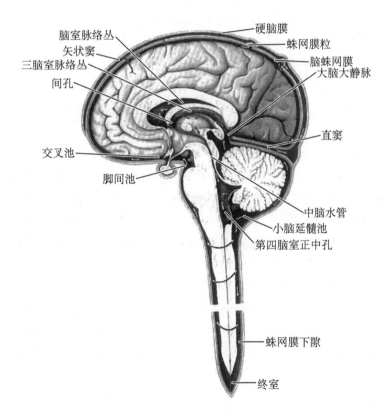

图 2-14 脑脊液循环模式图

(三)周围神经系统的结构与功能

脑神经与脊神经连接着中枢神经系统与身体各部分自主神经组成周围神经系统,这些神经可以是传入神经或传出神经,也可以是混合性神经。

1. 脑神经　把脑同眼、耳、鼻、喉、颈和躯干连接起来的神经称为脑神经(craniales),共有 12 对,按其头尾侧的排列顺序,用罗马数字分别命名(表 2-2)。

表 2-2　12 对脑神经的功能

脑神经	名称	起源	性质	功能
I	嗅神经	嗅球	感觉	嗅觉
II	视神经	间脑	感觉	视觉
III	动眼神经	中脑	运动	眼外肌运动、瞳孔收缩、眼睑上提
IV	滑车神经	中脑	运动	眼外肌运动
V	三叉神经	脑桥	运动、感觉	咀嚼肌运动、面部感觉
VI	展神经	脑桥	运动	眼外肌运动
VII	面神经	脑桥	运动、感觉	脸部表情肌、舌前 2/3 味觉(甜、酸、咸)
VIII	听神经	脑桥	感觉	听觉(耳蜗支)、平衡觉(前庭支)
IX	舌咽神经	延髓	运动、感觉	软腭部位的运动、舌后 1/3(苦)
X	迷走神经	延髓	运动、感觉	腭垂、咽喉部位的运动,心跳,肠蠕动,咽喉部及内脏的感觉
XI	副神经	延髓	运动	斜方肌、胸锁乳突肌的运动
XII	舌下神经	延髓	运动	舌的运动

2. 脊神经　脊髓发出 31 对前后神经根,形成外表上的 31 个节段。脊神经均由脊髓的前根(运动根)和后根(感觉根)组成。前、后神经在出椎间孔前逐渐接近形成一条脊神经,出椎间孔再分成后支和前支。后支分布于后头肌肉、背脊肌肉、颈后和背部皮肤。前支分布于躯干腹侧面和四肢的肌肉和皮肤。胸部节段的前支形成肋间神经;颈、腰和骶部节段的前支集合起来,形成颈、臂、腰、骶神经丛。

3. 自主神经　自主神经连接脑干、脊髓和内脏器官,调节体内不需意识控制的行为。可分为交感神经和副交感神经 2 部分(图 2-15),其对同一器官的作用既是相互拮抗又是相互统一的。如交感神经兴奋时瞳孔扩大、血管收缩、心率加快、汗多、血压升高、肠蠕动减弱或膀胱松弛等,为机体适应应激或紧急情况做准备。副交感神经兴奋时瞳孔缩小、血管扩张、心动徐缓、汗少、血压下降、肠蠕动增加和膀胱收缩等,使机体适应一般的环境。两者相互对抗的意义在于维持机体的内部平衡。

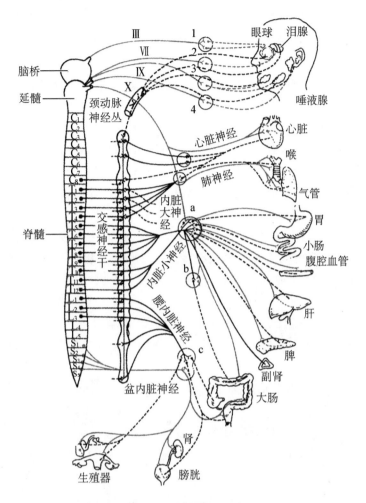

图 2-15　自主神经系统

注：Ⅲ. 运动神经；Ⅶ. 面神经；Ⅸ. 舌咽神经；Ⅹ. 迷走神经；
1. 睫状神经节；2. 翼腭神经节；3. 下颌下神经节；4. 耳神经节；a.
腹腔神经节；b.肠系膜上神经节；c.肠系膜下神经节

二、脑血管的解剖基础

(一)颈内动脉系统

心脏通过主动脉弓供应脑的血液。主动脉弓分出无名动脉(又称头臂干)、左颈动脉和左锁骨下动脉。双侧颈内动脉均由颈总动脉分出。颈内动脉可分为颅外段及颅内段。

1. 颈内动脉颅外段　右侧颈总动脉起自无名动脉，左侧颈总动脉起自主动脉弓。双侧颈总动脉走行于胸锁乳突肌内侧缘，在甲状软骨上缘或低颈椎水平分出颈内动脉和颈外动脉。颈外动脉向前内侧上行，颈内动脉向后外侧上行。颈内动脉起始部呈梭形膨大，称为颈动脉窦，是动脉粥样硬化的好发部位。颈内动脉在颅外段无任何分支，由颈动脉孔入颅。

2. 颈内动脉颅内段的主要分支

(1)眼动脉:从颈内动脉虹吸部发出,同视神经一起穿过视神经孔出颅进入眼眶内。

(2)后交通动脉:是颈内动脉系统与椎-基底动脉系统重要交通通路,由颈内动脉终末段发出,与大脑后动脉(posterior cerebral artery,PCA)前壁连接。正常情况下,颈内动脉系统与椎-基底动脉系统压力均衡,后交通动脉无血液流动。

(3)大脑前动脉:是颈内动脉发出的终末分支,供应纹状体内侧及大脑半球穹窿面前2/3～3/5 的区域。双侧大脑前动脉之间由前交通动脉连接,以前交通动脉为界,大脑前动脉近端称交通前段(A1 段),远端称交通后段(A2 段)。与后交通动脉一样,正常情况下,前交通动脉亦无血液流动。

(4)大脑中动脉:是颈内动脉最大的分支,是颈内动脉的直接延续。大脑中动脉自颈内动脉分出后,分出上部皮质支和下部皮质支,并在沿途发出许多深穿支(豆纹动脉),供应额叶及顶叶大部分、颞叶前部及基底核区的区域。大脑中动脉不参与颅底动脉环的组成。

3. 颈内动脉的分段　1996 年 Bouthillier 等提出颈内动脉新的分段方法,以数字(C_1～C_7)顺血流方向标记颈内动脉全程。共分为 7 段,该分段法各段的解剖名称见图 2-16。

(1)颈段(C_1):第一段颈内动脉为 C_1 段,位于颈内动脉起始点至颅底之间。

(2)岩段(C_2):颈内动脉 C_2 段始于颅底(颈内动脉在此进入颞骨岩部的颈动脉管),上升约 1 cm 后突然向内前方成角走向颞骨岩尖。

(3)破裂孔段(C_3):起始于岩骨颈动脉管内口,经破裂孔上方,终于岩舌韧带,被三叉神经节覆盖。

(4)海绵窦段(C_4):开始于岩舌韧带上缘至前床突,是颈内动脉最为弯曲的部分,位于海绵窦的两层脑膜之间。

(5)床突段(C_5):是颈内动脉各段中最短的一段,始于近侧硬膜环,止于颈内动脉进入蛛网膜下隙处的远侧硬膜环。

(6)眼动脉段(C_6):颈内动脉眼动脉段起自远侧硬膜环,终于后交通动脉起点近侧。C_6 段在侧位血管造影上显示最清楚。

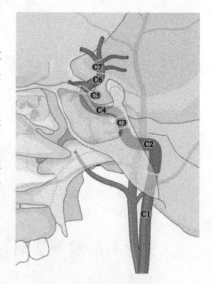

图 2-16　颈内动脉的分段

(7)交通段(C_7):始于后交通动脉的起点近侧,终于颈内动脉形成大脑前动脉与大脑中动脉的分叉处。

(二)椎-基底动脉系统

1. 椎动脉(vertebral artery,VA)　双侧椎动脉在颈部由双侧锁骨下动脉发出,穿行于第 6 至第 1 颈椎横突孔,于枕骨大孔处入颅,在脑桥下缘汇合成基底动脉。根据其行程,分为 4 段。

(1)颈段:从锁骨下动脉发出至进入第 6 颈椎横突孔之前的部分。

(2)椎骨段:穿行于第 6 至第 1 颈椎横突孔的椎动脉。

(3)枕段:第 1 颈椎横突孔至枕骨大孔的部分。

(4)颅内段:经枕骨大孔进入颅内的部分。

2. 基底动脉(basilar artery,BA)　在脑桥下缘由双侧椎动脉汇合而成,基底动脉的主要分支有脑桥穿支、小脑下前动脉、小脑上动脉、大脑后动脉。

3. 大脑后动脉　是基底动脉的终末支,位于中脑、间脑和端脑接合处。

(三)基底动脉环(Willis 动脉环)

Willis 动脉环是以第一个阐述此结构的解剖学家 Thomas Willis 的姓命名的。是在颅底由双侧颈内动脉终末段、双侧大脑前动脉 A1 段、双侧大脑后动脉 P1 段及前后交通动脉构成的一个类似六边形的大动脉环(图 2-17)。

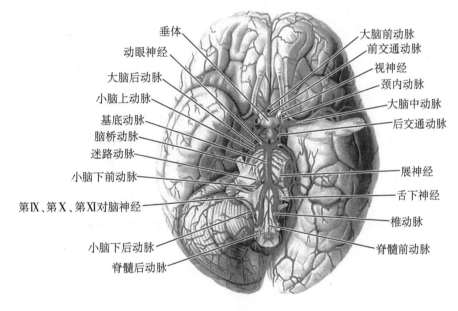

图 2-17　基底动脉环

三、颅内血管的特征

(一)颅内动脉的特征

1. 缺乏血管外弹力层,血管脆性高。

2. 颅内血管与同级别的冠状动脉相比,直径相对较细。

3. 与同直径冠状动脉相比,颅内血管管壁为其 1/10～1/4 的厚度。

4. 血管外层较薄。

5. 横向和纵向弹性差,较小的支撑力即会导致破裂。

6. 缺乏周围组织支撑,与悬浮在脑脊液中有关。

7. 颅内血管分支多。

8. 颅内血管走形迂曲。

(二)脑静脉系统及特征

脑静脉系统多不与动脉伴行,分为浅、深 2 组。浅组静脉有大脑上静脉、大脑中静脉和大脑下静脉,收集皮质及皮质下浅层髓质的静脉血,分别注入上下矢状窦、海绵窦、岩上窦和横窦。深静脉组收集大脑深部髓质、基底核、间脑、脑室脉络丛等处的静脉血。主要有大脑大静脉,接受左、右大脑内静脉血液后注入直窦。蝶鞍侧的两层硬脑膜间不规则腔隙称海绵窦,与颜面部许多静脉相通,是颅外感染向颅内蔓延的重要途径。海绵窦借岩上窦及岩下窦分别与横窦及颈内静脉相通(图 2-18)。颅内静脉具有以下特点:①脑静脉血管壁薄,缺乏平滑肌,弹性差,无瓣膜;②颅内静脉通常不与相应的动脉相伴而行;③静脉窦是颅内静脉特有的结构。

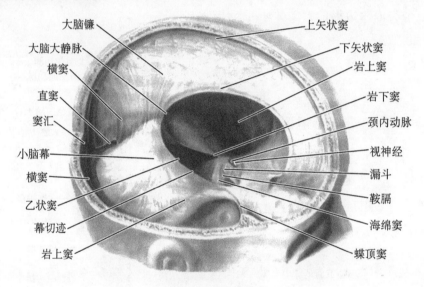

图 2-18 脑静脉窦

第二节 短暂性脑缺血发作

短暂性脑缺血发作(transient ischemic attack,TIA)是由于局部脑、脊髓、视网膜缺血导致的一过性神经功能障碍,且无急性梗死证据。发病年龄以 50～70 岁多见,男性多于女性。通过对 10 个中心 808 例 TIA 患者的综合分析显示,60% 的 TIA 患者发作时间持续不足 1 h,发作超过 6 h 的患者仅占 14%。

一、病因

任何导致缺血性脑梗死的疾病都可以诱发 TIA,血液供应障碍的原因包括以下 3 个方面。

1. 血管病变　动脉粥样硬化和在此基础上发生的血栓形成是最常见的原因。其次是高血压伴发的脑小动脉硬化。其他还有各种血管炎、血管发育异常等导致的血管壁损伤等。

2. 血液成分的异常　血液中的红细胞、血小板、纤维蛋白原等成分含量的增加,导致血液黏稠度增加,血流速度减慢,容易在血管狭窄处形成血栓。来自心脏的栓子、气体栓子和脂肪栓子等也可诱发 TIA。

3. 血流改变　血压的变化是影响脑血流量调节的因素之一,当平均动脉压<70 mmHg(1mmHg=0.133kPa)和>180 mmHg 时,由于病变血管管腔狭窄,导致脑血管自动调节能力丧失,局部血流供应发生障碍。

二、发病机制

1. 血流动力学型　血流动力学型 TIA 是在动脉严重狭窄的基础上因血压波动而导致远端一过性脑缺血,血压低于脑灌注代偿的阈值时发生 TIA,血压升高灌注恢复时症状缓解。

2. 微栓塞型　微栓塞型 TIA 又分为动脉-动脉源性和心源性。发病基础为动脉或心脏来源的栓子进入脑动脉系统引起血管阻塞。

三、临床表现

TIA 总的临床特点是,起病突然,持续时间短,可反复发作,能完全缓解。TIA 发作一般持续几分钟至 1 h,多数持续 2～15 min,如果时间更长提示栓塞。根据受累血管不同,临床上将 TIA 分为两大类:颈内动脉系统 TIA 和椎-基底动脉系统 TIA。

1. 颈内动脉系统　TIA 症状主要包括视觉受损或半球病变。视神经受损是同侧的,感觉运动障碍是对侧的。在视觉症状中,短暂单眼失明或一过性黑矇最为常见。其中短暂单眼失明是颈内动脉系统 TIA 所特有的特征性症状。

2. 椎-基底动脉系统　TIA 表现为非刻板发作,持续时间较长,最终多导致梗死。可表现为眩晕、复视、构音障碍、双侧面部麻木、单侧或双侧肢体无力等。偏瘫、头痛、耳鸣等症状少见。椎-基底动脉 TIA 的特点是每次发作形式不同或在同样背景下有所变化,如这次是手指和面部麻木无力,下次可能仅仅是手指的异常;或此次有眩晕和共济失调,而其他发作中出现复视。

3. 腔隙性 TIA　是由于小的穿支血管阻塞所致,特点表现为发作呈间歇性(磕磕绊绊或结结巴巴的,stuttering),发作间隙可以完全正常。其症状是在数小时或数天内波动或恢复,而且发展成卒中的可能性大。

四、辅助检查

1. 实验室检查　血常规、血生化、凝血功能等。

2. 影像学检查　颅脑 CT、MRI。

3. 血管及血流状态的检查　颈动脉超声、经颅多普勒超声（transcranial Doppter ultrasonography，TCD）、计算机体层血管成像（computed tomography angiography，CTA）、数字减影血管造影（digital substraction angiography，DSA）、磁共振血管成像（magnetic resonance angiography，MRA）。

五、治疗

1. 抗血小板聚集治疗　阿司匹林是治疗 TIA 的首选抗血小板药物。

2. 危险因素的干预　控制高血压、糖尿病；治疗冠状动脉粥样硬化性心脏病、心律失常等心脏疾病；控制高血脂；停用口服避孕药；戒烟戒酒；适量运动。

3. 介入治疗和手术治疗　原则和方法与缺血性卒中相同。

六、护理

（一）护理评估

1. 评估患者的日常生活行为方式，了解患者是否有高血压、糖尿病、心律失常、高血脂等危险因素。

2. 评估患者每次发作持续的时间、发作频率、发作症状。

3. 评估患者对疾病的认识程度及心理状况。

4. 评估患者是否有跌倒史。

（二）主要护理问题及措施

1. 护理问题

（1）肢体麻木、无力：与神经功能缺失有关。

（2）有受伤的危险：与 TIA 不定时发作有关。

（3）潜在并发症：脑梗死。

2. 护理措施

（1）常规护理

1）一般护理：发作时嘱患者卧床休息，枕头不宜过高，以 15～25 cm 为宜；转动头部时动作宜缓慢，防止颈部过度活动诱发 TIA；注意劳逸结合，保证充足睡眠。

2）饮食护理：饮食宜清淡、低盐、低脂、富含纤维素及蛋白质的饮食，多吃水果和蔬菜，忌辛辣、油炸食品及饮料，避免暴饮暴食。糖尿病患者应执行糖尿病饮食。

3）心理护理：可以用生动形象的图册帮助患者更好地了解疾病相关知识，了解本病的治疗与预后，消除患者紧张心理，建立积极、良好的护患关系，自觉改变不良生活方式及习惯。心理护理能够舒缓患者产生的各类负性心理，让其以平和的心态接纳治疗，增强对治疗、护理的依从性。

（2）专科护理

1）病情观察：①观察患者的生命体征，有无一过性黑矇、肢体无力等情况发生，频繁发作时应记录每次发作持续的时间、间隔时间和伴随症状。持续观察患者肢体无力或麻木症状是否减轻或加重，有无其他神经功能损害的表现，警惕完全性缺血性脑卒中的发生。

②对有构音障碍或失语症的患者,护士在护理活动中,注意语调、语速,鼓励患者用有效的表达方式进行沟通,表达自己的需要,指导患者进行语言康复训练。

2)用药指导:①不论偶发还是频发,都应给予积极的药物治疗。用药时应详细告知患者药物的作用、不良反应及用药注意事项。如服用阿司匹林、硫酸氢氯吡格雷等抗血小板药物时可出现食欲缺乏、皮疹或白细胞减少等不良反应,应用肝素等抗凝药物治疗时,可出现皮肤瘀斑,要密切观察有无出血倾向。②伴有糖尿病的患者,应进行降糖治疗,告知患者执行糖尿病饮食的重要性,定期监测血糖。③伴有冠状动脉粥样硬化性心脏病的患者,用药期间需观察患者的心率、心律变化及药物的疗效。④伴有高血压的患者,在进行降压治疗时,要定期监测血压,保持血压相对稳定,观察药物的不良反应。如硝苯地平有头痛、面色潮红、下肢水肿等不良反应;指导患者遵医嘱正确用药,不要随意地换药、减量、停药。

3)安全护理:①患者由于眩晕,很容易摔倒,可在床头悬挂防跌倒、防坠床等警示牌提示患者及家属。②保持病室的整洁及周围环境的安全,在楼道内行走、如厕、沐浴时有专人陪伴,要求着防滑鞋。③头晕患者起床后先坐 1 min,再站立 1 min,然后再下地活动。夜间休息时床旁加床档。

七、健康教育

1. 保持心情愉悦,情绪稳定,避免精神紧张和过度疲劳。

2. 生活起居有规律,坚持适度的运动和锻炼,注意劳逸结合,对经常发作的患者应避免重体力活动,尽量不要独自外出活动。

3. 按医嘱正确服药,积极控制高血压、高血糖、肥胖等与 TIA 相关的危险因素,定期监测凝血功能。

4. 定期门诊复查,如有症状发作,应随时就医。

第三节　脑　梗　死

脑梗死(cerebral infarction)是指局部脑组织由于血液供应缺乏而发生的坏死。由于其高发病率、高致残率,目前已成为引起痴呆的第二大原因,是引起老年癫痫的最常见原因,也是引起抑郁的最常见原因。脑梗死是脑卒中最常见的类型,占 70%～80%。

一、病因和病理

脑梗死的病因主要是血液供应障碍。血管壁、血液成分和血压的改变均可造成脑动脉缺血(具体见 TIA 病因),其中最常见的是脑动脉粥样硬化,其次是各种原因造成的脑栓塞。

脑动脉粥样硬化主要发生在供应脑部的大动脉和中等动脉。好发于颈动脉起始段、颈内动脉近分叉处和虹吸段、大脑中动脉起始段、椎动脉、基底动脉和主动脉弓。众多研究表明,黑种人、亚洲人和糖尿病患者颅内动脉粥样硬化累及大脑中动脉十分常见。Fisher 研究指出,动脉粥样硬化程度与年龄成正比,男性在 40～50 岁年龄段显著,女性则在 60 岁年龄段,而 70 岁年龄段男性超过女性。

脑动脉的粥样硬化和全身各处的动脉粥样硬化相同,主要改变是动脉内膜深层的脂肪变性和胆固醇沉积,形成粥样硬化斑块及各种继发病变,使管腔狭窄甚至闭塞。管腔狭窄需达到80%～90%方才影响脑血流。

二、临床表现

动脉粥样硬化性脑血栓形成的临床表现为一组从突发的局灶性神经功能缺失症候群,损害的症状主要根据受累及脑动脉的供血分布而定,不同供血区域损害的特征性症状出现的概率不同(表2-3、表2-4)。

表2-3 脑内主要动脉血管的供血区域

动脉	供血区域
前循环系统	
颈内动脉	
脉络膜前动脉	海马、苍白球、内囊下部
大脑前动脉	内侧额、顶叶及其白质、胼胝体前部
大脑中动脉	外侧核、顶叶、枕叶、颞叶及其白质
豆状核纹状体动脉	尾状核、豆状核、内囊上部
后循环系统	
椎动脉	
小脑后下动脉	延髓、小脑下部
基底动脉	
小脑前下动脉	脑桥中下部、小脑中央部
小脑上动脉	脑桥上部、中脑下部、小脑上部
大脑后动脉	内侧枕、颞叶及其白质、胼胝体后部、中脑上部
丘脑穿通动脉分支	丘脑内侧面
丘脑膝状体动脉分支	丘脑外侧面

表2-4 大脑前、后循环缺血的症状和体征

症状或体征	前循环发生率(%)	后循环发生率(%)
头痛	25	3
意识改变	51	6
失语	20	0
视野缺损	1	22
复视	0	7
眩晕	0	48
构音障碍	3	11
跌倒发作	0	16
偏瘫或单瘫	38	12
偏身感觉缺失	33	9

三、临床分型

根据病因,脑梗死的临床分型分为 5 型。

1. 心源性卒中。最常见,栓子可来自于心房颤动、扩张型心肌病等。

2. 大动脉粥样硬化性脑卒中。这一类别要求颈动脉超声波扫描或多普勒扫描确认颈动脉闭塞或狭窄达到血管横截面面积的 50%,通过血管造影或磁共振血管造影发现的颈动脉、大脑前动脉、大脑中动脉、大脑后动脉、椎-基底动脉狭窄达到血管横截面面积的 50%。

3. 腔隙性脑梗死。具备以下 3 项标准之一者即可确诊:①具有典型的腔隙性梗死综合征,且影像学检查发现与临床表现相符的、最大径<1.5 cm 病灶的卒中;②具有典型的腔隙性脑梗死综合征,但影像学未发现相应病灶的卒中;③具有非典型的腔隙性脑梗死综合征,但影像学检查发现与临床表现相符的、最大直径<1.5 cm 病灶的卒中。

4. 其他原因引发的缺血性脑卒中。

5. 原因不明的缺血性脑卒中。

四、辅助检查

1. CT 检查。CT 早期梗死征象包括大脑中动脉高密度征和灰、白质界限不清,这 2 个指征是神经功能恶化的独立危险因素。

2. CTA。CTA 可显示脑供血动脉颅外段和颅内段大血管的状况,包括有无血管狭窄、斑块形成和侧支循环状况。

3. 多模式灌注 CT 显示改变和相关信息。灌注 CT 显示脑血流量、脑血容量、平均通过时间和达峰时间。

4. 弥散加权成像(DWI 和 ADC 图)确认急性病灶。

5. 磁敏感磁共振加权像和 T_2WI 梯度回波成像。

6. DSA 是血管介入治疗前的必需检查,能动态实时观察脑血管的结构和脑血流供应情况,是评估侧支循环的最佳选择。

7. 实验室检查。主要包括血常规、生化、凝血时间、红细胞沉降率及其他炎性指标等。

五、治疗

(一)药物治疗

1. 静脉溶栓治疗　详见第 17 章第一节"急性缺血性卒中超早期溶栓治疗的护理"。

2. 动脉溶栓治疗　详见第 17 章第二节"急性缺血性卒中超早期动静脉溶栓桥接治疗的护理"。

3. 抗凝治疗　目前临床仍在广泛应用,主要药物包括普通肝素钠、低分子肝素和华法林等,但就药物的选择、用药常规、开始治疗时的剂量、抗凝的水平治疗的时间存在分歧。

4. 抗血小板治疗　原则:对不能溶栓和抗凝治疗的患者,均建议给予抗血小板治疗。应根据卒中的危险因素进行分层,选择合适的药物。主要抗血小板药有阿司匹林、氯吡格雷、双嘧达莫,可单独使用,也可联合用药。

5. 扩容治疗 适用于低血压或脑血流低灌注所致的急性脑梗死。如分水岭梗死可考虑扩容治疗,但可能加重脑水肿、心功能衰竭等并发症,对有严重脑水肿及心功能衰竭患者不推荐扩容治疗。

6. 神经保护药的应用 其作用机制主要是阻止急性脑梗死造成的半暗区神经毒性物质对神经元的进一步损伤。

(二)介入和手术治疗

1. 颈动脉内膜剥脱术和支架介入术 TIA 和卒中发作后,均应尽早进行脑供血血管的评估,如果发现颈动脉和颅内动脉狭窄,可以行颈动脉内膜剥脱术(CEA)和(或)支架介入术(CAS)治疗。

2. 机械取栓治疗 随着技术材料及筛选策略的更新,自 2014 年底开始,一系列相关研究相继公布了较为一致的研究结果:在经过筛选的前循环大血管急性缺血性卒中患者中,以机械取栓为主的血管内治疗可带来明确获益。

(三)综合治疗

主要包括体位和运动、营养和补液、感染的控制和预防、血压的管理、深静脉血栓形成及肺栓塞的预防、血糖和血脂的管理等。

六、护理

(一)护理评估

1. 评估患者是否存在高血压、糖尿病、心房颤动、肥胖、吸烟、饮酒、缺乏体育锻炼、饮食不合理等危险因素。

2. 评估患者生活自理能力及营养状况。

3. 评估患者神经功能损害程度。

4. 评估患者的社会支持、经济状况及心理状态。

5. 评估患者的依从性。

(二)护理问题及措施

1. 护理问题

(1)躯体活动障碍:与运动中枢受损有关。

(2)语言沟通障碍:与语言中枢受损有关。

(3)吞咽障碍:与意识障碍或延髓受损有关。

(4)有误吸的风险:与吞咽障碍有关。

(5)卒中后抑郁:与偏瘫、失语、缺少社会支持等有关。

(6)知识缺乏:缺乏相关疾病知识。

(7)潜在并发症:压疮、深静脉血栓、肺栓塞等,与意识障碍、长期卧床有关。

2. 护理措施

(1)常规护理

1)一般护理:急性期需卧床休息,不宜抬高床头,病情稳定后尽早开始活动。早期活动可减少肺炎、深静脉血栓、肺栓塞及压疮等并发症的发生。注意患者肢体位置的正确摆放,指导和协助家属被动活动和按摩患侧肢体,指导和督促患者进行 Bobath 握手和桥式运动,做到运动适度、方法得当。可以进行气压循环驱动治疗,预防下肢深静脉血栓的形成。

2)饮食护理:90％的脑梗死患者会留有不同程度的偏瘫,对其日常生活及生活质量造成极大影响,易产生负性情绪,严重者可引发消化不良等胃肠疾病,进一步影响患者身心状态及生活质量。饮食以低盐、低脂、低胆固醇、适量糖类、丰富纤维素为原则。少食肥肉、奶油、蛋黄、动物内脏、糖果及甜食等;宜食用瘦肉、鱼虾、豆制品、新鲜蔬菜及水果等,戒烟戒酒。早期进行饮水试验,及早发现吞咽功能障碍患者,给予留置胃管或经鼻十二指肠管给予鼻饲营养液等肠内营养措施。

3)生活护理:卧床患者应保持床单位的整洁和皮肤清洁,避免牵拉、硬拽等,可使用防压疮气垫床,每 2 h 给予翻身叩背 1 次、按摩骨突隆处等措施,防止压疮的形成。对大、小便失禁患者,采用清洁、保湿、使用皮肤保护剂的方法,可以有效减少失禁相关性皮炎的发生。如每次便后采用专门设计的会阴部或失禁清洁产品,及时更换干净的衣物;涂抹甘油保湿剂及含凡士林、二甲硅油、氧化锌基质为基础的保护剂。对留置尿管的患者,则应每日给予尿道口及会阴部的擦洗,定期更换及做好膀胱冲洗。

4)安全护理:对有意识障碍和躁动不安的患者,应床旁加床档,必要时给予保护性约束。对步态不稳的患者,应有专人陪护;地面保持干燥、平整、无障碍物,防湿、防滑,禁穿拖鞋在病室内走动,以防跌倒;通道和卫生间等活动场所均应设置扶手;床头悬挂防跌倒、防坠床警示标识;对患者及家属加强安全宣教。

(2)专科护理

1)对疑似缺血性脑卒中的患者,积极采取院前急救措施与后续处理的效果相关。可采取的措施有:心电监护、建立静脉液路、给氧、测血糖、保持气道通畅,及时清理气道分泌物,密切观察意识、瞳孔、四肢肌力、语言情况及生命体征的变化。快速转运到最近的能够治疗急性卒中的恰当场所。医师给予快速的诊断和评估,在溶栓时间窗内,符合溶栓适应证的患者,尽快给予溶栓治疗。

2)评估患者是否存在头痛、恶心、呕吐、瞳孔不等大、血压高、意识障碍加重等脑疝先兆。保持呼吸道的通畅。

3)存在肢体偏瘫、吞咽困难、言语障碍等神经功能损害的患者,在病情稳定后早期积极给予康复锻炼(详见第 16 章神经系统疾病康复护理)。

4)血压的管理:卒中后血压升高是常见的现象,IST 研究发现 54％的患者收缩压≥160 mmHg,大多数患者在发病后 4～10 d 血压会自动下降。2018 年《中国急性缺血性脑卒中诊治指南》指出:缺血性脑卒中后 24 h 内血压升高的患者应谨慎处理。应先处理紧张焦虑、疼痛、恶心呕吐及颅内压增高等情况。血压持续升高至收缩压≥200 mmHg 或舒张压≥110 mmHg,或伴有严重心功能不全、主动脉夹层、高血压脑病的患者,可给予降压治疗,并严密观察血压变化。可选用拉贝洛尔、尼卡地平等静脉药物,建议使用微量输液泵给予降血压药,避免使用引起血压急剧下降的药物,血压下降幅度为 15％～25％。卒中后病情稳定的患者,若血压持续≥140/90 mmHg,应及时报告医师,遵医嘱给予降压药物治疗。

5)卒中后抑郁的护理:卒中发生初期,尤其是首次卒中,患者可能会非常焦虑和抑郁。研究发现卒中发生1个月内,抑郁发生率为33%。抑郁患者会出现睡眠类型的改变或食欲的改变,不想参加任何活动,负面思考、缺乏活力等。对睡眠质量差的患者,可以指导患者睡前进行头部按摩、泡脚、饮用热牛奶等促进睡眠。对抑郁患者,目前临床主要以药物治疗为主,还可以给予积极的干预措施,如音乐疗法、心理治疗师的介入、家属同期干预等,帮助患者减轻抑郁症状。

七、健康教育

1. 保持正常心态和有规律的生活,克服不良嗜好,合理饮食。
2. 积极控制血糖、血脂、血压,按时服药,不可自行停药或减药。
3. 定期门诊复查。
4. 坚持康复训练,循序渐进,持之以恒,尽力做一些力所能及的家务劳动。
5. 家人给予充分的关心与关怀,多与患者沟通,居家环境安全舒适。
6. 鼓励其进行体育运动,可选择散步、打太极拳、气功等有氧运动,禁止快跑、打篮球、踢足球等剧烈运动,每次运动以略微出汗但尚未感觉疲劳为宜。

第四节 脑 出 血

脑出血分为外伤性脑出血和非外伤性脑出血两种,本节着重介绍后者。非外伤性脑出血又称为原发性脑出血或自发性脑出血,是指脑实质的出血。在所有脑卒中患者中,脑出血占10%～20%。引起非外伤性脑出血的原因有很多,但以高血压脑出血最常见,占总数的40%～50%。因高血压脑出血有其固有的特点,本节以此为代表着重介绍。脑出血患者中80%发生于大脑半球,其余20%发生于脑干和小脑。

一、病因

原发性脑出血的病因50%～60%是高血压,20%～30%是淀粉样变。继发性脑出血的原因有动脉瘤、动静脉畸形、口服抗凝药、口服抗血小板药、血液疾病、烟雾病、肝病等。

脑出血好发于中、老年人,男性多于女性。酗酒、高血压、嗜烟、糖尿病均可增加出血的风险。基于人口学的研究发现,具有高血压、年龄、遗传、吸烟、饮酒、胆固醇水平过低等因素患者易发生脑出血。吸烟者发生脑出血的风险增加2.5倍,口服抗凝药物治疗者出血风险增加8～11倍。

二、发病机制

高血压脑出血多发生于管壁薄弱的终末支。如大脑中动脉的豆纹动脉、丘脑穿通动脉、基底动脉的脑桥穿通支、小脑上动脉和小脑前下动脉等。在高血压长期影响下,这些小穿通动脉管壁的结缔组织发生透明变性,管壁内弹性纤维断裂,同时伴有动脉粥样硬化使管腔狭窄、扭曲,血管阻力增大,舒张功能减退。当患者情绪波动或从事体力劳动时,血压突然升高,引起管壁破裂出血。

三、临床表现

脑出血起病突然,常无先兆,常在活动中或情绪激动时突然起病,少数患者在安静状态下发病。表现的轻重与出血部位及出血量有关,不同部位的临床表现如下。

1. 基底核出血　约占全部脑出血的 70%,此区出血常累及内囊,并以内囊损害体征为突出表现,表现为偏瘫或轻偏瘫、偏身感觉障碍和同向性偏盲("三偏"),发生于出血灶的对侧。随着出血量的增多,患者意识障碍加重,并出现颅内压增高症状,甚至发生小脑幕裂孔下疝,导致呼吸和循环衰竭死亡。

2. 脑叶出血　头痛明显。

3. 丘脑出血　临床表现似壳核出血,但有双眼垂直方向活动障碍或双眼同上或向下凝视,瞳孔缩小。患者长期处于呆滞状态。如果血肿阻塞第三脑室,可出现颅内压增高症状和脑积水。

4. 脑桥出血　发病后很快进入昏迷状态。出血先从一侧脑桥开始,表现为出血侧面瘫和对侧肢体迟缓性偏瘫。出血扩大波及两侧脑桥时,出现双侧面瘫和四肢瘫痪。由于受脑干呼吸中枢影响,常出现不规则呼吸和呼吸困难。

5. 小脑出血　大多数患者有头痛、眩晕、呕吐,伴共济失调,站立时向患侧倾倒。

6. 脑室出血　见于上述脑实质出血。病情多危重,意识常在发病后 1~2 h 进入昏迷,出现四肢瘫痪或抽搐,双侧病理征阳性。

四、辅助检查

1. 脑脊液检查　一般脑出血起病早期脑脊液中无红细胞,但数小时后脑脊液常含血液,出血破入脑室或蛛网膜下腔出血患者,脑脊液可呈血性。

2. 常规血、尿常规和生化常规等检验。

3. 影像检查　CT 是确认脑出血的首选检查,能准确地显示血肿的大小、形态、部位、发展方向、合并脑积水和脑水肿的程度。头部 MRI,对亚急性及慢性期脑出血、脑干和颅后窝血肿的诊断,优于 CT。

4. 脑血管造影　脑血管造影可用于排除脑动脉瘤、脑动静脉畸形(arteriovenous malformation,AVM)等引起的自发性脑出血。

五、治疗

脑出血的治疗分为内科非手术治疗和外科手术治疗。目标是控制增高的颅内压,防止脑疝形成;控制血压,防止血肿扩大并保证脑灌注;治疗各种并发症;尽早康复,减轻残障。

1. 内科治疗　主要包括控制血压、脑脊液引流、镇痛和镇静、降低颅内压、止血、防治并发症及对症治疗等。

2. 外科治疗　一般内科治疗无效时采用外科治疗。手术方法有立体定向穿刺引流血肿、开颅血肿清除、脑室穿刺引流。

六、护理

(一)护理评估

1. 评估患者的意识状态及神经功能损害情况。

2. 评估患者是否有高血压等既往病史。

3. 评估患者发病前是否存在情绪激动、重体力劳动等诱因。

4. 评估患者的生活自理能力及心理状况。

(二)护理问题及措施

1. 护理问题

(1)生活自理能力缺陷:与脑出血卧床有关。

(2)潜在并发症:脑疝、压疮、吸入性肺炎、感染、深静脉血栓等,与脑出血卧床有关。

(3)焦虑、恐惧:与脑出血造成相关神经功能损害,如吞咽障碍、失语等有关。

2. 护理措施

(1)常规护理

1)一般护理:急性期嘱患者卧床休息 4 周,床头抬高 20°～30°,以促进静脉回流降低颅内压;患者呕吐时,应取侧卧位或平卧位、头偏向一侧,防止呕吐物反流造成窒息;避免不必要的搬动,限制亲友探视,并注意保持病房的安静;避免剧烈的咳嗽及打喷嚏、用力排便等,防止出血加重。病情稳定后即开始进行相关神经功能损害造成的肢体瘫痪、失语等的康复训练,详见第 16 章神经系统疾病康复护理。

2)饮食护理:急性期给予高蛋白、低盐、富含纤维素及维生素的食物。有消化道出血的患者宜禁食 24～48 h,然后酌情给予鼻饲流质饮食,恢复期患者给予清淡、低盐、低脂、适量蛋白质、富含维生素食物,戒烟酒,忌暴饮暴食。

3)心理护理:患者常因肢体瘫痪、言语障碍等产生悲观失望的情绪,护士应引导其接受现实,重新树立战胜疾病的信心,主动关心患者与家属。对于轻症患者,在病情允许的情况下,让患者做一些力所能及的事,并适时给予鼓励,帮助患者树立战胜疾病的信心。与家属及患者共同制订护理计划,鼓励患者参与到治疗护理计划中。

(2)专科护理

1)给予心电监护及低流量吸氧,密切观察患者病情变化,尤其是神志、瞳孔、生命体征的变化,可通过观察患者的吞咽、咳嗽情况及角膜反射来判断患者意识障碍和昏迷的程度,也可通过对话、呼喊和疼痛刺激的方式来判断患者的意识状态。如患者出现剧烈头痛、烦躁不安、意识模糊等,需警惕脑疝的发生,立即报告医师并给予及时处理。

2)体温的观察与护理:行外科手术时,由于术中麻醉,患者常会出现体温的改变。体温常于术后 6 h 左右开始明显升高,该症状在术后的第 1～2 天最明显,在术后的第 3～4 天恢复。高热可能造成颅内压升高并加重脑水肿。患者中枢性高热时常表现为持续高热,无寒战,不出汗,且四肢不热;患者肺部感染时可表现为术后第 4～5 天体温逐渐升高,出现出汗、痰多的症状。可在腹股沟及头部、颈部、腋下、大动脉处放置冰袋物理降温,使用冰袋物理降温时要注意防止冰袋冻伤皮肤,避免单位时间内降温太快,避免患者出现寒战,还要注意降温部位及肢端的防冻、防寒。

3)对于神志不清、躁动、肢体障碍的患者,应加床档,必要时给予保护性约束,做好安全防护,以免出现跌倒、坠床等不良事件。保持呼吸道通畅,及时清除口鼻分泌物,昏迷和鼻饲患者,每日给予 2 次口腔护理。

4)对卧床不能自理的患者,每 2 小时给予翻身叩背 1 次,使用防压疮气垫床,协助患者完成生活护理,保持床单位及皮肤的清洁卫生,预防压疮的发生。

5)对痰液不能自行咳出者,遵医嘱给予雾化吸入,必要时给予负压吸痰。

6)对有闭眼障碍的患者,可以涂红霉素软膏,并用湿纱布盖眼,保护角膜。有大、小便失禁的患者,及时用温水擦洗外阴及臀部,保持皮肤清洁、干燥。

7)入院后给予患者洼田饮水试验进行吞咽功能的评估。洼田饮水试验:让患者像往常一样饮用 30 ml 水,观察患者所需时间及呛咳情况,共分为 5 级。1 级(优),能顺利一次将水饮下;2 级(良),分 2 次以上,能不呛咳地咽下;3 级(中),能 1 次咽下,但有呛咳;4 级(可),分 2 次以上咽下,但有呛咳;5 级(差),频繁呛咳,不能全部咽下。评定结果:1～2 级可经口进食;3～5 级需留置胃管。对有轻度吞咽障碍的患者,喂饭时不宜过快,食物宜软烂或呈糊状。

8)对肢体功能障碍的患者,需注意保持瘫痪肢体功能位,防止足下垂,被动运动关节和按摩患者,病情稳定后积极进行康复训练。

9)用药护理:颅内高压患者在使用甘露醇脱水降颅内压时,需保证快速输入并防止药物外渗。严格按医嘱服用降压药,不可骤停或自行更换,不宜同时服用多种降压药,避免血压骤降或过低导致脑供血不足。应根据患者的年龄、基础血压等情况缓慢降压。使用地塞米松时,因其易诱发上消化道应激性溃疡,应观察患者有无呃逆、呕血、黑粪等。

10)根据情况给予双下肢气压循环驱动治疗、使用抗血栓弹力袜等预防下肢静脉血栓的形成。

11)引流管的护理:术后放置引流管是为了让少数残留血液和血性脑脊液从脑室内流出,以降低颅内压,减轻脑水肿。严格控制引流管的高度,通常以引流管距穿刺点 10～12 cm 为最合适,头部引流管一般会安置 2～3 d,要随时注意引流管的情况,防止打结、松脱,注意引流液每日的引流量和颜色,若是颜色鲜红说明脑内有继续出血的可能。加强无菌操作,定时消毒套管;检查头部敷料,发现渗湿应及时更换。头部引流管一般于术后 72 h 拔除。

12)20％的脑出血患者会有癫痫发作,特别是脑叶出血、合并蛛网膜下腔出血。要按时按量服用抗癫痫药物,床头备压舌板,定期监测血药浓度。

七、健康教育

1. 出院后继续休息 1～3 个月,避免情绪激动。

2. 早期进行康复锻炼。

3. 按时口服出院带药,不得自行减少或停止药物。

4. 去骨瓣患者,注意保护头部,叮嘱患者不要单独外出。

第五节　蛛网膜下腔出血

颅内血管破裂,血液流入蛛网膜下腔,称为蛛网膜下腔出血(subarachnoid hemorrhage,SAH)。SAH 发病率存在地区、年龄、性别等差别,女性多见,发病率随着年龄的增长而增加,并在 60 岁左右达到高峰。多见于 60～69 岁人群。

一、病因及危险因素

蛛网膜下腔出血可由多种原因导致,在我国最常见的为颅内动脉瘤破裂,占 75%～85%,其次是动静脉畸形、烟雾病。吸烟是 SAH 的重要相关因素,约 50% 的 SAH 患者与吸烟有关,吸烟后的 3h 内是最易发生 SAH 的时段。酗酒也是 SAH 的好发因素。其他危险因素与 SAH 的相关性见表 2-5。

表 2-5　SAH 发病危险因素

危险因素	危险程度
吸烟	↑↑↑
酗酒	↑↑↑
高血压	↑↑↑
可卡因(和其他拟交感类药物)	↑
口服避孕药	↑↓
轻体重	↑↓
糖尿病	←→
高脂血症	←→
激素替代疗法	↓

注:↑. 危险增加;↓. 危险降低;↑↓. 尚有争议;←→. 不增加危险性

二、临床表现

老年人 SAH 特点:①头痛少(<50%)且不明显;②意识障碍多(>70%)且重;③颈硬较 Kernig 征多见。

儿童 SAH 特点:①头痛少,一旦出现需重视;②常伴系统性病变。

1. **诱发因素**　动脉瘤破裂好发于剧烈运动中,如举重、情绪激动、咳嗽、便秘等。

2. **先兆**　单侧眼眶或球后神经痛伴动眼神经麻痹是常见的先兆,头痛频率、持续时间或强度改变往往也是动脉瘤破裂先兆,有时伴恶心、呕吐和头晕症状。

3. **典型表现**

(1)头痛:见于 80%～95% 的患者,突发,呈劈裂般剧痛,遍及全头或前额、枕部,再延及颈部、肩部、腰背部和下肢等。Willis 环前部动脉瘤破裂引起的头痛可局限在同侧额部和眼眶。头痛发作前常有诱因,如剧烈运动、屏气动作或性生活,约占患者数的 20%。

(2)恶心、呕吐、面色苍白、出冷汗:约 3/4 的患者在发病后出现头痛、恶心和呕吐。

(3)意识障碍:见于 50％以上的患者,可有短暂的意识模糊至昏迷。

(4)精神症状:表现为谵妄、木僵、定向障碍等。

(5)癫痫:见于 20％的患者。

(6)自主神经系统过度反应:可表现为血压突然增高、心律失常等。

(7)体征:①脑膜刺激征,约 1/4 的患者可有颈痛和颈项强直,出现在发病数小时至 6 d,但以 1～2 d 最多见;②单侧或双侧锥体束征;③眼底出血(Terson 征),表现为玻璃体膜下片状出血,多见于前交通动脉瘤破裂;④局灶症状,通常缺少,可有一侧动眼神经麻痹(常提示同侧后交通动脉瘤破裂)、单瘫或偏瘫、失语、感觉障碍、视野缺损等。它们或提示原发病和部位或由于血肿、脑血管痉挛所致。

4. 非典型表现　少数患者起病时无头痛,表现为恶心、呕吐、发热和全身不适或疼痛,另一些患者表现为胸背痛等。

5. SAH 后并发症

(1)神经系统并发症

1)迟发性缺血性障碍:又称为症状性脑血管痉挛。通常发生在出血后第 10～14 天,一般以迟发性单根动脉痉挛导致的局灶性脑缺血梗死多见。常见症状为病情稳定后再出现意识障碍、局灶神经体征。

2)再出血:是 SAH 致死、致残的主要原因,病死率高达 70％～90％。

3)脑积水:出血急性期脑积水发生率约为 20％,常同时伴有脑室出血。

(2)全身系统并发症

1)水、电解质紊乱:常见低血钠,见于 35％的患者,好发于出血后第 2～10 天。

2)高血糖、高血压:SAH 可引起血糖增高,特别是见于阴性糖尿病的老年患者。多数 SAH 患者会有代偿性血压升高,但过高的血压(收缩压持续维持在 180～200 mmHg 或以上)可诱发再出血。

(3)全身其他脏器的并发症:心脏、肺、胃肠道均可受累。2％的 SAH 患者可发生深静脉血栓,其中约 50％的患者可发生肺栓塞。

三、辅助检查

1. CT 检查　是目前诊断 SAH 的首选方法,安全、敏感。

2. 脑脊液(CSF)检查　不作为常规临床检查手段。

3. DSA　对确定 SAH 的病因,如动脉瘤等诊断,有重要价值。DSA 是诊断颅内动脉瘤最有价值的方法,阳性率可达 95％,绝大多数的脑血管异常可被发现,而且能够明确病变的部位、形态、大小与正常血管的关系等。蛛网膜下腔出血者 DSA 检查时机宜在出血 3 d 或 3 周后,避开脑血管痉挛和再出血的高峰期(SAH 后 7～10 d)。需注意,20％～25％的脑血管造影不能发现出血的来源,对于首次脑血管造影阴性者,2 周后或 6～8 周后应重复脑血管造影。

4. 经颅多普勒超声(TCD)检查　可动态观察脑血管痉挛的状况,指导临床治疗。优点:实时、无创,可床旁及重复进行监测。

5. 脑 MRI 和 MRA 检查　目前研究认为 MRI 对 SAH 的检出率与 CT 相似。头 MRI 检查是否会引起金属动脉瘤夹移位,目前说法不一。故动脉瘤夹毕后,不了解动脉夹是否磁兼容特性前,慎用头 MRI 复查。MRA 是近来发展的无创性诊断手段,可作为 SAH 的筛选手段,能检出直径>3～5 mm 的动脉瘤。

四、治疗

(一)病因治疗

动脉瘤栓塞治疗或直接夹毕不仅能够防止再出血,也为以后的血管痉挛治疗创造条件,可从根本上治疗 SAH。

(二)内科治疗

1. 一般处理　监测、补液、镇痛。

2. 止血　目前针对止血药在 SAH 治疗的作用仍有争论。一般认为,抗纤溶药物能减少 50% 以上的再出血。但抗纤溶药可促使脑血栓形成,延缓蛛网膜下腔中血块的吸收,诱发缺血性神经系统并发症和脑积水等,抵消其治疗作用。

3. 控制颅内压　颅内压低于正常时,易诱发再出血;当颅内压接近舒张压时,出血可停止。

4. 症状性脑血管痉挛的防治　防治过程主要包括防止脑血管狭窄、纠正血管狭窄、防止血管狭窄引起的脑缺血损害、纠正脑缺血、防止脑梗死 5 步。

五、护理

(一)护理评估

1. 评估患者的发病诱因,是否情绪激动、过度劳累、用力排便、咳嗽等。

2. 评估患者目前的身心状况,饮食、睡眠、排便习惯及对疾病的认识。

3. 评估患者的社会支持、经济状况。

(二)主要护理问题及护理措施

1. 护理问题

(1)头痛:与脑水肿、颅内高压、血液刺激脑膜或继发性的脑血管痉挛有关。

(2)恐惧:与突发疾病、对疾病和预后不了解,以及病情重有关。

(3)自理能力下降:与绝对卧床有关。

(4)舒适的改变:与头痛有关。

(5)潜在并发症:再出血、脑疝等。

2. 护理措施

(1)常规护理

1)一般护理:保持环境安静,减少人员探视;床头抬高 15°～ 30°,以减轻脑水肿;尽量减少患者的搬动,卧床休息 4～6 周;避免情绪激动、用力咳嗽、排便等诱发再次脑出血的因素。

2)饮食护理：给予清淡、易消化、富含维生素和蛋白质的饮食，多食新鲜的蔬菜和水果。避免辛辣等刺激性食物，戒烟酒。

3)心理护理：剧烈的头痛往往会让患者寝食难安，护士需耐心听取患者的倾诉，讲解疾病相关知识，帮助患者充分认识疾病的发展过程，减轻患者恐惧心理，以便能够更好地提高患者治疗的积极性。

(2)专科护理

1)密切观察患者病情变化，每小时观察 1 次患者意识、瞳孔、生命体征的变化，如果患者出现头痛加重、频繁呕吐呈喷射状、血压升高、脉搏变慢、瞳孔不等大、烦躁、意识障碍加重等，应警惕脑疝的发生，及时报告医师并给予处理。

2)密切观察患者有无癫痫发作，发作的处理措施详见第 9 章第一节。

3)头痛护理：首先使用世界卫生组织规定的疼痛分级法对患者进行入院时、住院期间、用药后的疼痛情况进行评估，评估患者的疼痛程度，观察并记录评估结果，同医师一起分析头痛发生原因(无疼痛，为 0 级；存在轻微疼痛，不影响睡眠，为 1 级；存在中度疼痛，影响睡眠，需采用镇静药治疗，为 2 级；存在剧烈疼痛，为 3 级)。针对疼痛分级为 1 级及以下的患者，实施非药物镇痛法，包括转移镇痛、松弛镇痛等。针对疼痛分级在 2 级及以上的患者，可遵医嘱给予患者镇痛药物治疗。采用放松疗法和呼吸调节技术控制，给予肢体轻柔按摩，指导患者缓慢呼吸，全身放松，引导式想象美好事情，降低患者对疼痛的敏感度。给予患者听一些缓慢、舒缓的轻音乐分散患者的注意力。保持病房环境的安静，避免声、光等的刺激。剧烈头痛者，遵医嘱给予脱水降颅内压、镇痛药物等治疗。避免应用抑制呼吸中枢的药物。

4)患者存在颈项强直时，翻身时动作要轻柔，防止扭曲颈部。

5)在使用脱水降颅内压药物如 20%甘露醇时，需快速静脉滴注，甘露醇属于高渗透性液体，滴注时需密切观察穿刺点情况，如果出现药液外渗，应立即停止输注，重新建立静脉通路或深静脉输注。对外渗处皮肤给予 50%硫酸镁局部湿敷。

6)使用防血管痉挛药物尼莫地平时，宜使用微量泵匀速泵入，尼莫地平使用时需避光输注。同时，应密切监测患者的血压情况。

7)蛛网膜下腔出血行持续腰大池引流患者：①妥善固定引流管，避免引流管折叠、弯曲、受压，保持引流管通畅。每日记录引流液的颜色、量、性状等；②对躁动患者，适当给予保护性约束或遵医嘱使用镇静药，避免发生脱管；③引流袋悬吊床边，高度置于身体平行位置，或根据患者颅内压的情况调节引流袋的高度；④如出现堵管或较浓血性引流液，可遵医嘱应用少量生理盐水冲洗；⑤做好置管部位消毒，保持敷料清洁、干燥并及时更换。观察置管部位皮肤有无红肿等感染征象；⑥拔管前先试行夹管 24～48 h，观察意识、瞳孔及生命体征的变化。

8)给予下肢气压循环驱动治疗、按摩下肢等可预防深静脉血栓的形成。

六、健康教育

1. 预防再出血　告知患者情绪稳定对疾病恢复和减少复发的意义，使患者了解并能遵医嘱绝对卧床及积极配合治疗和护理。指导患者家属关心、鼓励患者,在精神和物质上给予支持,减轻患者焦虑。教会患者和家属认识再出血的表现,发现异常,及时就诊。女性患者1~2年避免妊娠、分娩。

2. 疾病知识指导　向患者及家属介绍疾病的诱因、临床表现、防治原则和自我护理的方法。指导患者注意清淡饮食,多食新鲜水果和蔬菜。

第六节　脑动脉瘤

颅内动脉瘤(intracranial aneurysm)是指颅内动脉壁异常膨隆呈囊状、梭状等形状的病变,可以发生于任何年龄,但多在40~60岁发病,约占总发生率的2/3,女性较男性稍多。成人中未破裂动脉瘤的发生率为1%~6%,其中大多数动脉瘤很小。在出血的患者中,约1/3的患者在就诊前死亡,1/3的患者在医院死亡,仅1/3的患者经治疗得以存活。颅内动脉瘤多数(90%以上)发生在脑底动脉环的附近,其中又以颈内动脉与后交通动脉的分叉处发生率最高。少数(10%)起自椎-基底动脉,多数为单发(图2-19)。

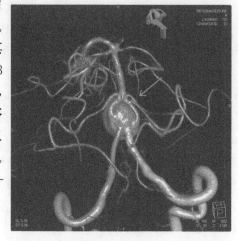

图2-19　动脉瘤

一、病因

颅内动脉瘤发病因素尚不清楚,可能与先天性因素、动脉硬化、感染、外伤、吸烟、遗传因素有关。此外,肿瘤等也可能会引起动脉瘤。

二、临床表现

(一)前驱症状和体征

发生率为15%~60%,包括头痛、单侧眼眶或眼球痛伴动眼神经麻痹、恶心呕吐、头晕等。50%的前驱症状和体征常出现在大出血发生的1周内,90%在6周内发生。如果前驱症状发生在大出血前3 d,预后良好率仅为36.4%,因此,如果能正确地发现前驱症状和体征,及时诊治,可获得良好的疗效。

(二)典型表现

1. 头痛:患者剧烈头痛,形容如"头要炸开",可向颈部、肩部、腰背部和下肢延伸。

2. 恶心呕吐伴面色苍白、大汗淋漓。

3. 意识障碍:也可能出现意识障碍,甚至昏迷。

4. 精神症状:可出现谵妄、定向障碍等。

5. 体征

(1)脑膜刺激征:出现在发病数小时至6 d,但以24~48 h多见。Kernig征较颈项强直多见。

(2)单侧或双侧锥体束征。

(3)眼底出血：视盘水肿少见，一旦出现多提示颅内压增高。

(4)局灶症状：可有一侧动眼神经麻痹或偏瘫、失语等。

(三)非典型表现

1. 仅表现为全身不适或疼痛、发热或视力和听力突然丧失等。

2. 部分未破裂动脉瘤引起颅内占位病变表现。

3. 心脏停搏。

三、破裂动脉瘤患者的临床分级

临床分级大多根据头痛、脑膜刺激症状、意识状态和神经功能障碍等来分级，目前应用最广泛的是 Hunt 及 Hess 五级分类法(表 2-6)。

表 2-6　Hunt 和 Hess 分级

Hunt 和 Hess 分级	病情情况
0	未破裂动脉瘤
I	无症状或轻微头痛、颈项强直
II	中度或重度头痛、颈项强直
III	轻度局灶性功能缺损，嗜睡或精神错乱
IV	昏睡或重度偏瘫，早期去大脑强直
V	深昏迷，去大脑强直，濒死状态

注：若有严重的全身疾病，如高血压、糖尿病、严重动脉硬化、慢性肺疾病及动脉造影上有严重血管痉挛，要降一级

四、辅助检查

1. 一般临床检查　血常规、尿常规、粪便常规、肝功能、肾功能、出凝血时间、心电图。

2. 影像学检查　头颅 CT、MRI、CTA、MRA、DSA 和经颅多普勒超声。

五、治疗

1. 脑动脉瘤的非手术治疗：主要给予止血，控制颅内压、血压、症状性脑血管痉挛等对症措施。

2. 脑动脉瘤的血管内介入治疗。

3. 脑动脉瘤的开颅外科手术治疗。

4. 复合手术治疗：血管内介入治疗联合外科开颅手术。

六、护理

(一)护理评估

1. 观察患者意识、瞳孔、生命体征变化。

2. 观察患者有无突发的剧烈头痛、恶心、呕吐等症状。

3. 有无大小便失禁、烦躁等病情变化情况。

4. 了解患者发病前是否有情绪激动、劳累、用力排便等诱因。

5. 了解患者对疾病的认识及心理状况。

(二)主要护理问题及措施

1. 护理问题

(1)生命体征的变化:与动脉瘤可能破裂有关。

(2)舒适的改变:与头痛有关。

(3)焦虑:与担心疾病预后及手术有关。

(4)潜在并发症:动脉瘤破裂出血、脑血管痉挛、脑梗死,与疾病本身或手术、介入手术治疗有关。

2. 护理措施

(1)一般护理措施

1)让患者处于安静的环境中,绝对卧床休息,尽量减少活动。保持病房安静,限制探视,避免各种导致患者情绪激动的因素,保证患者足够的睡眠。

2)关注患者的血压、血糖及胆固醇水平,异常时及时报告医师,遵医嘱给予相应处置。

3)解释患者头痛的原因,遵医嘱积极给予脱水、降颅内压治疗。

4)保持大便通畅,大便时不要突然用力。给患者多食新鲜蔬菜、水果和粗纤维易消化食物。便秘患者可应用开塞露或甘油灌肠剂灌肠。习惯性便秘者给予导泻药。

5)注意预防感冒,避免用力咳嗽和打喷嚏。

6)严密监测血压变化,维持血压在正常水平或稍低于正常。严密观察意识、瞳孔、肢体活动变化,及早发现动脉瘤破裂前的先兆症状,如头痛、头晕、恶心、眼痛、复视、颈部僵痛、癫痫、感觉或运动障碍等。

7)患动脉瘤的患者都表现出轻重不等的临床症状,患者心理压力大,盼望早日得到治疗的心情迫切,但往往对栓塞及外科手术方法不是十分了解。基于这种情况医护人员应耐心细致地介绍治疗方法的优点、目的,术中和术后配合的方法和重要性,联合家属给予患者心理疏导,以减轻或消除患者紧张、焦虑及恐惧的心理反应,树立战胜疾病的信心。

(2)颅内动脉瘤介入治疗护理

1)术前护理:①患者的准备:术前4~6 h禁食水,晨起一口水服用降压药,练习床上使用大便器。根据病情经医师同意方可在家属陪伴下沐浴,更换舒适的新病服。②皮肤准备:根据手术要求,术前遵医嘱完成两侧腹股沟、会阴部皮肤准备。③药物准备:一般在左侧肢体建立静脉通路,术前2 h遵医嘱给予微量泵入尼莫地平注射液(3 ml/h),以防血管痉挛。当日术晨遵医嘱给予留置导尿。

2）术中护理：①介入术中护理常规：做好患者相关资料的交接工作，入手术室后进行心理安慰、疏导。协助麻醉师工作，建立输血、输液等各种管道，贴好标示，保证管道通畅。密切观察造影剂不良反应，询问患者是否有造影剂过敏史。术中持续心电监护，手术结束之后的观察恢复阶段，要每隔 15 min 测量 1 次并记录患者的血压变化情况，必要时可以根据患者的实际情况及治疗的需要采用降压药，以将患者的血压控制在一个合理的范围内，通常情况将血压控制在 140 mmHg 以下。完整、准确、及时填写护理记录单。②栓塞介入手术时，术中准确记录肝素静脉注射起始时间和量、间隔时间及追加量，监测全血激活凝血时间（ACT），及时发现患者是否有大出血倾向。

3）术后护理

①介入术后护理常规

穿刺部位护理：术后回病房时搬运患者动作要轻柔，穿刺侧肢体保持平直，避免压迫器移位；术后 6 h 遵医嘱撤除压迫器，造影穿刺侧肢体制动 8 h，术后 24 h 平卧；观察穿刺处是否有渗血，如出现血肿及下肢青紫等变化应立即通知医师处理，每 2 小时触摸患者足背动脉 1 次，同时还需观察双侧肢体皮肤温度及颜色，警惕下肢深静脉血栓形成。病情允许的情况下，鼓励患者 24 h 后早日下床活动，对卧床或意识障碍的患者可预防性使用气压循环驱动，防止下肢深静脉血栓形成。

体位的护理：患者术后要卧床至少 6～8 h，避免出现压疮、深静脉血栓等并发症。有研究显示，为患者变换体位时，向股动脉穿刺侧倾斜 60°或向对侧倾斜 20°～30°，保持穿刺侧下肢伸直，穿刺的对侧下肢可自由屈伸，这样能起到显著的作用。

对于行载瘤动脉闭塞治疗的患者，术后早期要严格限制活动，防止球囊移位。卧床休息 36～48 h，36 h 内在监护室，限制体力活动 1～2 周。

由于手术本身或栓塞物质的刺激，患者可能出现较严重的头痛、呕吐，应让患者保持安静，可遵医嘱给予镇静药和镇吐药。

预防脑水肿：遵医嘱静脉滴注 20%甘露醇，甘露醇不仅可脱水、降低颅内压，还可以增加脑血流量，保护脑组织。静脉滴注速度要快，250 ml 甘露醇在 20～30min 滴完，应避免渗出或漏出血管外。术后颅内压增高和原有高血压者应保持较高血压水平，以提高脑灌注压，满足患侧脑组织供血。一般控制血压在 130～150/80～90 mmHg。对于填塞不完全的患者，必要时采取控制性低血压治疗，控制收缩压在 150 mmHg 以内，平均动脉压74～93 mmHg，根据血压变化调整药量。

扩容：遵医嘱给予右旋糖酐-40 静脉滴注，降低血液黏稠度，防止血栓形成，用激素适当升高血压。尤其是载瘤动脉闭塞后患者的患侧半球主要靠健侧颈内动脉和椎-基底动脉供血，局部血压较栓塞前显著降低。同时由于出血性休克所致血液浓缩、血细胞比容升高、高分子蛋白、脂蛋白的增多以及缺氧、组织 pH 降低，都可引起血液黏稠度升高。缺氧还可损伤内皮细胞，释放促血小板聚集因子而引起血小板聚集，促进血液凝固性升高，容易形成微血栓。

扩张血管：遵医嘱正确应用尼莫地平静脉滴注，尼莫地平为钙离子拮抗药，主要作用为扩张脑血管和增加脑供血，可有效地预防脑血管痉挛并发脑缺血。用药期间注意观察不良反应,如血压下降、面部潮红、头痛、头晕、恶心、低热、多汗、皮疹等,并告知患者停药后症状均会很快消失。静脉给药时,使用配备的聚乙烯导管,注意避光。严格按说明控制剂量,最好使用输液泵,以保证单位时间内剂量的准确。

②并发症的观察及护理

动脉瘤破裂出血:是血管内栓塞术后严重的并发症之一,多因血压波动引起,应采取措施避免一切引发血压骤升的因素。术后使用心电监护仪持续监测血压 24～72 h,每 30 分钟测量并记录血压变化。瘤体破裂早期表现为头痛、头晕、恶心、颈强直,出现上述情况须立即报告医师,并密切观察瞳孔变化,及时发现早期脑疝的征象,做好急诊开颅手术的各项准备工作。

脑血管痉挛:由于导管在脑血管内停留时间长,机械刺激易诱发脑血管痉挛。表现为一过性神经功能障碍,如头痛、短暂的意识障碍、肢体瘫痪和麻木、失语。早期发现,及时处理,可避免脑缺血、缺氧而出现不可逆的神经功能障碍。每 2 小时观察患者意识、生命体征变化 1 次,同时注意有无语言、肢体运动障碍情况。为预防脑血管痉挛,常规应用尼莫地平、罂粟碱等药物扩张血管。应用尼莫地平时,注意输液管道避光,尼莫地平在增加脑血流量的同时,伴有不同程度的血压下降,因此要注意血压、心率的变化。

脑梗死:是最严重的并发症之一,多因瘤内血栓脱落或栓塞材料脱落栓塞血管引起,术后早期应严密观察语言、运动和感觉功能的变化,经常与患者交流,嘱其回答简单问题或活动肢体,以便及早发现病情变化,并进行处理。如发生一侧肢体无力、偏瘫、失语甚至神志不清,应考虑有脑梗死的可能,需及时行抗凝、扩容治疗。术后常规使用抗凝药物,如低分子肝素钙(fraxiparine)皮下注射、口服肠溶阿司匹林,以预防脑梗死。在使用抗凝药物期间,应监测出凝血时间,调整抗凝药物剂量,密切观察牙龈、结膜、皮肤有无出血点。

(3)颅内动脉瘤行外科手术治疗患者的护理要点

1)床头抬高 15°～30°,保持呼吸道通畅,吸氧,遵医嘱应用脱水药以减轻脑水肿。

2)头部引流管一般放置 48～72 h 后拔管,保持伤口清洁、敷料干燥。

3)翻身时注意保护骨窗,避免碰撞。3～6 个月后进行颅骨修补术。

七、健康教育

1. 告知患者颅内动脉瘤的可控危险因素包括高血压、血脂异常、吸烟、酗酒、可能的雌激素水平紊乱,摄入咖啡和可卡因等会增高颅内动脉瘤的发生率。

2. 注意休息,避免劳累和不良情绪。

3. 戒烟戒酒,低盐、低脂饮食。

4. 遵医嘱按时服药:口服肠溶阿司匹林、氯吡格雷抗血小板治疗 3～6 个月后改为单抗治疗,用药期间应定期监测出、凝血时间,注意有无出血征象。

5. 出院后 3 个月、6 个月、1 年各复查 1 次。出现不适立即随诊。

第七节 脑动静脉畸形

脑动静脉畸形（cerebral arteriovenous malformation，CAVM）是一种先天性中枢神经系统血管异常发育的疾病。脑血管发育过程中，在胚胎第 4～8 周时脑动、静脉开始发育，由脑血管的原始血管分化出动脉、静脉及毛细血管。如果发育异常，则出现脑动脉与脑静脉之间没有毛细血管，导致动、静脉直接相通，形成短路，从而导致一系列血流动力学上的改变。CAVM 发病率为 1.4%～4.3%，但有症状的患者不足 10%。国内资料显示，CAVM 发病率接近于动脉瘤发病率，男、女发病率比为 2:1，常见发病年龄为 20～40 岁，平均年龄为 25 岁。约 20% 的患者在 20 岁前发病，64% 的患者在 40 岁之前发病，超过 60 岁发病的不到 5%（图 2-20）。

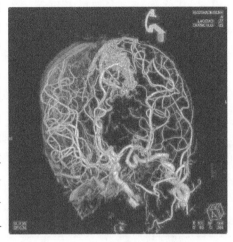

图 2-20 脑动静脉畸形

一、病因

脑动静脉畸形的病因不明，目前普遍认为脑动静脉畸形是发生于胚胎时期的先天性疾病，但后天可能仍存在病理生理学变化。

二、临床表现

1. 出血 是比较常见的临床表现，30%～65% 的 CAVM 首发症状是出血。高发年龄为 15～20 岁。表现为蛛网膜下腔出血、脑室内出血或硬脑膜下出血。发病突然，往往在患者做体力活动或有情绪波动时发病。出现剧烈头痛、呕吐，有时甚至意识丧失、颈项强硬，Kernig 征阳性。

2. 癫痫发作 40%～50% 的患者有癫痫发作，其中约 50% 的患者为首发症状，见于较大的、有大量"脑盗血"的脑动静脉畸形患者。癫痫大发作与局灶性癫痫发生率几乎相等，精神运动型发作和小发作较少出现。

3. 头痛 60% 以上的患者有长期头痛史，常局限于一侧，可能与脑血管扩张有关。头痛部位与病变位置无明显关系。脑动静脉畸形出血时头痛剧烈，多伴有呕吐。

4. 进行性神经功能障碍 主要表现为运动或感觉性障碍。引起神经功能障碍的主要原因为：①"脑盗血"引起的短暂脑缺血发作，常见于较大的脑动静脉畸形病例中，多于患者活动（如跑步、驾车等）时发作，历时短暂，但随着发作次数增多，症状历时越来越长，瘫痪程度亦越趋严重；②由于伴同的脑水肿或脑萎缩所致的神经功能障碍，见于较大的脑动静脉畸形；③由于出血所引起的脑损害或压迫，多出现于一次出血之后，当出血逐渐吸收，瘫痪可逐步减轻甚至完全恢复正常。

5. 智力减退 见于巨大型 CAVM 患者,由于"脑盗血"的程度严重,导致脑的弥漫性缺血及脑发育障碍。有时因癫痫的频繁发作,患者受到癫痫放电及药物的双重抑制影响,亦可使智力衰退。轻度的智力衰退在脑动静脉畸形切除后常可逆转,但较重的智力衰退则不能逆转。

6. 其他症状 少数患者以疾呆为首发症状就诊,此外,脑动静脉畸形的临床表现还包括颅内杂音、颅内压增高、眼球突出、精神症状等。

三、分级

脑动静脉畸形的大小、部位和形态各异,没有完全相同的 CAVM 存在。为了便于选择治疗方式、评估治疗效果,史玉泉根据多年从事 CAVM 治疗的经验,制定了一个 CAVM 分级标准,供临床应用。评分标准有 4 个内容:①CAVM 的大小;②CAVM 的部位;③供血动脉的多少、部位及深浅;④引流静脉的多少、深浅及扩张情况。将以上每个标准又分为Ⅰ～Ⅳ级(表 2-7)。

表 2-7 史玉泉法分级标准

项目	Ⅰ级	Ⅱ级	Ⅲ级	Ⅳ级
大小	小型,直径<2.5 cm	中型,直径 2.5～5.0 cm	大型,直径 5.0～7.5 cm	巨大型,直径>7.5cm
部位和深度	表浅,非功能区	表浅,在功能区	深部,包括大脑半球内侧面、基底核等	涉及脑深部重要结构,如脑干、间脑
供血动脉	单根大脑前动脉或大脑中动脉的表浅支	多根大脑前动脉或大脑中动脉的表浅支或其单根深支	大脑后动脉或大脑中动脉和大脑前动脉深支,椎动脉分支	大脑前动脉、大脑中动脉、大脑后动脉都参与供血
引流静脉	单根,表浅,增粗不明显	多根,表浅,有静脉瘤样扩张	深静脉或深静脉、浅静脉都参与	深静脉,增粗、曲张呈静脉瘤

四、辅助检查

1. 头颅CT 未出血的 CAVM 在平扫 CT 上表现为等密度或稍高密度区,加强扫描 CAWM 可以明显强化,表现为不规则的混杂高密度区。出血急性期,CT 可以确定出血部位及程度。

2. CTA 因操作简便、快速和创伤性小,在 CAVM 的诊断方面,特别是在急性颅内出血中有一定的应用价值。

3. 头颅MRI 为脑动静脉畸形诊断与治疗的重要检查手段。能够更清晰地显示复杂畸形血管团与毗邻神经、血管结构的关系,这是脑血管造影图像所不具备的。血管内快速流动和呈涡流的血液在 MRI 图像的 T_1WI 或 T_2WI 上均呈低信号或无信号的管状或圆点状的血管影,因此,CAVM 表现为由血管影组成的团块状病灶的特殊"流空效应",病灶边界不规则。周围有出血形成的血肿或血肿吸收后的空腔;脑组织中常有粗大的供血动脉或引流静脉与血管团相连。注射增强剂后,部分血管影可强化。

4. DSA　是确诊 CAVM 最重要的检查方法。DSA 可以确定畸形血管团位置、大小、范围、供血动脉、引流静脉、血流速度、是否合并动脉瘤或静脉瘤和盗血现象。

5. 脑电图(electroencephalogram,EEG)检查　有癫痫发作的患者在病变区及其周围可出现慢波或棘波。

五、治疗

1. 非手术治疗:根据患者的症状给予抗癫痫药、降压药、缓解头痛药物等治疗。

2. 显微外科手术。

3. 血管内栓塞治疗。

4. 立体定向放射治疗(γ-刀或 X-刀)。

5. 复合手术治疗:血管内栓塞联合立体定向放射治疗。

六、护理

(一)护理评估

1. 患者术前、术后生命体征、瞳孔、意识状态及肢体活动的变化。

2. 观察患者有无剧烈头痛、恶心、呕吐等症状。

3. 了解患者发病前是否有情绪激动、劳累、用力排便等诱因。

4. 引起颅内压增高的各种诱因是否能及时解除。

5. 了解患者对疾病的认识及心理状况。

(二)主要护理问题及措施

1. 护理问题

(1)生命体征变化的可能:可能与畸形血管破裂有关。

(2)生活自理能力下降:与头痛、癫痫、偏瘫有关。

(3)焦虑:与对手术方法缺乏认识有关。

(4)潜在并发症:颅内出血,与牵拉、撑破 CAVM 有关;颅内压增高,与血管扩张、渗血、脑组织肿胀有关;癫痫,与原发病灶及栓塞刺激有关。

2. 护理措施

(1)一般护理措施

1)让患者处于安静的环境中,绝对卧床休息,尽量减少活动。保持病房安静,限制探视,避免各种导致患者情绪激动的因素,保证患者足够的睡眠。

2)定时测量血压,发现血压升高,及时报告医师,遵医嘱给予降压药,并观察用药后效果。

3)解释患者头痛的原因,遵医嘱积极给予脱水、降颅内压治疗。

4)保持大便通畅,大便时不要突然用力。指导患者多食新鲜蔬菜、水果和粗纤维易消化食物。便秘患者可应用开塞露或甘油灌肠剂灌肠。习惯性便秘者给予导泻药。

5)注意预防感冒,避免用力咳嗽和打喷嚏。

6)严密监测血压变化,维持血压在正常水平或稍低于正常。严密观察意识、瞳孔、肢体活动变化,及早发现 CAVM 是否有破裂出血症状、癫痫发作的先兆,是否有智力改变、眼球突出等症状。

7)CAVM 发病高峰在 20～40 岁,患者比较年轻,要求治疗心情迫切,而介入治疗是一项新技术,患者对其手术过程及效果不了解,易产生紧张心理,因此,应耐心向患者讲解手术全过程,并说明手术的配合要点及注意事项,并请术后好转的患者亲身讲解,让患者之间相互交流,消除患者紧张、恐惧的心理,使之配合治疗。

(2)介入治疗护理

1)术前护理:①按介入术前护理常规;②观察并记录患者血压、视力、肢体活动及足背动脉搏动情况,以便与术后对照;③术前 2 h 给予尼莫地平泵入,以防脑血管痉挛,利于术中操作。手术当日留置导尿。

2)术中护理:①按介入术中护理常规。②降低血压:常规给予盐酸尼卡地平注射液 20 mg 加 0.9％氯化钠注射液 30 ml 稀释后微量泵持续泵入,控制血压下降至原水平的 2/3,以防术后颅内压增高引起头痛。因 CAVM 的血流动力学是低阻力高流量的变化, CAVM 中动静脉短路的血流量是正常脑循环的 8～10 倍,大量本应供应正常脑区的血流转向 CAVM 中灌注、脑缺血的加重使脑血管自动调节能力受损或丧失,栓塞时如立即阻断动静脉短路,供血动脉近端的压力突然增高,正常的脑血管不能随灌注压增高而自动收缩,而将压力直接传给毛细血管,易发生"正常脑灌注压突破现象",引起急性血管扩张、渗出、脑肿胀。③行心电监护,严密观察患者血压、脉搏、呼吸的变化。④在栓塞过程中,经常询问患者有无不适,注意有无神志、瞳孔的改变及肢体运动障碍。⑤加压液体持续滴注时,维持加压袋压力、保持滴注通畅并及时更换液体,以防导管及导管鞘内回血造成血栓。

3)术后护理:①按介入术后护理常规。②控制血压。术后严格控制血压,遵医嘱将患者的血压维持在基础血压的 80％。如患者血压过高,遵医嘱给予口服降压药或给予盐酸尼卡地平注射液 20 mg 加 0.9％氯化钠注射液 30 ml 稀释后微量泵持续泵入 24～72 h,使血压直至脑血管适应了新的血流动力学变化;盐酸尼卡地平注射液应现用现配,整套输液装置应避光使用,以免药液遇光分解失效;给予低流量氧气吸入,行心电监护,设置上下报警线,调节药液剂量时,每 5～10 分钟自动测血压 1 次,在调节过程中要遵循由小量逐渐加大剂量的原则,避免出现血压波动。③严密观察患者的意识、瞳孔、血压、呼吸及肢体活动情况并与术前相比较,注意患者有无头晕、头痛、呕吐、失语、肌力下降、癫痫发作等局灶性神经症状出现。④有癫痫病史的患者护理。注意患者安全,有专人护理。遵医嘱应用抗癫痫药,注意观察癫痫发作先兆,一旦发作应及时控制。⑤有偏瘫者做好皮肤护理,预防压疮及呼吸道感染等并发症。⑥保持大便通畅。便秘者应多食用含纤维素多的食物和蔬菜,多吃水果,必要时服用缓泻药,避免用力排便而引起脑血管意外。⑦记 24 h 液体出入量。⑧并发症的观察及护理。脑血管痉挛:见第 2 章第六节中的"脑血管痉挛的观察及护理"。

颅内出血:与球囊撑破 CAVM 或导管牵拉 CAVM 出血有关。术后 24 h 内,应严密观察患者神志、瞳孔、肢体活动及生命体征的变化,注意患者有无头痛、恶心、呕吐等颅内压增高症状,一旦发现异常应及时报告医师。

正常灌注压突破综合征:巨大的、高血流量、低阻力型伴有明显动静脉分流的 CAVM,其周围脑血管长期处于盗血状态,失去正常调节功能,当栓塞、阻断供血动脉后,脑血管自动调节功能不能适应,引起急性血管扩张、渗血、脑肿胀,发生颅内压升高,出现头痛、呕吐,甚至意识障碍,一般术中和术后将患者血压降至原来基础血压的 80%,根据病情将血压维持至术后 24～72 h,以防止发生正常灌注压突破综合征。

癫痫:与原发病灶及栓塞刺激有关(如造影剂的毒性、脑血管痉挛、颅内出血及脑缺血等)的癫痫发作。术中发生癫痫应停止栓塞。对术前有癫痫病史的患者,术后应密切观察有无癫痫发作,一旦发生,遵医嘱及时进行抗癫痫治疗,并注意患者的安全保护。

七、健康教育

1. 保持良好的心境,避免情绪激动、精神紧张和剧烈活动,注意劳逸结合,改善睡眠质量。

2. 饮食指导:注意饮食调节,鼓励患者多喝水,多吃新鲜的蔬菜和水果,养成良好的生活习惯,保持大小便通畅,禁烟、酒及刺激性食物。

3. 加强自我保护意识,有癫痫病史者应避免一个人外出、高空作业及其他危险活动,按时服用抗癫痫药,如癫痫发作次数减少或停止后,应逐渐减量,6 个月后方能停药。

第八节　颈内动脉海绵窦瘘

颈内动脉海绵窦瘘(carotid-cavernous fistula,CCF)是指海绵窦段的颈内动脉或颈内动脉分支破裂后与海绵窦形成的异常动静脉瘘管。海绵窦是一对位于蝶鞍两旁较大的静脉腔隙,由管径大小不等的静脉组成的静脉丛。当 CCF 发生时,高流量动脉血进入海绵窦导致窦内压力升高,继而引起眼结膜充血、水肿,搏动性突眼,头痛,鼻出血等眶部中枢神经系统症状。CCF 可分为外伤性 CCF 和自发性 CCF。外伤性 CCF 占全部 CCF 病例的 80% 以上,自发性 CCF 发生率不到 20%。外伤性 CCF 多发生于年轻男性,男、女比例约为 2:1,可在外伤后迅速发生,也可在外伤后几天、甚至几周后发生,约 43.5% 的外伤性 CCF 发生于外伤 1 个月后(图 2-21)。

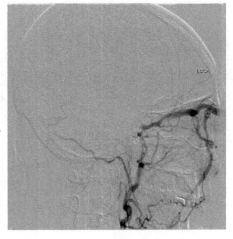

图 2-21　颈动脉海绵窦瘘

一、分类

CCF 分型众多,根据病因可分为外伤性 CCF(traumatic CCF,TCCF)和自发性 CCF;根据是否为颈内动脉直接供血可分为直接型 CCF 和间接型 CCF;根据瘘口流量高低可分为高流量 CCF 和低流量 CCF。根据供血动脉的类型，1985 年 Barrow 将自发性 CCF 分为 A、B、C、D 4 型。A 型即为通常所说的 CCF，指颈内动脉或颈内动脉海绵窦段动脉瘤破裂引起的颈动脉向海绵窦的异常分流，占总体 CCF 的 75%～80%。其余 B、C、D 分型实际上是指海绵窦区的硬脑膜动静脉瘘（dural arteriovenous fistulas，DAVF）。之后，学者们将 Barrow 分型也扩展到 TCCF，即由于外伤导致的直接型 CCF 也归为 BarrowA 型（表 2-8）。

表 2-8　颈动脉海绵窦瘘 Barrow 分型

类型	定义
A	颈内动脉破口与海绵窦直接交通形成高流量
B	颈内动脉硬膜支与海绵窦之间形成的硬膜动静脉瘘
C	颈外动脉硬膜支与海绵窦之间形成的硬膜动静脉瘘
D	颈内、外动脉硬膜支与海绵窦之间形成的硬膜动静脉瘘

二、病因

1. 创伤所致　因外伤引起颅底骨折，造成外伤性颈动脉海绵窦瘘。

2. 自发发生　主要由于各种原因引起颈内动脉海绵窦段血管壁脆弱，以及海绵窦段颈内动脉或其分支动脉瘤形成破裂所致。

三、临床表现

1. 血管杂音　CCF 中最常见的症状，几乎所有的患者均有该症状，呈机器轰鸣状杂音，随心脏收缩而增强。

2. 搏动性突眼　发生率为 72%～98%，由眼眶内组织水肿、充血引起，表现为患侧眼球向前突出，并有与脉搏相一致的眼球跳动。

3. 眼结膜充血与水肿　发生率为 55%～100%，由于海绵窦内静脉压增高使眼眶内、眼眦部、眼结膜、视网膜等部位的静脉怒张充血，并出现水肿，严重者眼结膜可翻出眼睑之外，引起眼闭合困难，最终导致暴露性角膜炎。

4. 眼球运动障碍　由于第Ⅲ、第Ⅳ、第Ⅵ对脑神经受到扩张的海绵窦的影响而出现眼球运动的不全麻痹，伴有复视。

5. 视力障碍　由于角膜边缘静脉扩张，可导致继发性青光眼。

6. 头痛　发生率为 25%～84%，常见于 CCF 早期，随着病程的迁移头痛可逐步减轻。

7. 鼻出血及颅内出血　较为少见，发生鼻出血时出血量常较大，严重者可引起出血性休克。

四、辅助检查

1. 一般临床检查　血常规、尿常规、粪便常规、肝功能、肾功能、出凝血时间，心电图检查。

2. 影像学检查　DSA、头颅 CT、MRI、CTA 和经颅多普勒超声。

(1)DSA:是诊断 CCF 最重要的检查方法。

(2)头颅 CT 和 MRI 检查:CT 和 MRI 对大多数 CCF 患者的诊断具有特异性。

(3) TCD 检查:可作为 CCF 的早期诊断,为治疗方案选择及效果评价的方法之一。

(4)单光子发射电子计算机断层扫描:是一种无创的检查脑灌注及脑代谢状态的方法。

五、治疗

1. 非手术治疗　少数症状轻微、发展缓慢的患者可考虑内科治疗和颈部压迫疗法。

2. 外科手术治疗　效果多不满意。

3. 血管内栓塞治疗　首选的可靠方式。

六、护理

(一)护理评估

1. 观察患者意识、瞳孔、生命体征变化。

2. 观察患者有无搏动性突眼、眼结膜充血及水肿、眼球运动障碍、视力障碍、头痛及鼻出血等症状。

3. 评估患者有无大小便失禁、烦躁等病情变化。

4. 了解患者有无外伤史诱因。

5. 了解患者对疾病的认识及心理状况。

(二)主要护理问题及措施

1. 护理问题

(1)头痛:与颅内血流改变有关。

(2)自理能力下降:与视力障碍有关。

(3)焦虑:与陌生环境、角色转变及担心疾病预后或手术有关。

(4)意外伤害:与视力障碍有关。

(5)知识缺乏:与知识来源缺乏有关。

(6)自我形象紊乱:与眼球突出有关。

2. 护理措施

(1)一般护理措施

1)患者入院后进行入院宣教,介绍病区环境,减少患者的陌生感。保持环境安静,限制探视,避免各种导致患者情绪激动的因素,保证患者足够的睡眠。

2)定时测量血压,发现血压升高应及时报告医师,遵医嘱给予降压药,并观察用药后效果。

3)在饮食上,因患者突眼,可指导患者多食用对眼部有益的食物,如胡萝卜、动物内脏、蓝莓及新鲜蔬菜等。

4)保持大便通畅,告知患者大便时不可突然用力。便秘患者可应用开塞露或甘油灌肠剂灌肠,习惯性便秘者给予导泻药。

5)严密监测血压变化,维持血压在正常水平或稍低于正常。严密观察意识、瞳孔、肢体活动等神经专科体征,及早发现病情变化,如患者出现头痛、头晕、恶心等颅内出血先兆时,应立即报告医师,并配合医师进行治疗。

6)由于头部杂音、头痛、突眼、视力下降、眼结膜充血、眼球前突和运动受限等症状,患者自我形象紊乱。同时,因知识缺乏对手术不了解及担心预后,部分患者及其家属易产生紧张、焦虑和恐惧等心理。护理人员应多与患者交谈,耐心地给患者及其家属进行心理疏导,帮助患者客观正确地认识疾病,讲解血管内治疗具有创伤小、成功率高、并发症少及恢复快等优点。同时简要地说明手术操作程序,并介绍成功病例,使患者逐步消除紧张、恐惧心理,帮助患者树立治疗信心,积极配合手术及各项检查。

(2)血管内栓塞治疗护理

1)术前护理:①按介入术前护理常规。②眼部护理:患者因球结膜充血、水肿和眼睑外翻等症状容易导致眼球感染和角膜溃疡,严重者可引起失明。所以,术前应加强眼部护理,指导患者佩戴眼罩,避免光线刺激;眼部不适时,告知患者不可用手揉眼睛,指导患者白天用滴眼药滴眼睛,晚上涂眼药膏。眼睑不能闭合者用凡士林纱布覆盖,并及时用无菌棉签清洁眼部分泌物,防止眼部感染。③术前用药的护理:术前 3 d 指导患者遵医嘱连续口服拜阿司匹林肠溶片 0.1 g、氯吡格雷 75 mg,观察患者服药期间是否有皮下出血、牙龈出血甚至颅内出血等现象。严密监测出凝血时间,进行有创或侵入性操作时应动作轻柔,延长按压时间,避免穿刺部位出血。④术前做好颈动脉压迫试验,评估患者对脑缺血的耐受情况,为术中必要时闭塞颈内动脉做准备。指导患者用健侧拇指用力按压患侧颈总动脉,每次按压 15～20 min,每天 2～3 次。若患者不能耐受,可从 5 min 开始压迫,逐渐增加时间。压迫颈动脉后观察患者有无患侧视力障碍、对侧肢体麻木、失语、意识障碍等症状。

2)术中护理:按介入术中护理常规。

3)术后护理:①按介入术后护理常规。②病情观察:术后 24 h 使用心电监护仪监测患者生命体征,严密观察患者意识、瞳孔、肢体活动等情况。麻醉清醒后早期观察患者语言、运动和感觉功能的变化,对照观察患者治疗后突眼、头痛、球结膜充血水肿等症状是否改善。如发现患者有意识障碍、肢体偏瘫、麻木、病理反射等,应立即报告医师并配合处理。③并发症的观察与护理。

脑梗死和颅内出血:术后进行专科病情观察,每小时监测并记录患者的瞳孔、肌力、意识、肢体功能等情况,加强基础生命体征监护,发现患者一侧肢体肌力减弱或意识障碍加重时应立即报告医师,怀疑急性脑梗死时,备急诊溶栓或急诊手术。如怀疑颅内出血时,遵医嘱配合完善各项检查及备急诊开颅。

脑血管痉挛:见第 2 章第六节中的"脑血管痉挛的观察及护理"。

脑高灌注综合征:由于 CCF 长期盗血,颅内靶血管长期灌注不足,瘘口闭塞后,大量血流涌入颅内,血管突然扩张,引起脑水肿甚至脑出血。护理上,术后应密切观察意识、瞳孔、生命体征变化,遵医嘱严格控制血压,将患者血压控制在基础血压的 80% 为宜。发现患者血压升高时,遵医嘱给予降压药,同时使用脱水药,如 20% 甘露醇 125～250 ml 快速静脉滴注,以减轻脑水肿降低颅内压。

下肢静脉血栓:由于术后 24 h 穿刺侧肢体制动,下肢血流缓慢,可导致下肢静脉血栓的形成。因此,术后要密切观察穿刺侧下肢足背动脉搏动情况和患者的生命体征、意识变化及有无偏瘫、失语等现象。术后可鼓励患者多饮水,降低血液黏稠度,预防血栓形成,并遵医嘱准确使用抗凝药物。

脑神经损害:由于海绵窦内有第Ⅲ、第Ⅳ、第Ⅴ、第Ⅵ对脑神经通过,血管内治疗后可能引起相应的脑神经损害,主要表现为眼球活动受限,术后要严密观察眼球活动情况,若发现脑神经损害症状时,遵医嘱给予神经营养治疗及高压氧治疗。

七、健康教育

1. 指导患者低盐、低脂清淡饮食。

2. 注意休息,保持乐观情绪,避免劳累和不良情绪。

3. 有高血压病史的患者应规律服药控制血压。

4. 嘱患者戒烟戒酒,短期内避免剧烈运动。

5. 告知患者遵医嘱涂眼药膏,注意手卫生,保持眼部清洁、干燥,以防眼部感染。如有杂音再次出现或眼部症状复发,及时来医院复诊。

6. 出院后遵医嘱定期复查,出现不适立即随诊。

第九节　硬脑膜动静脉瘘

硬脑膜动静脉瘘(dural arteriovenous fistula,DAVF),又称硬脑膜动静脉瘘样血管畸形。是指硬膜上的动脉与静脉出现直接交通的一类血管性疾病。血流由供血动脉经过位于硬脑膜的瘘口,引流至脑膜静脉窦,造成静脉窦内涡流和高压后向邻近的桥静脉反流;或者血流不经过静脉窦,由瘘口直接向皮质或深部静脉反流,造成脑静脉内压增高、回流障碍、迂曲扩张,甚至破裂出血。DAVF 可发生在颅内任何部位,但以海绵窦、横窦、乙状窦、小脑幕及上矢状窦多见,占颅内动静脉畸形的 10%～15%,多发生于成年人(图 2-22)。

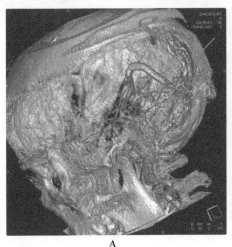
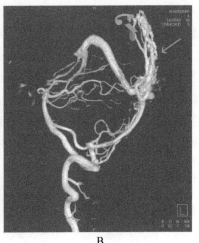

A　　　　　　　　　　　　　B

图 2-22　硬脑膜动静脉瘘

一、病因

DAVF 的病因尚有争议,可能先天发病,也可能是后天获得。研究显示,DAVF 与颅脑外伤、手术、炎症、妊娠、分娩以及血液高凝性疾病、血栓形成有关,血栓形成或血管狭窄可能是引起 DAVF 最主要的原因。

二、临床表现

1. 颅内杂音　颅内杂音是 DAVF 最常见的症状,被称为"搏动性耳鸣",约 2/3 的患者杂音为主观性的。

2. 头痛　头痛是 DAVF 常见的症状,多表现为持续钝痛或阵发加重的偏头痛。

3. 蛛网膜下腔出血　约 20％的患者以蛛网膜下腔出血为首发症状。

4. 颅内压升高　头痛、恶心、呕吐、视盘水肿。

5. 神经功能障碍　感觉或运动障碍、失语、复视、失明等症状。

6. 其他表现　癫痫、偏瘫、一侧肢体麻木、无力等,婴幼儿还会造成心脏损害。

三、辅助检查

1. DSA　是诊断 DAVF 最重要的检查方法。

2. 其他检查　头颅 CT 和 MRI 检查可以显示颅内压增高引起的继发征象、脑水肿及颅内出血等。

四、治疗

1. 内科治疗　对于无症状的 DAVF 可以进行供血动脉压迫,主要是坐位或卧位时用对侧手指压迫同侧的颈内动脉或枕动脉,这样可使 20％～30％的患者出现 DAVF 内血栓形成,当然这种方法不适用于动脉粥样硬化严重的患者。

2. 外科手术治疗　是较为常用的治疗方法,手术的目的是孤立、电凝、切除 DAVF 累及的硬脑膜和邻近静脉窦、瘘口和静脉引流,如横窦孤立术、海绵窦填塞术等。

3. 放射治疗　研究显示,立体定向放射治疗能使 44％～87％的瘘口完全闭塞,且没有严重并发症。其缺点是起效慢,因此,适用于流量较低或栓塞后残留而瘘口又比较集中的、风险较低或其他方法不太适合的病例。

4. 血管内介入治疗　血管内治疗是目前 DAVF 最主要的治疗方法,通过供血动脉到达瘘口,推注胶水通过瘘口,阻断瘘口和瘘口静脉端。

五、护理

(一)护理评估

1. 观察患者意识、瞳孔、生命体征变化。

2. 观察患者有无颅内杂音、头痛、恶心、呕吐等症状。

3. 了解患者有无情绪激动、焦虑、恐惧等心理问题。

4. 了解患者有无大小便失禁、烦躁等病情变化情况。

5. 了解患者对疾病的认识及心理状况。

(二)主要护理问题及措施

1. 护理问题

(1)舒适的改变:与颅内杂音、头痛有关。

(2)生命体征变化:可能与硬脑膜动静脉瘘有关。

(3)焦虑:与担心疾病预后或手术有关。

(4)潜在并发症:脑缺血、脑血管痉挛、神经功能障碍、高灌注综合征与疾病本身或手术、介入手术治疗有关。

2. 护理措施

(1)一般护理措施

1)术前患者处于安静的环境中,绝对卧床休息,尽量减少活动。保持病房安静,限制探视,避免各种导致患者情绪激动的因素,保证患者足够的睡眠。

2)定时测量血压,发现血压升高应及时报告医师,遵医嘱给予降压药,并观察用药后效果。

3)保持大便通畅,大便时不要突然用力。给患者多食新鲜蔬菜、水果和粗纤维易消化食物。便秘患者可应用开塞露或甘油灌肠剂灌肠。习惯性便秘者给予导泻药。

4)严密监测血压变化,维持血压在正常水平或稍低于正常。严密观察意识、瞳孔、肢体活动变化,及早发现并发症的早期症状,如血压升高、头痛、头晕、恶心、眼痛、复视、颈部僵痛、癫痫、感觉或运动障碍等。

5)医护人员应做到热情、有耐心,尽量减少患者的不安和陌生感。术前多与患者沟通,耐心讲解介入手术的相关知识,让患者对微创介入手术有一个全面的了解,缓解患者的心理压力,使其以良好的心态接受治疗,做到心情放松。

(2)血管内介入治疗护理

1)术前护理:①按介入术前护理常规。②积极了解术前讨论内容,了解瘘口的位置、手术治疗方案、潜在的危险等内容,并提前做出相关的护理预案;对患者的手术耐受性进行评估,做好术中可能发生并发症的应急准备,并制订详细、有效的术中、术后护理计划。

2)术中护理:①按介入术中护理常规。②术中严密观察病情变化,在心电监护下密切观察患者的血压、心率、呼吸及血氧饱和度的变化,同时注意患者意识、瞳孔及肢体活动情况,及时发现并发症。定时测量血压,准确记录出入量的变化,将结果及时报告医师。

3)术后护理:①按介入术后护理常规。②并发症的观察及护理。

脑缺血:脑缺血常发生在术后 12～24 h,与术中反复插管、栓塞剂对血管壁的刺激、造影剂的使用、脑水肿、脑缺氧等有关。因此,术后 24 h 内每小时观察 1 次患者的意识、瞳孔、生命体征及肢体活动等情况,观察患者有无癫痫发作,如患者出现精神差、表情痛苦、双目紧闭、头晕、头痛同时伴有恶心、呕吐、偏瘫、失语等症状时,应立即报告医师并配合处理。同时做好保护措施,床边加护床栏,专人守护,防止坠床,保持呼吸道通畅。术后绝对卧床 24 h,床头抬高 15°～20°为宜,头部转动时缓慢,避免加重缺血发作。创造安静、舒适的环境,护理操作尽量集中进行,减少人为刺激;同时做好用药护理,术后应用尼莫地平注射液微量泵持续泵入,预防及治疗脑血管痉挛。

神经功能障碍:由于颅内功能区正常供血部分或完全阻断,患者可出现不同程度的语言功能及肢体运动功能障碍,同时栓塞过程中损伤脑神经可出现面部麻木、复视、眼球运动障碍等表现。此时应及时报告医师,遵医嘱给予解痉、改善微循环、营养神经药物,并配合功能锻炼。护士在指导患者进行功能锻炼时应循序渐进,由易到难,由少到多,训练合理有度。如患者出现眼球运动障碍时,护士指导患者取卧位,在头部上方 0.5 m 处悬挂一彩球并使之摆动,摆动频率为每分钟 40～60 次,指导患者眼球随球的摆动而转动,每次 1～2 min,每天 2 次。

栓塞剂毒性反应:Onyx 胶作为一种新型液体栓塞剂,具有潜在的血管神经毒性,可刺激三叉神经引起三叉神经-心反射(trigeminocardiacreflex,TCR),导致缓慢心律失常甚至心脏停搏。术后常规心电监护 24 h,除了关注心率、血压、心律的变化,还应注意心电图波形的变化,警惕慢性心律失常的发生,一旦发生应立即报告医师,遵医嘱给予硫酸阿托品 0.5～1.0 mg 静脉注射。用药后注意观察患者是否有口干、心率加快、瞳孔扩大、视物模糊等不良反应发生,观察患者有无心悸、头晕、乏力、晕厥等伴随症状,发现异常应及时报告医师并配合处理;备好急救设备,如起搏器、除颤仪等;饮食上以清淡易消化饮食为主,切忌浓茶、咖啡。

颅内出血:与用导丝探查时微导丝刺破血管壁、拔除微导管时牵拉血管引起破裂出血,或误栓引流静脉时正常灌注压突破出血有关,术后严密观察患者的生命体征及神经专科体征,观察患者是否出现剧烈头痛、恶心、呕吐及意识障碍等颅内出血症状,严格控制血压,预防术后颅内出血的发生。

高灌注综合征:是硬脑膜动静脉瘘栓塞术最严重的并发症,多由于栓塞治疗后供血动脉阻力增大,动脉灌注压升高,导致该区的血管失去自动调节能力,引起血管充血、扩张外渗、破裂出血。术后应加强观察病情变化,保持平均动脉压低于基础血压的 15%～20%,维持 3～5 d,发现异常应及时报告医师。

六、健康教育

1. 出院后注意休息,避免过度劳累。

2. 控制不良情绪,保持积极心态,可适当参加体育锻炼,如慢跑、打太极拳、瑜伽等。

3. 有高血压、糖尿病病史的患者积极控制血压、血糖,遵医嘱按时服药。

4. 伴有肢体功能障碍者,在条件允许情况下,积极进行肢体功能康复。

5. 保持良好的饮食、作息等生活习惯,戒烟戒酒,低盐、低脂饮食。

6. 出院后遵医嘱定期复查,出现不适应立即随诊。

第十节　烟　雾　病

烟雾病(moyamoya disease)是以双侧颈内动脉末端慢性进行性狭窄或闭塞为特征,

并继发引起颅底异常血管网形成的一种少见的脑血管疾病。这种颅底异常血管网在脑血管造影图像上形似"烟雾",被称为"烟雾状血管",即烟雾病。烟雾状血管是扩张的穿通动脉,起着侧支循环的代偿作用,病变可累及大脑中动脉和大脑前动脉的近端,亦可累及椎-基底动脉系统。本病多发生于 10 岁以内儿童及 40 岁左右的成人,儿童患者主要以缺血症状为主,成年患者以出血症状为主(图 2-23)。

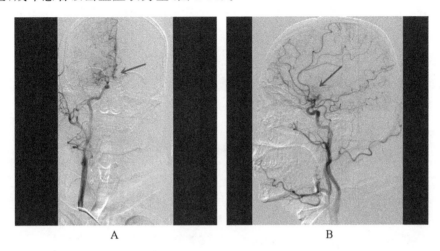

图 2-23　烟雾病
A. 正位片;B. 侧位片

一、病因

烟雾病的病因不明,可能是一种系统性血管疾病。烟雾病患者 Willis 环的主要分支表现为内膜增厚、内膜弹性不规则变厚或变薄,而烟雾病患者的心脏、肾及其他器官的动脉也发生相似的病理变化。

二、临床表现

烟雾病临床表现儿童与成人各异。成年患者常以出血症状为主,具体症状因出血部位而异,少数患者可无症状。儿童患者以缺血症状为主要临床表现,包括短暂性脑缺血发作、可逆性神经功能障碍及脑梗死。

1. 头痛　烟雾病患者最常见的临床症状,尤其是儿童患者,表现为额部头痛或偏头痛。

2. 颅内出血　因烟雾状血管破裂出血或合并的微动脉瘤破裂出血,50% 的成年患者可出现颅内出血,造成严重的神经功能损伤,严重者危及生命。出血后发生再出血风险较大,再出血率为 28.3%～39.0%。

3. 短暂性脑缺血发作　烟雾病患者最常见的缺血部位是额叶。患者表现为一过性、短暂、反复发作局灶神经功能缺损,如失语、偏瘫、黑矇。部分患者可出现晕厥、轻度截瘫、视觉症状或出现不随意运动,以儿童患者多见。

三、辅助检查

1. CT 和 CTA 检查　CT 显示烟雾病患者双侧多发低密度区,常局限于皮质或皮质下,皮质萎缩,脑室扩大。在 CTA 上显示为高密度影,可见狭窄或闭塞的颈内动脉及其分支,以及烟雾血管。

2. MRI　是诊断烟雾病的重要检查方法之一,烟雾病患者在 MRI 上显示为流空信号。

3. DSA　是诊断烟雾病的金标准,典型表现为双侧颈内动脉末端狭窄或闭塞,在基底部显示纤细的异常血管网,呈烟雾状,广泛的血管吻合,如大脑后动脉与胼周动脉吻合。DSA 可将病程分为 6 期(表 2-9)。

表 2-9　烟雾病 DSA 分期

分期	表现
Ⅰ期	单纯的颈内动脉、大脑中动脉和大脑前动脉的狭窄,无其他异常(颈内动脉分叉部狭窄期)
Ⅱ期	在狭窄血管附近出现烟雾血管(异常血管网初发期)
Ⅲ期	烟雾加重,在脑底出现典型的烟雾血管(异常血管网增多期)
Ⅳ期	烟雾减少,血管狭窄更加明显(异常血管网变细期)
Ⅴ期	烟雾更加减少,颅内颈内动脉系统主要脑血管全部消失(异常血管网缩小期)
Ⅵ期	烟雾消失,颈内动脉系统主要血管和烟雾血管一起消失(异常血管网消失期,只有从颈外动脉来的侧支循环)

四、治疗

1. 药物治疗　用于烟雾病治疗的药物有血管扩张药、抗血小板药物及抗凝药等,对于有缺血症状的患者可使用阿司匹林,癫痫患者可给予抗癫痫药物。目前尚无有效的药物能够降低烟雾病患者的出血率。

2. 外科治疗　烟雾病手术治疗疗效明显优于药物治疗,如果病情有发展,应立即手术。最常见的手术为颞浅动脉-大脑中动脉分支吻合术、枕动脉-大脑中动脉分支吻合术、枕动脉-大脑后动脉吻合术。

3. 复合手术治疗　随着血管内介入治疗技术的发展,血管内介入治疗联合外科手术治疗在临床上应用前景较好。

五、护理

(一)护理评估

1. 观察患者意识、瞳孔、生命体征变化。

2. 观察患者有无头痛、恶心呕吐、癫痫发作、脑膜刺激征等症状。

3. 有无大小便失禁、烦躁、睡眠障碍等病情变化情况。

4. 了解患者发病前是否有情绪激动、疲劳、用力排便、气候变化等诱因。

5. 了解患者对疾病的认识及心理状况。

(二)主要护理问题及措施

1. 护理问题

(1)生命体征变化:可能与烟雾状血管破裂出血或合并的微动脉瘤破裂出血有关。

(2)舒适的改变:与头痛有关。

(3)焦虑、恐惧:与担心疾病预后或手术有关。

(4)有受伤的危险:与神经系统功能障碍导致的视力障碍、肢体感觉运动障碍、语言功能障碍等有关。

(5)潜在并发症:脑出血、脑血管痉挛、下肢深静脉血栓等,与疾病本身或手术治疗有关。

2. 护理措施

(1)一般护理措施

1)术前卧床休息,减少活动。严格门禁管理,减少探视,保持病室安静,避免患者情绪波动,避免血压突然升高而引起再出血。

2)定时测量血压,发现血压升高应及时报告医师,遵医嘱给予降压处理,并观察用药后效果。

3)解释患者头痛的原因,遵医嘱积极给予脱水、降颅内压治疗。

4)保持大便通畅,大便时不可突然用力。指导患者多食新鲜蔬菜、水果和粗纤维易消化食物。便秘患者可应用开塞露或甘油灌肠剂灌肠,习惯性便秘者给予导泻药。

5)注意预防感冒,避免用力咳嗽和打喷嚏。

6)严密观察意识、瞳孔、肢体活动变化,及早发现颅内出血先兆症状,如头痛、恶心、呕吐、意识障碍等症状。

7)烟雾病患者常伴有一过性、短暂、反复发作的失语、偏瘫及头痛等症状,患者及家属盼望早日治愈,加之对病情及手术方法不了解,患者心理压力大,表现出焦虑、恐惧等心理。基于这种情况,护士应耐心细致地向患者及其家属讲解疾病的相关知识,介绍治疗方法的优点、目的,术中和术后配合的方法和重要性,联合家属给予患者心理疏导,亲切交谈,消除陌生感,建立相互信任的护患关系,以减轻或消除患者紧张、焦虑及恐惧心理,增强患者的治疗信心。

8)术前完善常规检查,教会患者床上大小便,进行深呼吸、咳嗽、咳痰训练。术前禁食12 h,禁水 4~6 h。

(2)烟雾病复合手术治疗护理

1)术前护理:按介入术前护理常规。

2)术中护理:①按介入术中护理常规。②术中持续心电监护及低流量吸氧,使用盐酸尼卡地平注射液控制血压;床旁备酒石酸美托洛尔片,控制心率。

3)术后护理:①按介入术后护理常规。②患者体位。当患者全身麻醉未苏醒时,将头偏向健侧,保证患者呼吸道通畅。患者清醒后适当抬高床头,降低颅内压,避免脑水肿,同时有利于静脉回流,减小对重建血管的压力及伤口的刺激,保持重建血管的通畅。术后入住监护病房,卧床36~48 h,限制体力活动1~2周。③引流管护理。术后患者头部置有引流管,保持引流管通畅,避免弯曲、打折。观察引流液的颜色、量及性状,术后第1天引流液较多,引流颜色呈粉红色或褐色,之后颜色逐渐变清,引流量逐渐减少,当引流量<40 ml时可拔出引流管。如果引流量突然增多,引流颜色为鲜红色,高度怀疑颅内出血,应及时报告医师并配合处理。④病情观察。观察患者生命体征及神经专科体征的变化,如血压、心率、意识、瞳孔、肌力等的变化。由于手术本身或栓塞物质的刺激,部分患者可能会出现较严重的头痛、呕吐等胃肠道症状,应提前告知患者,术后清淡饮食,如患者症状较重,则遵医嘱给予镇吐、保护胃黏膜药物,给予镇静治疗,必要时及时补充电解质,防止电解质紊乱,同时保持病室安静,减少探视,让患者保持安静休息。⑤预防脑水肿。甘露醇不仅可以脱水、降低颅内压,还可以增加脑血流量保护脑组织。为预防脑水肿,遵医嘱静脉快速滴注20%甘露醇250 ml,并在20~30 min滴完。使用甘露醇时应选择粗、直、弹性好的大血管输入,输注过程中加强巡视,避免液体渗出或漏出血管外。术后血压应保持在稍高水平,以提高脑灌注压满足患侧脑组织供血。术后血压一般控制在基础血压的80%,根据血压变化调整药量。⑥心理护理。术后患者因担心预后加之术后制动会影响患者的生活质量。所以术后的心理指导不可忽视。告知家属及患者手术过程及目前手术的预后,减少对手术的猜忌,避免患者因焦虑影响脑部的血液循环。同时,女性患者因手术剔除头发引起形象的变化,容易产生焦虑、悲观情绪。护理人员应真诚、热情与患者交流,帮助其树立战胜疾病的信心。⑦扩张血管。遵医嘱正确应用尼莫地平静脉滴注,尼莫地平为钙离子拮抗药,主要作用为扩张脑血管和增加脑供血,可有效地预防脑血管痉挛并发脑缺血。用药期间注意观察不良反应,如血压下降、面部潮红、头痛、头晕、恶心、低热、多汗、皮疹等,应告知患者这是该药的不良反应,停药后该症状均会很快消失。静脉给药时,使用配备的聚乙烯导管,注意避光。严格按说明控制剂量,最好使用输液泵,以保证单位时间内剂量的准确。⑧并发症的观察及护理。预防脑出血:注意观察生命体征的变化,控制血压,血压太低可能导致脑灌注不足,引起脑梗死;血压过高可能会导致脑过度灌注。观察患者的生命体征、神志及瞳孔变化,如发现异常,应及时告知医师并配合处理。预防血管痉挛:注意观察患者的意识、血压、瞳孔的变化,警惕低血压,遵医嘱使用预防血管痉挛的药物钙离子拮抗药,预防血管痉挛,并告知患者及家属勿随意调节药物剂量。预防下肢静脉血栓:注意对患者的血栓进行评估,避免下肢输液,病情平稳后,鼓励患者积极下床活动,根据不同情况服用不同的抗凝药物。预防癫痫:癫痫是术后预防的一个重要部分,抗癫痫药物必须按时服用,对于不能自主进食的患者可留置经鼻喂养管。预防应激性溃疡:观察患者胃内容物、呕吐物,使用保护胃黏膜的药物,避免积血刺激下丘脑导致交感神经兴奋、神经功能紊乱等症状。⑨康复训练指导:术后6个月内避免手术侧耳屏前方的皮肤受压,避免压迫向颅内供血的颞浅动脉。病情平稳后,鼓励患者积极下床活动,改善梗死灶周围血液供应。根据患者体能状况,安排患者进行坐起、翻身及搀扶行走等活动,并对患者的日常生活能力进行训练,活动量由少到多,时间上由短到长,防止肢体畸形、萎缩。

六、健康教育

1. 注意休息,合理安排日常生活,避免劳累和不良情绪,保持良好的精神状态。

2. 有高血压及糖尿病、高血脂病史的患者积极控制血压、血脂、血糖,遵医嘱按时服药。

3. 养成良好的作息及生活习惯,戒烟戒酒,低盐、低脂饮食。

4. 出院后 3 个月内避免重体力劳动,但可进行一些日常活动锻炼,如慢跑、打太极拳等。

5. 出院后遵医嘱定期复查,出现不适立即随诊。

参 考 文 献

[1] 吕传真,周良辅.实用神经病学.4 版.上海:上海科学技术出版社,2013.

[2] 沈梅芬,徐岚.神经系统疾病护理实践手册.北京:清华大学出版社,2015.

[3] 刘新峰.脑血管病介入治疗学.北京:人民卫生出版社,2012.

[4] 杨莘.神经疾病护理学.北京:人民卫生出版社,2011.

[5] 王娟,毕娟.神经科疾病观察与护理技能.北京:中国医药科技出版社,2019.

[6] 杨洁,区腾飞.短暂性脑缺血发作及轻型卒中患者认知功能下降的随访研究.中国神经精神疾病杂志,2015,41(2):98-101.

[7] 李静,李长清.ABCD2 评分联合血浆同型半胱氨酸水平检测在短暂性脑缺血发作风险评估中的应用.中国医药导报,2016,13(13):36-39.

[8] 郭玉红.短暂性脑缺血发作的危险因素及护理要点分析.中国医药指南,2019,17(7):206.

[9] 崔世阳.全面护理干预在短暂性脑缺血发作患者中的应用.河南医学研究,2018,27(15):2860-2861.

[10] 中华医学会神经病学分会,中华医学会神经病学分会脑血管病学组.中国急性缺血性脑卒中诊治指南2018.中华神经科杂志,2018,51(9):666-682.

[11] 罗晓红,马绍峰,姚宏民.急性脑梗死的神经保护剂的使用.中国社区医师(综合版),2004,22:14.

[12] Berkhemer OA,Fransen PS,Beumer D,et al. A randomized trial of intraarterial treatment for acute ischemic stroke. N Engl J Med,2015,372(1): 11-20.

[13] Goyal M,Demchuk AM,Menon BK,et al. Randomized assessment of rapid endovascular treatment of ischemic stroke. N Engl J Med,2015,372(11):1019-1030.

[14] Campbell BC,Mitchell PJ,Kleinig TJ,et al. Endovascular therapy for ischemic stroke with perfusion-imaging selection. N Engl J Med,2015,72(11):1009-1018.

[15] Saver JL,Goyal M,Bonafe A,et al. Stent-retriever thrombectomy after intravenous t-PA vs. t-PA alone in stroke. N Engl J Med,2015,372(24):2285-2295.

[16] Jovin TG,Chamorro A,Cobo E,et al. Thrombectomy within 8 hours after symptom onset in ischemic stroke. N Engl J Med,2015,372(24):2296-2306.

[17] 刘云娥,姜卫剑.急性脑卒中护理.北京:北京大学医学出版社,2018.

[18] 刘喜艳,甄微,张钦聪,等.脑卒中后抑郁治疗与预防.中国老年学杂志,2018,38(4):1010-1014.

[19] 刘奇玉,徐锡春,刘燕,等.心理护理干预对脑梗死患者负性情绪及认知功能的影响.中华现代护理杂志,2013,19(7):784-786.

[20] 沈丽华,邵丽芳.中西医结合护理对老年脑梗死患者生活质量和负性情绪的影响分析.中华全科医学

2015,13(6):1012-1014.

[21] 刘立芬,李稳,杨冬林,等.功能性消化不良与心理、生活事件及生活质量的关联性研究.国际精神病学杂志 2017,1:102-105.

[22] Mazaheri M,Afshar H,Nikneshan S,et al.Cognitive emotion regulation strategies in patients with functional dyspepsia and healthy controls-A comparative study.Adv Biomed Res 2016,5(1):196.

[23] 王芳.脑梗死患者消化系统护理的质量持续改进.世界华人消化杂志,2018,26(8):537-542.

[24] 武玉娟,崔双友.高血压性脑出血术后不同护理模式的效果观察.蚌埠医学院学报,2013,38(6):768-769.

[25] 陈立波,梁旭光.高血压性脑出血术后再手术原因的临床研究.中国实用医药,2016,11(22):98-99.

[26] 谢盈,赵燕云.高血压性脑出血术后病情观察的护理进展研究.实用临床护理学电子杂志,2018,3(36):197-198.

[27] 王成成.脑出血急性期临床护理进展分析.现代医学与健康研究电子杂志,2018,2(11):112.

[28] Macdonald RL,Schweizer TA.Spontaneous subarachnoid hemorrhage.Lancet,2017,389(10069):655-666.

[29] 赵继忠,周定标.神经外科学.3版.北京:人民卫生出版社,2014.

[30] Connolly ES,Rabbinstein AA,Carhuapoma JR,et al.Guidelines for the management of aneurysm subarachnoid hemorrhage:a guideline for health care professionals from the American Heart Association/American Stroke Association.Stroke,2012,43(6):1711-1737.

[31] 吕旭英.疼痛评估护理在蛛网膜下腔出血护理中的应用观察.赣南医学院学报,2018,38(7):675-676.

[32] 许丽,李碧霞.疼痛评估在蛛网膜下腔出血护理中的应用.中国医药指南,2016,14(16):257-258.

[33] 张秀利.综合护理干预对自发性蛛网膜下腔出血患者疼痛护理满意度影响因素的研究.长春中医药大学,2015.

[34] 陈娟,张仁平.对接受颅内动脉瘤栓塞术和持续腰大池引流术的蛛网膜下腔出血患者进行综合护理的效果.当代医药论丛,2018,16(15):205-206.

[35] 靳芳.腰大池持续引流术治疗32例蛛网膜下腔出血患者的护理体会.河南外科学杂志,2018,24(1):166-167.

[36] Ruigrok Y,Klun CJM.Genetics of anurysms and anteriovenous malformations//Mohr JR.Stroke.5th ed.Philadephia,PA:Elsevier,Saunders,2011:1292-1300.

[37] 肖书萍,陈东萍.介入治疗与护理.3版.北京:中国协和医科大学出版社,2018.

[38] 陈宏玲,刘振川.颅内动脉瘤介入栓塞术治疗蛛网膜下腔出血的护理.中华护理杂志,2006,41(7):620-621.

[39] 孙阳.颅内动脉瘤介入治疗时并发症的分析与防治.西南医科大学,2017.

[40] 张建红,张娜娜,赵文利,等.7例经静脉途径治疗复杂破裂脑动静脉畸形患者的围手术期护理.天津护理,2018,26(6):716-717.

[41] 保莲,黄岸容,周娜深.介入治疗脑动静脉畸形栓塞术的护理体会.现代诊断与治疗,2017,28(15):2938-2939.

[42] 杨双.介入治疗脑动静脉畸形栓塞术的护理体会.中国医药指南,2017,15(3):264-265.

[43] 叶朝阳,肖芳,金艳,等.脑动静脉畸形患者25例术后护理体会.环球中医药,2015,8(S1):195-196.

[44] 叶辉.脑动静脉畸形出血原因及围术期护理干预的效果分析.医学理论与实践,2014,27(21):2908-2909.

[45] 薛子恒,林海青.颅内动静脉畸形患者临床护理分析.中国卫生标准管理,2014,5(21):26-27.

[46] 唐艳,乐革芬,胡瑶.颅内动静脉畸形血管内栓塞治疗后的护理.中国临床神经外科杂志,2014,19(10):

619-620.

[47] 王金华,杨琼.脑动静脉畸形围手术期的护理.中国临床神经外科杂志,2014,19(8):499-500.

[48] 李学勤,李国红,赵群,等.脑动静脉畸形介入治疗的临床护理体会.中国医学创新,2014,11(23):93-94.

[49] 彭华芳,梁菁,谭妙青,等.脑动静脉畸形血管 Onyx 栓塞术护理进展.中国药物经济学,2013,S3:42-44.

[50] 钟顺红,王成.脑动静脉畸形介入栓塞术的围术期护理.全科护理,2013,11(33):3105-3106.

[51] 黄玲,王静,张玫.立体定向放射治疗脑动静脉畸形 38 例分析.中国实用神经疾病杂志,2008,11(5):50-52.

[52] 叶祯开,卢耀振,龙江珍,等.陀螺旋转式钴 60 放射治疗系统治疗脑动静脉畸形 19 例分析.吉林医药,2012,33(22):4824-4825.

[53] 王东艳,施艳萍,刘香杰,等.颈动脉海绵窦瘘患者的护理.中国医药指南,2017,15(11):247-248.

[54] 李辉,田琴,吴冬冬.对血管内栓塞治疗外伤性颈动脉海绵窦瘘手术患者的护理体会.兵团医学,2017,51(1):79-80.

[55] 刘淑珍,谢敏.48 例颈动脉海绵窦瘘血管内治疗的护理体会.当代护士(下旬刊),2015,6:54-55.

[56] 练贤惠,张德葵,李露芳,等.微导管可脱性球囊栓塞治疗外伤性颈动脉海绵窦瘘的护理.全科护理,2013,11(25):2323-2324.

[57] 张婧爽.介入治疗颈动脉海绵窦瘘的围手术期护理.2013 年河南省介入诊疗技术规范化护理管理培训班暨学术会议论文集.河南省护理学会,2013:4.

[58] 袁萍,陈姝娟,王清.血管内栓塞治疗外伤性颈内动脉海绵窦瘘患者的围术期护理.解放军护理杂志,2013,30(10):39-40.

[59] 赵丽萍,王丹玲.血管内治疗创伤性颈内动脉海绵窦瘘的护理.护士进修杂志,2012,27(13):1208-1209.

[60] 刘艳.外伤性颈内动脉海绵窦瘘行血管内栓塞术 23 例围术期护理.齐鲁护理杂志,2012,18(11):45-46.

[61] 梁婧婧,刘云娥,王伶俐.7 例颈动脉体瘤患者行复合手术治疗的护理.中华护理杂志,2018,53(5):580-583.

[62] 杨晓菊.14 例经股静脉—岩下窦入路栓塞海绵窦区硬脑膜动静脉瘘患者的护理.2015 浙江省神经外科学术年会暨浙闽江赣四省神经外科学术交流会论文汇编.浙江省医学会神经外科学分会:浙江省科学技术协会,2015:2.

[63] 赵乐,袁方,陈静.静脉入路血管内治疗海绵窦区硬脑膜动静脉瘘护理.上海护理,2013,13(1):46-48.

[64] 黄莉,詹也男,邹丹凤.13 例经岩下窦入路栓塞海绵窦区硬脑膜动静脉瘘患者的护理.护理学报,2012,19(22):38-41.

[65] 宿伟,陈德智,涂双燕.顶枕部窦旁硬脑膜动静脉瘘介入栓塞术护理一例.华西医学,2012,27(11):1758.

[66] 钟肖玲,吕小春,杨富英.海绵窦区硬脑膜动静脉瘘患者血管内栓塞治疗的护理.护理学杂志,2008,10:22-23.

[67] 奚娟,马玉刚,毛燕君,等.采用 Onyx 胶经动脉栓塞治疗颅内硬脑膜动静脉瘘的护理.解放军护理杂志,2007,13:62-63.

[68] 张永力,石祥恩,孙玉明,等.硬脑膜动静脉瘘的显微手术治疗.中国微侵袭神经外科杂志,2012,17(8):344-346.

[69] 黄彩菲,刘雅静,张红波,等.烟雾病血运重建术中配合及护理.中国临床神经外科杂志,2018,23(10):692-693.

[70] 严潇.分析 11 例烟雾病手术患者的围手术期护理.实用临床护理学电子杂志,2018,3(36):101-107.

[71] 陈姣红,刘东媛,张红波,等.成人出血型烟雾病围手术期护理观察.中国临床神经外科杂志,2018,23(6):437-438.

[72] 于丹,张厚地,范燕娜,等.19 例烟雾病婴幼儿行脑-硬膜-动脉血管融通术前后的护理.护理学报,2017,

24(9):55-56.

[73] 吴惠娟,王瑶,任海林,等.烟雾病颅内外血管重建术的围术期护理.全科护理,2016,14(27):2858-2859.

[74] 陶春红,杨丽.烟雾病患者行脑血管重建术的护理.包头医学院学报,2016,32(8):131-132.

[75] 鲁晶晶.颅内外动脉搭桥手术治疗烟雾病围手术期护理.安徽医药,2016,20(1):195-196.

[76] 白新学,周国平,郭春燕.两种手术方案对烟雾病继发颅内动脉瘤临床疗效、生活质量及生存时间的影响.中国实用神经疾病杂志,2019,22(10):1009-1104.

[77] 阮莉,杨方,项永生.儿童烟雾病1例并文献复习.临床医药文献电子杂志,2019,6(11):172-173.

第**3**章

颅脑损伤患者的护理

第一节 颅骨骨折

颅骨骨折(fracture of skull)是指颅骨在受到暴力作用后,颅骨发生连续性结构上的病理变化。颅骨骨折占颅脑损伤的 15%~20%,可发生在颅骨的任何部位,但以顶骨最常见,其次为额骨、颞骨和枕骨。按骨折的形状分类,分为颅骨线形骨折、颅骨凹陷骨折和颅骨粉碎骨折;按骨折的部位分类,分为颅盖骨折和颅底骨折;按骨折是否与外界相通分类,分为闭合性颅骨骨折和开放性颅骨骨折。

一、病因

颅骨骨折是由于直接暴力或间接暴力作用颅骨所致。

二、临床表现

(一)颅盖骨折

1. 闭合性颅盖骨折 骨折处头皮肿胀,自觉疼痛,并有压痛。颅骨线形骨折的表面,常出现头皮挫伤和头皮血肿。

2. 开放性颅盖骨折 受伤局部头皮呈全层裂开,其下可见各种类型的颅骨骨折。如果硬脑膜完整称为"开放性颅骨骨折",如果硬脑膜破裂,则称为"开放性颅脑损伤"。

(二)颅底骨折

1. 颅前窝骨折 伤后逐渐出现眼睑的迟发性皮下瘀斑,常为双侧性,俗称"熊猫眼"。这一特征是诊断颅前窝骨折的主要依据。脑脊液鼻漏、嗅觉丧失与视力减退或丧失,也是颅前窝骨折的常见表现。

2. 颅中窝骨折 临床上常见到颞部软组织肿胀、乳突区瘀斑、耳出血、脑脊液耳漏和鼻漏、周围性面瘫、听力丧失、眩晕或平衡障碍等症状。

3. 颅后窝骨折 骨折线通过颞骨岩部后外侧时,多在伤后数小时至 2 d 内出现乳突部皮下淤血(称 Battle 征)。骨折线通过枕骨基底部,可在伤后数小时出现枕下部肿胀及皮下瘀斑,枕骨大孔或岩骨后部骨折,可合并第Ⅸ~Ⅻ对脑神经损伤症状。

三、辅助检查

1. 一般临床检查 血常规、心电图等。

2. 影像学检查　X线平片、CT等。

四、治疗

本病以手术治疗为主。

1. 颅骨线形骨折　颅盖部闭合性单纯线形骨折,如无颅内血肿等情况,无须手术治疗。开放性线形骨折,应去除污物,清除污染的颅骨以防术后感染,如有颅内血肿按血肿处理。

2. 颅骨凹陷骨折　下陷较轻时一般无须特殊处理;合并骨折片下陷压迫脑重要功能区或有相应的神经功能障碍者、骨折片下陷＞1 cm或因大块骨片下陷引起颅内压增高者、骨折片尖锐刺入脑内或有颅内血肿者、开放性凹陷粉碎骨折,无论是否伴有硬脑膜与脑的损伤者,均需手术整复或摘除陷入的骨片。

3. 颅底骨折　颅底骨折的本身无须特殊处理,治疗上主要是针对脑脊液耳漏或鼻漏,应用抗生素预防感染,并应用促进脑及脑神经恢复的药物,大部分脑脊液漏在伤后1～2周自愈,脑脊液漏持续4周以上者应手术修补。如骨折片压迫视神经,则应尽早手术减压。

五、护理

(一)护理评估

1. 了解受伤过程,了解暴力的性质、大小、方向、着力点及身体状况等。

2. 了解当时患者有无意识障碍、口鼻流血、流液等情况,了解有无其他合并伤及其他疾病。

(二)主要护理问题及措施

1. 护理问题

(1)焦虑、恐惧:与颅脑损伤和担心治疗效果有关。

(2)知识缺乏:与缺乏脑脊液外漏的护理知识有关。

(3)疼痛:与颅内压增高及骨折有关。

(4)潜在并发症:颅内压增高、颅内出血、感染等。

2. 护理措施

(1)密切观察患者意识、瞳孔、生命体征、颅内压增高症状和肢体活动等情况,及时发现和处理并发症。

(2)协助患者做好辅助检查,明确诊断。

(3)脑脊液漏的护理

1)头高位:床头抬高15°～30°,维持到脑脊液漏停止后5～7 d。其目的是借重力的作用,使脑组织移向颅底,贴附于硬脑膜漏孔处,使漏口粘连封闭。

2)保持外耳道、鼻腔、口腔清洁,及时用盐水、乙醇棉签清除外耳道、鼻前庭的血迹、污垢,防止脑脊液引流受阻而逆流,并于鼻孔前或外耳道口松松地放置干棉球,随湿随换,24 h计算棉球数,估计脑脊液外漏量,并做好记录。

3)严禁从鼻腔吸痰和放置胃管,禁止耳、鼻滴药、冲洗和堵塞,禁止腰椎穿刺。

4)避免用力咳嗽、打喷嚏、擤鼻涕及用力排便,以免导致气颅或脑脊液逆流。

5)观察有无颅内感染的迹象,如体温升高、脑膜刺激征等。

6)遵医嘱应用抗生素和破伤风抗毒素。

(4)心理护理:指导患者正确面对损伤,调整心态,配合治疗。

(5)疼痛护理:如患者因颅骨骨折引起颅内压增高造成患者头痛时,应遵医嘱给予甘露醇快速静脉滴注以降低颅内压,减轻头痛,或遵医嘱指导患者口服氨酚羟考酮片。加强病区管理,减少探视,保持病室环境安静,使患者处于安静休息状态。多与患者沟通,转移患者注意力。必要时进行音乐治疗。

六、健康教育

1. 告知颅骨缺失患者如何保护头颅,嘱咐其可以在第 1 次手术切口愈合 3~6 个月后做颅骨修补术。

2. 告知脑脊液外漏的患者如何摆放体位。

3. 告知患者勿挖鼻、挖耳,勿用力排便、咳嗽、擤鼻涕或打喷嚏等。

4. 嘱患者多与其他人接触,保持乐观积极心态。

5. 调整心态,避免用脑过度,生活作息规律。

6. 循序渐进地进行肢体功能锻炼。

第二节　脑　震　荡

脑震荡(concussion of brain)是指头颅遭受暴力作用后,大脑功能发生一过性功能障碍,表现为短暂性意识障碍、近事遗忘为特征的临床综合征。脑震荡是脑损伤中最常见、最轻的原发性脑损伤。

一、病因

与暴力所引起的脑细胞分子紊乱、神经传导阻滞、脑血液循环调节障碍、中间神经元受损以及中线脑室内脑脊液冲击波等因素有关。

二、临床表现

1. 短暂性意识障碍　头部外伤后立即发生意识障碍,表现为神志不清或完全昏迷,持续数秒、数分钟或十余分钟,但一般不超过 30 min。

2. 逆行性遗忘(近事遗忘)　患者清醒后不能回忆受伤当时乃至伤前一段时间内的情况,称为逆行性遗忘。

3. 其他症状　有头痛、头晕、乏力、恶心、呕吐、畏光、耳鸣、失眠、心悸、烦躁、思维和记忆力减退等。

4. 儿童脑震荡表现　无精打采或易疲劳,出现头晕、睡眠模式改变、饮食习惯改变、易怒、大哭、平衡障碍、对自己喜欢的玩具丧失兴趣。

三、辅助检查

1. 影像学检查　CT、X线检查多无异常发现。

2. 脑电图、腰椎穿刺检查　多正常。

3. 脑血流图　伤后早期可有脑血流量减少。

四、治疗

脑震荡一般无须特殊治疗。卧床休息5～7 d,适当镇静、镇痛,多数患者在2周内恢复。预后良好。

五、护理

(一)护理评估

1. 评估患者年龄、性别、受伤时间、致伤原因、受伤时情况,伤后有无昏迷,有无中间清醒期。

2. 评估患者受伤当时有无口鼻及外耳道出血或脑脊液漏,有无呕吐及次数;有无大小便失禁、肢体瘫痪等情况。

3. 了解患者既往健康状况。

(二)主要护理问题及措施

1. 护理问题

(1)清理呼吸道无效:与脑损伤后意识障碍有关。

(2)意识障碍:与脑损伤、颅内压增高有关。

(3)营养失调:低于机体需要量,与脑损伤后高代谢、呕吐、高热等有关。

(4)头痛:与脑震荡后颅内压增高有关。

(5)躯体活动障碍:与脑损伤后意识和肢体功能障碍及长期卧床有关。

(6)潜在并发症:颅内压增高、脑疝。

2. 护理措施

(1)一般护理

1)体位:卧床休息,抬高床头15°～30°,头部制动,绝对卧床。

2)伤口护理:保持头部伤口敷料干燥、整洁,定时消毒,及时换药,预防感染,促进伤口愈合。

3)皮肤护理:破损部位应及时消毒,保持创面干燥。防止受压持续时间过长而形成压力性损伤。

4)预防坠床:床栏加护,家属或陪护看护。

5)预防便秘:嘱患者多进食粗纤维食物,如绿色蔬菜,多饮水,必要时遵医嘱使用通便药物。

(2)神经专科体征观察

1)观察神志、瞳孔、生命体征、肢体活动情况。

2）少数患者可合并严重颅脑损伤（如颅内血肿），故应密切观察意识状态、生命体征和神经系统体征。如出现症状加剧、意识进行性障碍、一侧瞳孔散大或一侧肢体偏瘫、血压升高、呼吸深慢等脑疝先兆症状，应立即做好术前准备。

（3）镇静、镇痛：遵医嘱对疼痛明显患者给予镇静、镇痛药物治疗。

（4）饮食指导：饮食宜清淡、易消化，应低脂、低胆固醇饮食，忌饮咖啡、浓茶等兴奋性饮料，忌食油腻、辛辣、冷寒等刺激性食物。

（5）心理护理：患者入院后情绪比较紧张，应多与患者及家属交流，解除患者的心理负担，稳定患者情绪，避免用脑、用眼过度而导致的头痛加重。对患者进行鼓励和安慰，加强其战胜疾病的信心，若有精神症状，应防止自伤或伤人。

六、健康教育

1. 充分休息，保证充足睡眠，避免过度用脑。
2. 坚持适度的锻炼以增强体质，以舒缓运动为主，避免劳累。
3. 增加营养，饮食以高蛋白、高纤维素、易消化、无刺激为宜。
4. 减少受伤的概率，加强安全教育和指导。
5. 保持乐观情绪。
6. 如有不适，及时就诊。

第三节　脑　挫　伤

脑挫裂伤（contusion of brain）是指头颅受到外力打击，导致脑组织发生的器质性损伤，病理表现为脑组织挫伤或结构裂伤，是一种常见的原发性脑损伤。

一、临床表现

1. 意识障碍　多于伤后立即出现，一般持续 30 min 至数小时；严重者可达数日、数周、数月，有的甚至为持续性昏迷或植物生存状态。

2. 生命体征改变　表现为伤后立即出现面色苍白、冷汗、血压下降、脉搏缓慢、呼吸深慢等。

3. 癫痫　发生率为 5%～6%，早期癫痫多见于儿童，常表现为癫痫大发作和局限性发作。

4. 神经系统体征　可因脑挫伤部位不同而出现瘫痪、失语、偏侧感觉障碍、同向偏盲和局灶性癫痫等。

5. 脑膜刺激征象　合并外伤性蛛网膜下腔出血时，可出现脑膜刺激征象，表现为头痛、恶心、呕吐、畏光、颈项强直、Kernig 征阳性及 Brudzinski 征阳性。

6. 其他症状　清醒患者可有头痛、头晕、恶心、呕吐、记忆力减退和定向障碍，严重时智力减退。

二、辅助检查

1. 影像学检查 ①CT 显示脑挫伤部位、范围和程度,是最常应用、最有价值的检查手段,CT 还可了解脑室受压、中线移位情况。②MRI 一般较少用于急性颅脑损伤诊断。较轻的脑挫伤灶显示,MRI 优于 CT。③X 线可发现颅骨骨折,对着力部位、致伤机制、伤情判断有一定意义。

2. 腰椎穿刺检查 脑脊液是否含血,可与脑震荡鉴别。同时可监测颅内压并释放血性脑脊液以减轻症状。颅内压明显增高者,禁止腰椎穿刺。

三、治疗

1. 非手术治疗 包括药物治疗及对症治疗。如防治脑水肿,保持呼吸道通畅,加强营养支持,处理高热、躁动和癫痫,做好脑保护、促苏醒和功能恢复治疗。

2. 手术治疗 非手术治疗无效或病情恶化出现脑疝征象时,及时去除颅内压增高病因,解除脑受压。

(1)手术指征:包括①在非手术治疗过程中,意识障碍呈进行性加重者;②有脑疝征象者;③CT 显示成片的脑挫伤,广泛脑水肿,脑室受压明显,中线结构明显移位者;④合并颅内血肿,骨折片插入脑内者;⑤开放性颅脑损伤者。

(2)手术方式:脑挫伤灶清除、额肌或颞肌切除、去骨瓣减压或颞肌下减压术。术后颅骨缺损者,可在 3 个月后行颅骨修补术。

四、护理

(一)护理评估

1. 目前身体状况 了解损伤部位、范围、血肿范围或出血量等,判断损伤严重程度,注意有无合并损伤。

2. 与疾病相关的健康史 了解受伤经过,暴力类型、大小、方向等;了解以往疾病史及健康状况。

3. 心理社会状况 部分患者出血量较多,且头皮损伤可能合并脑损伤,患者及家属可能出现焦虑、紧张心理。头皮撕脱后可造成外形改变,对患者及家属心理也会带来影响。

(二)主要护理问题及措施

1. 护理问题

(1)疼痛:与头皮损伤有关。

(2)有感染的危险:与头皮血肿过大或头皮完整性破坏有关。

(3)潜在并发症:休克、颅内合并损伤等。

2. 护理措施

(1)病情观察:密切监测血压、脉搏、呼吸、尿量和神志变化,注意有无休克、颅脑合并损伤的发生。伤后 72 h 以内每隔 0.5～1 h 观察一次生命体征、意识、瞳孔情况。对于有颅内压增高、生命体征改变者,应及时复查 CT,排除颅内继发性改变。

（2）保持呼吸道通畅：及时清理呼吸道内的分泌物，昏迷时间长，合并颌面骨折、胸部外伤、呼吸不畅者，应及早行气管切开，必要时行辅助呼吸，防止缺氧。

（3）降低颅内压：避免颅内压增高，遵医嘱应用脱水药，降低颅内压，减轻脑水肿。对于合并蛛网膜下腔出血的患者、伤后数日内脑膜刺激症状明显者，可行腰椎穿刺释放血性脑脊液，将有助于改善脑脊液循环，减轻症状，降低迟发性脑积水的发生。严重高颅压患者，则严禁腰椎穿刺。

（4）伤口护理：及时换药，注意无菌操作，预防感染。遵医嘱使用抗菌药，做好伤口护理，观察有无局部和全身感染症状。穿刺抽吸血肿时注意无菌操作。

（5）减轻疼痛：必要时给予镇静药、镇痛药，减轻疼痛，但对合并脑损伤者禁用吗啡类药物。告知头皮血肿患者不可揉搓局部，以免加重出血。

（6）保护撕脱的头皮：撕脱的头皮用无菌敷料包裹、隔水放置于有冰块的容器中保存。头皮再植术后应保护植皮片不受压、不滑动，以利皮瓣成活。

（7）营养支持：不能进食者，应行鼻饲。有消化道出血或鼻饲不耐受者，行静脉营养治疗。

（8）防止并发症

1）脑缺血：保持有效的脑血流量灌注，必要时应用尼莫地平，防止脑血管痉挛，改善微循环，减轻脑组织缺血、缺氧程度。

2）肺部感染：昏迷者容易发生坠积性肺炎，应加强呼吸道护理，及时吸痰、叩背、雾化吸入以及应用抗生素等治疗。

3）应激性溃疡：应用抑制胃酸药物迅速提高胃内 pH，局部应用止血药等。

4）高渗性非酮症糖尿病昏迷：扩容纠正休克及高渗状态，稳定血压、循环和增加尿量、补充胰岛素等。

5）低钠血症：补充高渗钠等。

（9）高热处理：行物理降温，体温超过 38.5℃行药物降温。持续高热者，行低温治疗；控制在目标温度范围之内。

（10）躁动、癫痫者，应给予镇静药或抗癫痫药物治疗，以减少脑耗氧；尿潴留者，给予留置导尿，并保持通畅。

（11）病情稳定者提倡早期康复治疗，避免出现失用综合征。

（12）并发症的预防和护理

1）肺部感染：据临床相关数据显示，肺部感染为重度脑挫裂伤患者晚期死亡的主要诱因。在患者出现一定的意识功能障碍后，随之会伴随诸如咳嗽、吞咽困难、脱水等症状，甚至在人工气道建立后呼吸道防御能力大大减弱，下呼吸道内环境细菌大量繁殖进而致使坠积性肺炎出现。通常，重度脑挫裂伤患者行气管切开建立人工气道的概率较高，死亡率在伤后 3～20 d 通常达到高峰值。相关临床试验结果证明，及时有效的气管切开在保障患者呼吸道的同时能够起到有效防止肺部感染的作用。医护人员在日常护理过程中，要注意每日更换气管切开部位伤口用药，每日行 2～3 次内套管消毒操作，并保证气管外套管的系带松紧适度。此外，值得关注的是，相比直接以微湿纱布（浸渍生理盐水）覆盖湿热交换器而言,外加气管套管进行连接能够有效使肺部感染得到控制。另一方面,在护理过程中,应定期由主治医师及护理人员围绕患者气道状况进行科学评估,借以对护理措施实时调节。一旦患者发生诸如呼吸受到抑制,伴随肺部啰音、咳嗽,抑或 PaO_2 或 SPO_2 陡然下降等症状时,需要先向气道进行生理盐水注入借以稀释分泌物,然后进行常规吸痰操作。吸痰过程首先要将氧气吸入浓度提升,注意无菌操作,动作轻柔,15 s 内完成吸痰,若患者病情需要可辅以纤维支气管镜完成。

2)癫痫:脑挫裂伤,尤其是重度脑伤所引发的局部或全身性痉挛均为急性损伤的应急性反应,且在相关并发症中属发病概率相对较高者。鉴于癫痫可能诱发患者诸如呼吸异常、颅内压与血压异常波动,使机体需氧量突然提升,故要及时给予必要的预防以及护理措施。从预防角度来讲,患者术后或脑部损伤后应以口服或胃管等方式给予丙戊酸钠注入,每天 3 次。当需要注射镇静类药物时,要在注入过程中密切关注患者各项相关生命体征的波动,防止地西泮对患者心搏、呼吸抑制作用过强而发生意外;若在注射过程中发现患者出现一定的呼吸变浅、心率变慢等情况,要适当降低注射速度甚至暂停注射,观察患者反应;如若必须注射,则可以用微量泵调控注射速度,保障药物注入浓度的可控性及单位时间药剂浓度恒定。从患者癫痫发作时的护理角度来讲,要即刻将患者平放,头部向一侧偏移,清洁口鼻防止堵塞,保持呼吸道通畅。以压舌板置于口腔中,加大氧气吸入浓度;若有必要需放置口咽通气管,静脉滴注镇静类药物。

3)颅内高压:颅内高压为脑挫裂伤最为直接的损害,致死率极高。为了尽早发现、预防并采取有效的护理对策,一方面可密切关注患者瞳孔、神志、生命体征以及颅内压力变化情况;另一方面,若患者脑部伴随血肿,应警惕颅内高压。此外,应保持患者适当体位,如当头部抬高 30°时能够使颅内压力下降至 10.2 cmH_2O,但当屈髋在 90°可引起胸、腹腔压力增高而对静脉回流造成一定影响,进而显著提升颅内压力。值得关注的是,当患者出现颅内高压时,及时有效的亚低温治疗对促进颅内压力下降效果明显,当体温下降 1 ℃,患者颅内压力与脑耗氧量将会下降 5%~6%;通过充分给氧,促进气道阻力的降低能够使得颅内压力降低 10.2~20.4 cmH_2O;此外,必要的日常翻身、吸痰等常规护理在防止颅内压力升高方面效果理想。

五、健康教育

1. 轻型患者鼓励尽早自理生活和恢复活动,注意劳逸结合。

2. 脑挫裂伤可留有不同程度的后遗症,对有自觉症状(如头痛、头晕、耳鸣、记忆力减退、注意力分散等)的患者,应给予恰当的解释和宽慰,鼓励患者保持乐观情绪,主动参与社交活动,树立康复信心。

3. 颅骨缺失的患者要注意保护缺损部位,尽量少去公共场所,外出戴安全帽。

4. 有癫痫发作者不能单独外出、攀高、游泳、骑车,遵医嘱使用抗癫痫药物。

5. 对脑损伤后遗留的语言、运动或智力障碍进行康复训练。

6. 定期复诊。

第四节　颅 内 血 肿

颅内血肿(intracranial hematoma)是颅脑损伤中最常见、最严重,但具有可逆性的继发病变,是指暴力作用于头部一段时间后产生的颅脑组织损害,包括硬脑膜外血肿、硬脑膜下血肿和脑内血肿。发生率占闭合性颅脑损伤的 10% 和重度颅脑损伤的 40%～50%。多由于创伤等原因引起,血肿发展的后果可导致颅内压进行性增高,若不能及时诊断和处理,将导致患者出现脑疝而死亡。

一、病因

不同部位的颅内血肿病因不同。

1. 硬脑膜外血肿　多见于颅骨线形骨折的患者,以额颞部和顶颞部多见。可能是因为骨折或颅骨的短暂变形撕破了位于脑沟内的脑膜中动静脉或静脉窦而引起的出血。

2. 硬脑膜下血肿　急性和亚急性硬脑膜下血肿都是由于脑挫裂伤皮质血管破裂引起出血,多见于额颞部。出血聚集于硬脑膜下腔,是颅内血肿最常见的类型。

3. 脑内血肿　外伤性脑内血肿好发于额叶和颞叶,常为对冲性脑挫裂伤所致,其次好发于顶叶和枕叶,因直接打击的冲击伤和凹陷性骨折引起。

二、临床表现

(一)硬脑膜外血肿

1. 意识障碍　原发脑损伤轻,伤后无原发昏迷,待血肿形成开始出现意识障碍即清醒→昏迷,此类患者易漏诊。原发脑损伤略重,伤后一度昏迷,随后完全清醒或有意识好转,但不久又再次陷入昏迷状态,这类患者有典型"中间清醒期",即昏迷→清醒→再昏迷。原发脑损伤严重,伤后持续昏迷,且有进行性加深表现。

2. 颅内压增高　常伴有头痛、恶心、呕吐等症状。出现继发性昏迷前,患者常躁动不安。生命体征改变表现为"两慢一高"即血压升高、脉搏和呼吸减慢的 Cushing 反应,此时随着血肿的形成及扩大,颅内压调节失代偿,可形成脑疝。进一步变化则可出现血压下降、脉搏细弱及呼吸抑制。幕下血肿者可直接发生枕骨大孔疝,可早期出现呼吸骤停而死亡。

3. 神经系统体征　伤后立即出现的局灶症状和体征,多为原发性脑损伤的表现。除非压迫功能区,否则较少出现阳性体征。单纯硬脑膜外血肿,早期较少出现神经受损。当伤后立即出现面瘫、偏瘫或失语时,应考虑有原发性颅脑损伤。

(二)硬脑膜下血肿

急性或亚急性硬脑膜下血肿多数与脑挫裂伤和脑水肿同时存在,故表现为伤后失血昏迷或昏迷进行性加重,少有中间清醒期,较早出现颅内压增高和脑疝症状。慢性硬脑膜下血肿病情进展缓慢,病程长,临床差异大。硬脑膜下血肿主要表现分为以下 3 种类型。

1. 慢性硬脑膜下血肿的占位效应引起慢性颅内高压。

2. 神经功能障碍及精神症状。脑循环受阻,脑萎缩及变性,癫痫发生率高达 40%。

3. 多数患者有头痛、乏力、记忆力减退、智力下降。

(三)脑内血肿

1. 意识障碍:常与硬脑膜下血肿同时存在。表现为意识障碍,多无中间清醒期,病情变化较快,易引发脑疝。

2. 神经功能障碍:累及功能区出现偏瘫、失语、偏盲、偏身感觉障碍。

3. 颅内压增高症状。

三、辅助检查

1. 头皮伤检查　了解头皮损伤和头皮血肿的位置,明确暴力作用部位。

2. 颅骨 X 线片检查　经头颅 X 线片可见到硬脑膜外血肿不同类型的骨折,常表现为颅骨线形骨折、凹陷骨折、洞性骨折或粉碎性骨折。

3. CT 检查　于颅骨内板下方,急性血肿为梭性或半月形高密度影,亚急性血肿为双凸镜高密度影,骨窗位上显示颅骨骨折。

4. MRI 检查　可用于各型血肿的检查,血肿形态与 CT 检查表现基本相似,可以分辨出低信号的硬脑膜。

四、治疗

1. 非手术治疗　患者伤后无意识障碍及颅内压增高,CT 示血肿量小、中线结构移位不明显、脑室系统无明显受压,无局灶性神经系统体征者可在严密观察病情下,采用脱水等非手术治疗。

2. 手术治疗　颅内血肿一经确诊,原则上行手术治疗。如患者出现意识障碍逐渐加重、颅内压增高、伴有局灶性神经系统体征、CT 示幕上血肿量＞30 ml、幕下血肿量＞10 ml、中线结构移位＞1 cm、脑池或脑室受压明显、非手术治疗中病情恶化者应尽早手术。

五、护理

(一)护理评估

1. 目前身体状况　了解患者受伤后的症状,确定是开放性损伤或闭合性损伤;了解有无神经系统病症及颅内压增高征象;观察患者生命特征、意识状态、瞳孔及神经系统体征的动态变化;了解患者的营养状态、自理能力等;全面检查并结合 X 线、CT 及 MRI 检查结果,判断脑损伤的严重程度及类型。

2. 与疾病相关的健康史　详细了解受伤过程,如暴力大小、方向、性质、速度,患者当时有无意识障碍,其程度及持续时间,有无逆行性遗忘,受伤当时有无口鼻、外耳道出血或脑脊液漏发生,是否出现头痛、恶心、呕吐等情况;初步判断是颅伤、脑伤或是复合损伤;了解现场急救情况及效果。了解患者既往健康状况,如精神状况、有无癫痫、重要脏器功能等。

3. 心理社会状况　患者常见心理反应有焦虑、恐惧、担心损伤引起功能障碍影响日后生活等。患者及家属常常担心疾病的预后,对伤后功能的恢复会有种种疑虑。

(二)主要护理问题及措施

1. 护理问题

(1)意识障碍:与颅内血肿、颅内压增高有关。

(2)头痛:与颅内压增高、颅内血肿有关。

(3)清理呼吸道无效:与脑损伤后意识不清有关。

(4)营养失调(低于机体需要量):与脑损伤后高代谢、呕吐、高热等有关。

(5)有失用综合征的危险:与脑损伤后意识障碍和肢体功能障碍及长期卧床有关。

(6)潜在并发症:颅内压增高、脑疝、术后血肿复发等。

2. 护理措施

(1)保持呼吸道通畅:应尽快清除口腔和咽部血块或呕吐物,将患者安置于侧卧位或放置口咽通气道,必要时行气管切开。注意禁用吗啡镇痛,以防呼吸抑制。

(2)妥善处理伤口:患者常为复合损伤。单纯头皮出血,可在清创后加压包扎止血;开放性颅脑损伤应剪短伤口周围头发,伤口局部不冲洗、不用药;外露的脑组织周围可用消毒纱布卷保护,外加干纱布适当包扎,避免局部受压。若伤情许可宜将头部抬高以减少出血。尽早进行全身抗感染治疗。

(3)防治休克:协助医师查明有无颅外部位损伤。患者应平卧,注意保暖、补充血容量。

(4)做好护理记录:准确记录受伤经过、初期检查发现、急救处理经过及生命体征、意识、瞳孔、肢体活动等病情演变,供进一步处理时参考。

(5)引流管护理:慢性硬脑膜下积液或硬脑膜下血肿,因已形成完整的包膜和液化,临床可采用颅骨钻孔、血肿冲洗引流术,术后在包膜内放置引流管继续引流,以排空其内血性液或血凝块,以利于脑组织膨出,消灭无效腔,必要时可冲洗。术后患者取平卧位或头低足高患侧卧位,以便充分引流。引流袋应低于创腔 30 cm,保持引流管通畅。注意观察引流液的性状和量,术后不使用强力脱水药,亦不必严格限制水分摄入,以免颅内压过低,影响脑膨出。通常于术后 3 d 左右行 CT 检查,证实血肿消失后拔管。

(6)心理护理:对轻度脑损伤患者,应鼓励其尽早自理生活。对恢复过程中出现的头痛、耳鸣、记忆力减退的患者,应给予适当解释和宽慰,使其树立信心。

六、健康教育

1. 指导患者早期注意休息,避免情绪激动和剧烈运动。

2. 指导患者合理饮食,进食高热量、高蛋白、富含纤维素和维生素的饮食。

3. 进行康复训练,神经功能缺损患者应继续坚持功能锻炼。脑损伤遗留的语言、运动或智力障碍,在伤后 1~2 年有部分恢复的可能,应提高患者自信心;同时协助患者制订康复计划,进行废损功能训练,以提高生活自理能力及社会适应能力。

4. 对于伴有外伤性癫痫患者,定期服用抗癫痫药物,症状完全控制后,坚持服药 1~2 年,逐步减量后才能停药,不可突然中断服药,防止意外发生。

5. 3~6 个月门诊复查,如出现原有症状加重、头痛、恶心、呕吐、抽搐、意识障碍时随时就医。

第五节 脑 脓 肿

脑脓肿(brain abscess)主要指各种化脓性细菌,通过身体其他部位的感染灶转移或侵入脑内形成的脓肿,脑脓肿可发生于任何年龄,但以儿童及青壮年占多数,男性多于女性。

一、病因

脑脓肿最常见的致病菌为葡萄球菌、链球菌、肺炎球菌、大肠埃希菌和变形杆菌等。有时为混合感染。

1. 直接来自邻近感染灶:由中耳炎、乳突炎、鼻旁窦炎、颅内静脉窦炎等感染灶直接波及邻近脑组织。如耳源性脑脓肿 2/3 位于同侧颞叶,1/3 位于同侧小脑半球。

2. 血行感染:由肺部的各种化脓性感染、胸膜炎、细菌性心内膜炎、膈下脓肿、胆道感染、盆腔炎、牙周感染及皮肤疖、痈等经血行播散,约占脑脓肿的 30%,常为多发脓肿。

3. 开放性颅脑损伤引起。

4. 原因不明的隐源性脑脓肿。

二、临床表现

1. 急性感染及全身中毒症状　一般发病急,出现发热、畏寒、头痛、恶心、呕吐、乏力、嗜睡或躁动、肌肉酸痛等,检查有颈部抵抗感,Kernig 征及 Brudzinski 征阳性,周围血象增高。

2. 颅内压增高症状　颅内压增高症状可在急性脑炎阶段出现。随着脑脓肿的形成和逐渐增大,症状也进一步加重,出现典型的颅内压增高表现。

3. 局灶定位征　根据脓肿病灶的部位、大小、性质不同,可出现相应的神经定位体征。如累及主侧半球,可出现各种失语。如累及运动、感觉中枢及传导束,则产生对侧不同程度的中枢性偏瘫和偏侧感觉障碍,也可因运动区等受刺激而出现各种癫痫发作。影响视路可出现双眼不同程度的同向对侧偏盲。额叶受累常出现性格改变和记忆力障碍。小脑脓肿常出现水平性眼球震颤、共济失调、强迫头位、Romberg 征阳性等局限性体征。脑干脓肿可出现各种脑神经损伤和长束征等脑干损害特有的复杂征象。罕见的垂体脓肿可出现垂体功能减退等改变,非主侧半球的颞叶和额叶脓肿,则定位征不明显。

4. 危象　当脓肿发展到一定程度可引起脑疝;另一危象是脓肿破溃,脓液进入脑室或蛛网膜下腔,形成急性化脓性脑室炎和脑膜炎。患者常表现突然高热、头痛、昏迷、脑膜刺激征,角弓反张、癫痫等。脑脊液检查可呈脓性脑脊液。

5. 不典型表现　有些患者全身感染症状不明显或没有明确感染史,仅表现脑局部定位征和(或)颅内压增高症状,临床上常误诊为脑瘤等。有些患者仅表现脑膜炎症状。

三、辅助检查

1. 腰椎穿刺和脑脊液检查　炎症急性期,脑脊液细胞数增多,糖和氯化物可正常或减低。脓肿形成时细胞数可减少甚至正常,糖和氯化物也恢复正常,蛋白含量增高。腰椎穿刺可能会诱发脑疝,需谨慎。

2. X 线检查　可发现脓肿原发病灶,如耳源性。

3. 脓腔造影　脓肿腔穿刺注入造影剂,摄 X 线片可了解脓肿大小、范围及确切位置。

4. CT 扫描　可确定脓肿位置、大小、数目、形态。对脓肿不仅有诊断价值,而且还有助于判断手术时机。

5. MRI 检查　脓肿不同时期表现各不相同。

6. 外周血常规　脓腔形成后,外周血白细胞计数多正常或轻度增高。70%～90%的脑脓肿患者红细胞沉降率加快,C 反应蛋白增加。

7. 立体定向脓液穿刺　抽吸和检查脓液,行细菌培养和药敏试验。

四、治疗

1. 急性化脓性脑炎和化脓阶段

(1)抗生素的应用:手术后抗生素的应用不应少于 2 周。必须体温正常、脑脊液和血常规正常后方可停药。

(2)脱水药物的应用:常用脱水药物有 20%甘露醇、呋塞米、利尿酸钠等,用药同时应注意补钾,注意肾功能、酸碱和水及电解质平衡的检查。

(3)激素的应用:在应用抗生素的同时,也可应用肾上腺皮质激素,以改善和调整血-脑屏障的功能,降低毛细血管的通透性,减轻脑脓肿周围的脑水肿。常用激素当前首选地塞米松,每日 10～20 mg,分 1～2 次静脉滴入或肌内注射,视病情可加大剂量。用药时注意检查血糖。

(4)支持疗法和对症处理:注意营养和维生素的补充,注意水、电解质与酸碱平衡的调整。检查肝功能、肾功能状况。病程长、全身情况较差者需适当输全血、血浆和蛋白以改善全身状况,增加抵抗力,为手术创造条件。如有高热,可物理降温;对合并发生癫痫者,应予以抗癫痫药物治疗。预防和治疗其他并发症。

2. 脑脓肿包膜形成阶段　脓肿包膜形成后,应在上述治疗的同时,尽早施行外科手术治疗,根据脓肿的类型、部位、病情及技术、设备等条件,综合分析,选择最佳的手术方式。

五、护理

(一)护理评估

1. 健康史　详细询问病史,多数患者有近期感染史,如慢性中耳炎或鼻旁窦炎的急性发作史,肺或胸腔的化脓性感染或有颅脑外伤史等。

2. 身体状况

(1)病变早期:表现为脑炎、脑膜炎及全身中毒症状,包括胃寒、发热、头痛、呕吐、颈项强直等症状与体征。

(2)脓肿形成后:脑脓肿呈占位性病变,导致颅内压增高,严重者可引起脑疝。脓肿破裂引起急性化脓性脑膜炎或脑室炎,表现为突发性高热、昏迷、全身抽搐、角弓反张,甚至死亡。脑脓肿因脑组织的破坏及脓肿的压迫,常产生局灶性症状,因部位不同而表现各异。如额叶脓肿,常有精神和性格改变,记忆力减退及局部或全身性癫痫等;颞叶脓肿可出现中枢性面瘫、同侧偏盲或感觉性失语等;小脑半球脓肿,可出现共济失调、水平性眼球震颤等症状。

3.心理-社会状况   评估患者及家属的心理状况,了解患者有无焦虑和恐惧心理,了解患者对疾病的认知程度,了解家属对患者的关心和支持程度。

(二)主要护理问题及措施

1.护理诊断

(1)体温过高:与颅内感染有关。

(2)潜在并发症:颅内压增高、脑疝等。

2.护理措施

(1)病情观察:包括意识、瞳孔、生命体征等,发现异常应及时通知医师并协助处理。

(2)控制感染:按医嘱使用有效抗生素,体温正常、血常规和脑脊液正常者可停药。

(3)防止意外发生:避免咳嗽、打喷嚏、用力排便等使颅内压增高的因素,防止颅内压骤升;癫痫和共济失调的患者应注意安全。

(4)加强营养及增强抵抗力:适当补充蛋白质和维生素,维持水、电解质和酸碱平衡,必要时输入营养液、血液或血浆。

(5)引流管的护理

1)引流管置于脓腔中心,引流高度至少低于脓腔 30 cm。

2)保持引流管固定和通畅。

3)每日更换引流袋,严格无菌操作。

4)术后 24 h 方可进行脓腔冲洗,冲洗时先用生理盐水缓慢注入腔内,再轻轻抽出,注意不可加压。冲洗后注入抗生素,然后夹闭引流管 2~4 h。

5)脓腔闭合后及时拔管。

6)心理护理:向患者解释和说明疾病相关的问题,给予心理支持。

六、健康教育

及时治疗中耳炎、鼻窦炎等各种感染,加强营养,增强抵抗力,防止疾病的发生。指导脑功能的康复训练,加强运动和语言等功能的康复训练。出院后病情随访,出现颅内压增高症状时应及时复诊。

第六节 脑 积 水

脑积水是由于各种原因引起的脑脊液分泌过多,循环受阻或吸收障碍而导致脑脊液在脑室系统和(或)蛛网膜下腔聚集,使脑室扩大、脑实质相应减少的一种疾病,临床上多伴有颅内压升高。脑积水总发病率不详,在新生儿中发病率为 0.3%～0.4%,在婴幼儿中脑积水作为单一先天性疾病发病率为 0.09%～0.15%,伴有脊柱裂和脊膜膨出者中,脑积水的发病率为 0.13%～0.29%。获得性(后天性)脑积水有各种明确病因,其发生率因病因不同而各异。

一、病因

引起脑积水的原因很多,可分为脑脊液分泌过多、循环受阻、吸收障碍或三者均有,具体如下。

1. 脑脊液分泌过多　脑室内脉络丛乳头状瘤或癌以及脉络丛增生者。

2. 脑脊液吸收障碍性脑积水

(1)脑脊液吸收功能障碍:多因颅内感染、外伤、蛛网膜下腔出血等造成蛛网膜粘连,使局部发生闭塞,脑脊液吸收受阻。

(2)脑脊液成分改变或浓缩:如先天性肿瘤。

(3)蛛网膜颗粒发育不良、脑池发育不良和静脉窦闭塞。

3. 循环受阻

(1)先天性畸形:中脑水管狭窄或闭塞、Dandy-Walker 综合征、小脑扁桃体下疝畸形、颅底凹陷、X 染色体连锁隐性遗传等。

(2)炎症或出血:各种脑膜炎、外伤、手术、高血压脑出血、脑动脉瘤或脑血管畸形破裂出血等引起的颅内出血。

(3)颅内占位性病变:如肿瘤、寄生虫、囊肿等。

二、临床表现

脑积水在成人和儿童临床表现上有所不同,具体如下。

1. 成人脑积水

(1)颅内压增高时表现为头痛、恶心、呕吐、共济失调和视物模糊等症状。头痛部位以双颞侧最常见,在用力、卧位后或晨起头痛加重。呕吐时常伴有剧烈头痛而与头部位置无关,呕吐后头痛症状可有所缓解。

(2)颅内压正常时表现为步态不稳、记忆力障碍和尿失禁。症状呈进行性发展,部分患者表现为行为改变、癫痫或帕金森综合征。

2. 儿童脑积水

(1)一般体征:大头、前囟饱满、头皮变薄、头顶叩诊呈“破罐音”,患儿易激惹,出现持续高调哭泣音。

(2)神经系统:双眼球出现日落现象,并伴有麻痹、震颤、共济失调、四肢肌张力增高、轻瘫等症状。

三、辅助检查

CT 或 MRI 不仅能够发现是否有脑积水,而且还能确定脑积水的程度、判断脑积水的原因以及脑积水的类型,为下一步临床治疗提供依据。高压力性脑积水的 CT 或 MRI 表现为脑室系统扩大,伴间质水肿。

四、治疗

高压力性脑积水以手术治疗为主,目前常用手术方式有以下几种。

1. 脑室体外引流术　是治疗急性梗阻性脑积水应急措施,在不能明确病因或进行病因治疗时,脑室体外引流术可以迅速缓解脑积水引起的各种症状、体征,尤其是对脑积水引起严重颅内压增高甚至发生脑疝或昏迷时,脑室体外引流术可作为紧急减压抢救措施,为进一步检查治疗赢得时间。一般引流管保留 3～7 d。结合治疗方案,可彻底解除脑积水病因或症状。

2. 颅内分流术　适用于梗阻性脑积水,对交通性脑积水无效。常用方法有第三脑室造口术和脑室-脑池分流术。前者现多在脑室镜下进行,后者又称 Torkildsen 分流术,最适用于良性中脑导水管狭窄或阻塞、第三脑室后部肿瘤如松果体瘤引起的脑积水患者。

3. 中脑导水管疏通术　主要适用于炎性反应引起的中脑导水管粘连狭窄者。理论上,重建脑脊液循环通路是治疗这类患者最理想的方法,但是由于实际施行中手术风险较大,开展较少。

4. 脑室-腹腔分流术　是将一组带单向阀门的分流装置置入体内,将脑脊液从脑室系统分流到腹腔内吸收。脑室-腹腔分流术适用于各种类型的脑积水。本手术方法简单、有效、安全,是目前最常见的手术方式。

5. 其他手术方法　有脑室-心房分流术、脑室-矢状窦分流术、腰蛛网膜下腔-肾脂肪囊分流术等多种方法,临床上多在上述手术方法失败时或不能应用上述方法时才考虑采用。近年来,神经内镜下手术治疗脑积水再次兴起。

五、护理

(一)护理评估
1. 评估患者意识、瞳孔、生命体征。
2. 评估头围。
3. 观察有无头痛、恶心、呕吐等颅内压增高症状。
4. 观察呼吸的频率、节律及是否呼吸困难。
5. 测量体温,有无发热、感染等征象。

(二)主要护理问题及措施
1. 护理问题
(1)潜在并发症:颅内压增高、感染、癫痫、颅内低压、颅内出血等。
(2)有窒息的危险:与意识障碍及抽搐有关。
(3)意识障碍:与脑积水病情进展有关。
(4)有感染的风险:与手术有关。
(5)生长发育改变:与脑积水病变所致有关。

（6）焦虑：与疾病和手术有关。

2.护理措施

（1）一般护理措施

1）密切注意生命体征、神志、瞳孔变化，及早发现脑疝的形成，积极配合抢救。

2）呕吐严重时补充各种营养，保证患者每日入量，防止发生脱水、电解质失衡，必要时遵医嘱给予适量的镇吐药。

3）出现癫痫发作时按癫痫护理常规护理。

4）视力下降的患者，护士应协助做好各项生活护理，保持病房地面清洁、干燥，防止发生外伤。

5）脑积水患儿的头部应给予适当支持，以防颈部受伤。

6）脑积水患儿年龄普遍偏小，生活尚不能自理，无法正常沟通，患儿到陌生环境易出现恐惧心理，护理人员应根据不同年龄段患儿进行针对性护理，使其适应陌生环境，分散注意力以消除紧张情绪。对于年龄较小患儿采用肢体语言给予安慰，比如轻抚后背、诱哄等；对于年龄偏大患儿采用语言沟通方式进行心理护理干预，以温柔、亲切的语气拉近关系，产生信任感；对于年龄更大些患儿，采用鼓励式语气沟通，提供安全感和支持，为其讲解疾病知识和治疗关键性，采用图片与文字相结合形式，简单易懂。

（2）脑室腹腔分流术护理

1）术前护理：①按一般护理。②心理护理。主动向患者解释疾病的性质及危害性、手术的必要性，向患者介绍手术医师情况，减轻恐惧及疑虑，使其身心处于最佳状态下接受手术。③术前备皮。术前1周之内患儿头皮和颈部静脉禁止穿刺，颈部、腹部、脐部做好清洁工作。在术前1d头部备皮要求顶结节以下、内侧到中线范围即可，男患者可选择剃全头。胸部由锁骨上部到耻骨联合，两侧到腋后线，包括同侧上臂上1/3和腋窝部。为保护头皮可戴一次性帽子，手术前一晚医师在患儿头部做好手术部位标记并戴上手圈，手术当天早晨需对头皮进行消毒。由于术后需要对头围进行比较，因此术前需对头围进行测量，检查皮肤有无感染现象。④术前8～10 h禁食水，交叉配血。

2）术中护理：患者进入手术室后，快速建立两条静脉通道，指导患者摆好手术体位，并协助麻醉医师完成麻醉。术中及时调整灯光，准确、无误地传递手术器械等。术中对患者的生命体征、出血情况进行密切关注，手术结束后对物品进行清点，将气管插管拔出。

3）术后护理：①病情观察。严密监测各项生命指标变化，如脉搏、心率和血压等，观察呼吸是否顺畅、囟门张力和瞳孔变化等。由于患儿年龄小，无法准确表达自己感受，造成交流障碍，医护人员通过观察动作及神态异常判断病情变化。如果发现以上特征出现异常应立即报告医师并配合处理。②体位护理。患儿术后由于麻醉未完全消退处于昏睡状态，为使呼吸道保持通畅取平卧位。由于施行手术的患儿在坐位和站立时颅内压下降幅度大，头部遇到轻微外伤便可导致撕裂出血。待患者清醒后，术后3 d内均取卧位，并需要适当抬高患者床头以促进头部静脉的回流。哺乳期患儿在进行母乳喂养时需2人合作对患儿进行翻身，动作要缓慢，避免晃动头部，同时需防止患儿哭闹对头部造成震动。③分流管护理。保持分流管畅通，术后2 h内需要护理人员对分流阀门做定时按压，通常每间隔 3 h 按压 1 次,每次按压 4~6 下,护士及时巡视病房,确保分流管处于畅通工作状态。④饮食指导。术后恢复排气后指导患者合理进食,从流质食物逐渐向半流质食物、软食、普食过渡,以富含蛋白质、热量和纤维素的食物为主,少食多餐。同时指导患者进行适当的活动。如是儿童患者应及时喂奶。⑤伤口护理。密切观察病情,定时换药,保持伤口敷料清洁、干燥,如伤口敷料浸湿应及时更换敷料。如患者手术伤口有渗液、渗血情况,应立即报告医师并配合处理。⑥保持呼吸道通畅,遵医嘱给予氧气吸入。昏迷患者定时吸痰,及时清除呼吸道分泌物,防止吸入性肺炎,预防肺部感染。⑦并发症观察。脑室-腹腔分流术适用于各种类型的脑积水。由于本手术方法简单、有效、安全,是目前最常见的手术方式,常见并发症有分流管阻塞、感染、消化道症状、脑室及脑内出血、腹腔脏器损伤、硬脑膜下积液或血肿等。护理上,观察有无脉搏缓慢无力、呼吸快而不规则、头痛、呕吐、血压升高、一侧瞳孔散大等颅内压升高症状。如有颅内压增高症状应立即告知医师并配合处理,防止颅内血肿形成、引流管堵塞等导致脑疝。观察周围皮肤,如有溃疡或脑脊液外漏,应及时报告医师进行处理。观察有无腹部疼痛或腹部不适。腹腔分流术后可能会出现腹胀、腹痛、恶心、呕吐或食欲下降等消化道症状。

六、健康教育

1. 由于患者终身带管,出院前由医师教会患者挤压引流管按压阀门的方法,即缓慢压下阀门后迅速放开,以保持分流管通畅。

2. 注意保持心情舒畅,保护伤口及避免分流管区受压和过度扭动,以免拉断、拉脱分流管,半年内不能参加重体力劳动和运动。

3. 观察伤口,如出现不适症状如伤口红肿、渗液等应及时就诊。

4. 交代患者如出现头痛、呕吐等颅内压增高表现,即按压阀门促进脑脊液分流,如按此处理后症状仍未缓解,应及时来院就诊。

5. 注意饮食合理搭配,适当增加营养,多食高蛋白及含维生素丰富的食物,如肉类、蛋类、鱼、水果及各种新鲜蔬菜,多饮水。

6. 如有持续高热、腹痛、头痛等,应立即就诊,防止发生腹腔或颅内感染。

参 考 文 献

[1] 吕传真,周良辅. 实用神经病学. 4 版. 上海:上海科学技术出版社,2013.

[2] 沈梅芬. 神经系统疾病护理实践手册. 北京:清华大学出版社,2015.

[3] Ruigrok Y,Klun CJM,Genetics ofneurysms and anteriovenous malformations//Mohr JR. Stroke. 5th ed. Philadephia,PA:Elsevier,Saunders,2011.

[4] 肖书萍,陈东萍,熊斌. 介入治疗与护理. 3 版. 北京:中国协和医科大学出版社,2018.

[5] 李乐之,路潜. 外科护理学. 5 版. 北京:人民卫生出版社,2013.

[6] 辛丽莉. 96 例脑积水护理分析. 实用临床护理学电子杂志,2018,3(33):98,104.

[7] 王忠诚. 神经外科学. 武汉:湖北科学技术出版社,2005.

[8] 格林伯格. 神经外科手册. 南京:江苏凤凰科学技术出版社,2017.

[9]　刘玉光,魏奉才,赵生田.神经外科速查丛书,济南:山东科学技术出版社,2012.

[10]　路潜,韩斌如.外科护理学.北京:北京大学医学出版社,2000.

[11]　熊云新,叶国英.外科护理学.北京:人民卫生出版社,2017.

[12]　常荣芳.重度脑挫裂伤患者并发症的预防及护理.中西医结合心血管病电子杂志,2018,6(17):129-130.

[13]　吴欣娟,马玉芬,张毅,等.神经外科重症护理管理手册.北京:人民卫生出版社,2017.

[14]　尚姗姗.全面优质护理在小儿脑积水行脑室-腹腔分流术治疗中的应用.全科护理,2019,17(13):1570-1572.

[15]　闵礼红.脑室腹腔分流术治疗脑积水患者围手术期的护理措施研究.实用临床护理学电子杂志,2019,4(8):81-83.

第4章

中枢神经系统炎症性疾病患者的护理

第一节 单纯疱疹脑炎

单纯疱疹脑炎(herpes simplex encephalitis,HSE)是由单纯疱疹病毒(herpes simplex virus,HSV)感染引起的一种急性中枢神经系统感染性疾病,病变主要侵犯颞叶、额叶和边缘系统,引起脑组织出血性坏死和(或)变态反应性脑损害,也被称为急性坏死性脑炎或出血性脑炎。该病可见于任何年龄,无明显性别差异,且发病无季节性。HSE 是最常见的中枢神经系统感染性疾病,占所有脑炎的 5%~20%,占病毒性脑炎的 20%~68%。国外 HSE 发病率为(4~8)/10 万,患病率为 10/10 万,国内尚缺乏准确的流行病学资料;本病在 20 世纪 70 年代前,病死率较高,20 世纪 90 年代后,抗病毒药阿昔洛韦的广泛应用使该病的病死率明显下降。

一、病因

HSE 由 HSV 感染引起。HSV 是一种嗜神经性 DNA 病毒,有两种血清型,即 HSV-1 和 HSV-2。患者和健康携带者是主要传染源,HSV-1 主要通过密切接触或飞沫传播;HSV-2 主要通过性接触或母婴传播。人类约 90% HSE 由 HSV-1 引起,仅约 10% 由 HSV-2 所致。

二、临床表现

任何年龄均可发病,HSV-1 引起的 HSE 发病无季节性、地区性和性别差异,HSV-2 引起的 HSE 多见于 1 岁以下的婴儿。HSE 急性起病,病程长短不一,为数日至 1~2 个月,25% 的患者有口唇疱疹病史。其临床特点如下。

1. 前驱症状 原发感染的潜伏期为 2~21 d,平均 6 d,前驱期可有发热(38~40℃)、咽痛、咳嗽、恶心、呕吐、肌痛、疲乏及全身不适等上呼吸道感染症状,一般不超过 2 周。

2. 首发症状 多突出表现为精神行为异常和人格改变,如错觉、虚构、懒散、情感淡漠、缄默、幼稚、行为冲动或怪异、幻觉、妄想等,部分患者可因精神行为异常为首发或唯一症状而就诊于精神科,其后认知功能障碍较常见,主要表现为反应迟钝、记忆力下降、定向力障碍及内省力缺乏等。

3. 神经功能受损 患者可出现不同程度的神经功能受损表现,如偏瘫、偏盲、眼肌麻痹、共济失调等,局灶性症状两侧多不对称;亦可有多种形式的锥体外系表现,如扭转、手足徐动或舞蹈样多动。

4. 癫痫发作　约 1/3 患者可出现部分性或全身性癫痫发作,部分患者可表现为不同形式的自动症(如咂嘴、咀嚼、吞咽、舔舌、流涎等),重症患者可呈癫痫持续状态。

5. 颅内压升高的表现　如头痛、恶心、呕吐,严重者可出现脑疝。

6. 意识障碍　患者可出现不同程度的意识障碍,表现为意识模糊、嗜睡、昏迷,或者表现为去皮质或去大脑强直状态。

7. 体征　主要表现为高级智力和精神行为障碍,可有局灶性神经系统体征及轻度脑膜刺激征。

三、辅助检查

1. 一般临床检查　血常规检查和脑电图检查。

2. 影像学检查　头颅 CT 和 MRI。

3. 脑脊液检查　脑脊液常规和病原学检查。

4. 脑组织活检　光镜、电镜检查。

四、治疗

早期诊断和治疗是降低本病死亡率的关键。

1. 抗病毒治疗　及早、足量、足疗程应用抗病毒药物,包括阿昔洛韦、更昔洛韦等。

2. 免疫治疗　应用糖皮质激素抑制神经炎症反应,对严重脑水肿不适于腰椎穿刺患者酌情使用。

3. 对症支持治疗　主要给予降温、降颅内压、抗癫痫、镇静、维持水和电解质平衡、防止并发症等措施。

五、护理

(一)护理评估

1. 观察意识、瞳孔、血压、呼吸等变化,判断有无颅内高压或脑疝形成。

2. 观察患者有无注意力不集中、表情呆滞、情感淡漠、幻觉、妄想等精神症状。

3. 观察患者有无癫痫发作等神经功能缺损症状。

4. 检查患者的肌力、肌张力及视野,观察随意运动及语言交流能力。

5. 了解患者起病时间,起病前有无感染的征象。

6. 观察患者的唇、鼻、面颊及外生殖器有无局限性成簇小水疱,询问近 10 d 与上述症状者之间的密切接触史。

7. 了解患者及家属对疾病的认识、心理状况及社会支持系统。

(二)主要护理问题及措施

1. 护理问题

(1)体温过高:与单纯疱疹病毒感染影响体温中枢调节功能有关。

(2)意识障碍:与脑实质炎症有关。

(3)舒适的改变：与感染引起的全身感染中毒症状有关。

(4)躯体移动障碍：与患者意识状态有关。

(5)语言沟通障碍：与脑部病变引起的失语、精神障碍有关。

(6)营养失调：低于机体需要量，与高热、吞咽困难、脑膜刺激征所致的入量不足有关。

(7)有受伤的危险：与脑部病变引起的肢体力弱、偏瘫、共济失调、精神障碍、癫痫发作有关。

(8)有皮肤完整性受损的危险：与昏迷、抽搐有关。

(9)思维过程改变：与脑部损伤所致的智力改变、精神障碍有关。

(10)潜在并发症：颅内压增高与颅内感染有关。

2. 护理措施

(1)一般护理措施

1)休息与体位：急性期患者应卧床休息，可适当抬高床头 30°～45°，膝关节下垫一软枕使腿屈曲或两腿伸直，提高患者舒适度；在餐前和餐后 1 h 内抬高头部；昏迷患者头偏向一侧，避免呕吐导致误吸、窒息；有明显颅内高压的患者，应抬高床头 10°～15°，以减轻脑水肿、改善头部血液供应；瘫痪患者注意瘫痪肢体的良肢位摆放，每 2 小时更换体位 1 次，指导患者做各种关节的主动活动和被动活动，以防止关节挛缩；有精神症状的患者休息时应加床档保护，起居活动时应随时有人在旁看护，协助完成日常生活的照顾。

2)饮食护理：给予高热量、高蛋白、富含维生素、易消化的饮食，多饮水，保证机体对能量的需求。若有精神症状的患者，可提供安全的进餐用具，协助进餐；有吞咽困难或昏迷不能进食的患者，遵医嘱给予鼻饲或肠外营养；恢复期应逐渐增加高营养、高热量饮食。

3)病情观察：①严密观察患者意识、瞳孔及生命体征的变化，结合其伴随症状，正确判断、准确识别因智力障碍引起的表情呆滞、反应迟钝，或因失语造成的不能应答，或因高热引起的精神萎靡，或因颅内压高所致脑疝引起的嗜睡、昏睡、昏迷，应及时并准确地反馈给医师，以利于患者得到恰当的救治；②评估患者头痛的性质、程度及规律，恶心、呕吐等症状是否加重，按时给予脱水降颅内压的药物，防止脑疝的发生；③注意补充液体，准确记录24 h 出入量，防止低血容量性休克而加重脑缺氧；④定时翻身、叩背、吸痰，及时清理口鼻呼吸道分泌物，保持呼吸道通畅，防止肺部感染；⑤给予鼻导管吸氧或储氧面罩吸氧，保证脑组织氧的供给，降低脑组织氧代谢；⑥避免噪声、强光刺激，减少癫痫发作，减少脑组织损伤，维护患者意识的最佳状态。⑦癫痫发作及癫痫持续状态的护理详见第 9 章第一节。

(2)高热的护理：护士应清楚体温过高的隐患，监测体温，每 4 小时 1 次；必要时监测白细胞计数；指导患者摄取足量的液体(至少 2000 ml/d)；遵医嘱给予物理降温及药物降温，观察降温效果并记录；做好口腔护理，每天 2 次以上；严格遵医嘱给予抗病毒的药物，保证药物浓度。

(3)颅内高压的护理：应密切观察患者意识、瞳孔及生命体征变化，并询问患者是否有不适主诉，及时发现脑疝先兆，并立即报告医师，遵医嘱给予脱水药物。

(4)精神症状的护理

1)密切观察患者的行为，每天主动与患者交谈，关心其情绪，及时发现有无暴力行为和自杀倾向。

2)减少环境刺激,避免引起患者恐惧。

3)保证环境安全,剪短指甲,加用床档,移除床旁热水瓶、利器等危险物品。

4)注意与患者沟通交流和护理操作技巧,减少不良语言和护理行为的刺激,避免意外事件的发生。①在与患者接触时保持安全距离,以防有暴力行为患者的伤害;②在与患者交流时注意表情,声音要低,语速要慢,增加患者对护士的信任;③运用顺应性语言劝解患者接受治疗、护理,当患者焦虑或拒绝时,除特殊情况外,可等其情绪稳定后再处理;④每天集中进行护理操作,避免反复的操作引起患者的反感或激惹患者;⑤当遇到患者有暴力行为的倾向时,要保持沉着、冷静的态度,切勿大叫,以免使患者受到惊吓后产生恐惧,引发攻击行为而伤害他人。

5)当患者烦躁不安或暴力行为不可控时,及时给予适当约束,以协助患者缓和情绪,减轻或避免意外事件的发生。约束患者时应注意以下几点:①约束患者前一定要向患者家属讲明约束的必要性,医师病程记录和护理记录上要详细记录,在患者情绪稳定的情况下也应向家属讲明约束原因;②约束带应固定在患者手不可触及的地方。约束时注意患者肢体的姿势,维持肢体处于功能性位置,约束带松紧度适宜,注意观察被约束肢体的肤色和活动度;③长时间约束至少每 2 小时松解约束 5 min,必要时改变患者体位,协助肢体被动运动,若患者情况不允许,则每隔一段时间轮流松绑肢体;④患者在约束期间有家属或专人陪伴,定时巡视病房,并保证患者在护理人员的视线之内。

6)注意用药安全,严格执行服药到口。

(5)功能障碍的护理:对于运动和感觉障碍的患者,要维持患者的皮肤完整性,不出现破损、烧伤或压疮,评估危险因素和皮肤完整性的变化,视患者的具体情况制订翻身计划并具体落实;对于失语的患者,应评估其失语的类型,建立交流方式以达到有效沟通;对于视力障碍、共济失调的患者,应详细介绍住院环境,移去周围危险物品,夜间休息时加床挡保护。另外,护士应有针对性指导患者进行运动、语言等功能训练,促进功能康复。

(6)用药护理:护士应遵医嘱按时给予抗病毒及免疫治疗,并告知患者药物作用及用法,指导患者正确用药,注意观察用药后反应,发现问题及时与医师沟通,并采取相应措施。应用抗病毒药阿昔洛韦,应注意随时观察有无恶心呕吐、谵妄、震颤、皮疹、血尿、血清转氨酶暂时性增高等不良反应。应用糖皮质激素期间应监测患者的血常规、血糖变化,注意倾听患者有无主诉心悸、出汗等不适,观察有无精神异常,用药同时预防感冒,防止交叉感染。应用脱水药物应保证药物准确、准时、快速静脉滴注,注意观察其皮肤弹性及颜色变化,准确记录出入量。

(7)心理护理:护士应主动向患者家属介绍疾病的有关知识,特别是对有精神症状的患者家属,以获得更多的社会支持;定时探视患者,态度和蔼,语言亲切;不在患者面前谈论病情及其他不利于患者病情恢复的事情。

六、健康教育

1. 合理安排作息时间,生活规律,保持良好的心理状态。

2. 加强体育锻炼,合理饮食,提高机体免疫力。

3. 养成良好的个人卫生习惯,预防感冒,避免受凉。

4. 遵医嘱按时服药,观察用药反应,定期随诊。

5. 伴有运动障碍或语言障碍的患者,在康复师指导下进行肢体或语言功能锻炼。

6. 有精神症状者,外出活动必须有家人陪同,并佩戴注明姓名、疾病名称、家庭住址及电话号码的卡片。

第二节　病毒性脑膜炎

病毒性脑膜炎(viral meningitis)是指由各种嗜神经的病毒感染引起的软脑膜及软脊膜急性炎症性疾病。临床以发热、头痛和脑膜刺激征为主要表现。本病病程一般较短,并发症少,多呈良性过程,偶有小规模流行。

一、病因

85%～95%的病毒性脑膜炎由肠道病毒引起。该病毒属于微小核糖核酸病毒科,有60多个不同亚型,包括柯萨奇病毒 A 和 B、艾柯病毒、脊髓灰质炎病毒等。主要经粪-口途径传播,呼吸道途径少见,气候温暖的夏、秋季最为活跃,热带和亚热带地区终年保持高发病率。

二、临床表现

通常急性或亚急性起病,任何年龄段均可发病,青少年常见,病程在儿童常超过 1 周,成人可持续 2 周或更长。

1. 全身症状　发热、畏光、肌痛、食欲缺乏、腹泻及全身乏力等,体温一般不超过 40℃。

2. 头痛　部分患者表现为头痛,甚至剧烈头痛,部位多在额部或眶后,并伴有恶心、呕吐。

3. 特异性表现　可因患者的年龄、免疫状态和病毒种类及亚型的不同而异。如幼儿可出现发热、呕吐、皮疹等症状,而脑膜刺激征轻微甚至缺如;非特异性皮疹常见于埃可病毒 9 型脑膜炎;手-足-口综合征常发生于肠道病毒 71 型脑膜炎。

4. 体征　神经系统检查除发现轻度颈项强直、Kernig 征阳性外,一般无其他神经系统阳性体征,如患者有局灶神经功能障碍或癫痫发作、病理征阳性等,需要考虑合并脑实质受累。

三、辅助检查

1. 脑脊液检查。

2. 影像学检查:头颅 CT 或 MRI 检查。

3. 病原学检测:病毒抗体检测、脑脊液病毒培养和多聚酶链反应(PCR)。

四、治疗

本病是一种自限性疾病,主要是对症支持治疗和防治并发症。

1. 对症支持治疗　包括颅内压增高引起的头痛,可适当给予脱水药物治疗,必要时可加用镇痛药;加强营养,维持水和电解质平衡等。

2. 抗病毒治疗　酌情给予抗病毒药物缩短病程。目前针对肠道病毒感染临床上使用或试验性使用的药物有血清免疫球蛋白和抗微小核糖核酸病毒药物普来可那立(ple-conaril),但两者的临床获益证据仍有限,有待于进一步研究支持。

五、护理

(一)护理评估

1. 观察患者意识及生命体征(尤其是体温)变化。

2. 观察患者有无食欲缺乏、乏力、皮疹等全身症状。

3. 观察患者有无头痛、呕吐、脑膜刺激征等病情变化。

4. 了解患者发病前是否有发热及呼吸道、消化道感染史。

5. 了解患者对疾病的认识及心理状况。

(二)主要护理问题及措施

1. 护理问题

(1)体温过高:与病毒感染有关。

(2)意识障碍:与高热、颅内压升高引起的脑膜刺激征及脑疝形成有关。

(3)舒适的改变:与体温过高、头痛有关。

(4)有受伤的危险:与脑部皮质损伤引起的癫痫发作有关。

(5)营养失调:低于机体需要量,与高热、脑膜刺激征所致的入量不足有关。

(6)潜在并发症:脑疝与脑水肿产生颅内压增高有关。

2. 护理措施

(1)高热的护理

1)注意观察患者发热的热型及相伴全身中毒症状的程度,根据体温高低定时监测其变化,并给予相应的护理。

2)患者在寒战期应及时给予增加衣被保暖;在高热期则给予减少衣被,增加其散热。患者的内衣以棉制品为宜,且不宜过紧,应勤洗勤换。

3)在患者头部、颈部、腋窝、腹股沟等大血管走行处放置冰袋,及时给予物理降温,30 min 后测量降温后的效果。当物理降温无效、患者持续高热时,遵医嘱给予降温药物。给予药物降温后特别是有昏迷的患者,要观察其神志、瞳孔、呼吸、血压的变化。

4)做好生活护理,保证患者口腔、头发、手足、皮肤、会阴及床单位清洁,促进身体舒适,避免感染。

5)患者的饮食应以清淡为宜,给予细软、易消化、高热量、高维生素、高蛋白、低脂肪饮食。鼓励患者多饮水、多吃水果和蔬菜。意识障碍、不能经口进食者及时给予鼻饲。保证摄入足够的液体量。

6)保持病室安静、舒适,空气新鲜,调节室温 18～22 ℃,湿度 50％～60％ 为宜。避免噪声,以免加重患者因发热引起的躁动不安、头痛及精神方面的不适感。降低室内光线亮度或给患者戴眼罩,减轻因光线刺激引起的燥热感。

(2)病情观察:严密观察患者意识、瞳孔及生命体征的变化,及时准确地报告给医师,积极配合治疗,给予降颅内压的药物,减轻脑水肿引起的头痛、恶心、呕吐等,防止脑疝的发生。保持呼吸道通畅,及时清理口、鼻、呼吸道分泌物,定时翻身、叩背,防止肺部感染。

(3)头痛的护理:评估患者头痛的性质、程度及规律,恶心、呕吐等症状是否加重。患者头痛时指导其卧床休息,改变体位时动作要缓慢,讲解减轻头痛的方法,如深呼吸、倾听音乐、引导式想象等。

(4)用药护理:①遵医嘱使用抗病毒药物,静脉给药注意保持静脉通路通畅,做好药物不良反应宣教,注意观察患者有无谵妄、震颤、皮疹、血尿,定期抽血监测肝功能和肾功能;②使用甘露醇等脱水降颅内压的药物,应保证输液快速滴注,并观察皮肤情况,药液有无外渗,准确记录出入量;③使用镇静、抗癫痫药物,要观察药效及药物不良反应;④使用退热药物,注意及时补充水分,观察血压情况,预防休克。

(5)心理护理:要做好患者心理护理,介绍有关疾病知识,鼓励患者配合医护人员的治疗,树立战胜疾病的信心,减轻恐惧、焦虑、抑郁等不良情绪,促进疾病康复。协助患者家属做好患者的生活护理,减少家属的焦虑。

六、健康教育

1. 指导患者和家属养成良好的卫生习惯,保持情绪稳定。
2. 加强体质锻炼,合理饮食,增强抵抗疾病的能力。
3. 注意休息,保证充足睡眠,避免受凉、淋雨,预防感冒。
4. 春、夏季节流行期间,避免到公共场所。
5. 指导患者按时服药,定期复查。

第三节 化脓性脑膜炎

化脓性脑膜炎(purulent meningitis)是由中枢神经系统常见的化脓性细菌感染引起的急性脑和脊髓的软脑膜、软脊膜、蛛网膜及脑脊液的炎症,常合并化脓性脑炎或脑脓肿,是一种极为严重的颅内感染性疾病。婴幼儿、儿童和老年人更易患病。

一、病因

化脓性脑膜炎最常见的致病菌是脑膜炎双球菌、肺炎球菌和流感嗜血菌 B 型,这 3 种细菌引起的脑膜炎占化脓性脑膜炎的 80％ 以上。其次为金黄色葡萄球菌、链球菌、大肠埃希菌、变形杆菌、厌氧杆菌、沙门菌、铜绿假单胞杆菌等。近年来随着疫苗的接种,化脓性脑膜炎的流行病学已发生很大变化,肺炎球菌上升至美国和欧洲排名第一的致病菌。我国由于脑膜炎双球菌疫苗的广泛应用,脑膜炎双球菌脑膜炎在我国的发病率已明显下降。

引起化脓性脑膜炎的途径有以下几种:①血行感染,继发于菌血症或身体其他部位化脓性病灶;②邻近病灶直接侵犯,如中耳炎或鼻窦炎、颅骨骨髓炎、开放性脑外伤、颅骨骨折或先天性窦道如神经管闭合不全等;③颅内病灶直接蔓延,如脑脓肿破入蛛网膜下腔或脑室;④医源性感染,见于脑脊液引流、脑外科术后等。

二、临床表现

多呈暴发性或急性起病,各种细菌感染引起的化脓性脑膜炎临床表现类似,主要如下。

1. 感染症状　发热、寒战或上呼吸道感染症状等。

2. 颅内压增高　表现为剧烈头痛、呕吐、意识障碍等。

3. 脑膜刺激征　表现为颈项强直、Kernig 征和 Brudzinski 征阳性。腰椎穿刺检测颅内压明显升高,但新生儿、老年人或昏迷患者脑膜刺激征常不明显。

4. 局灶症状　部分患者可出现局灶性神经功能损害,如癫痫、偏瘫、失语等。

5. 其他症状　部分患者有比较特殊的临床特征,如脑膜炎双球菌脑膜炎(又称流行性脑脊髓膜炎)菌血症时出现的出血性皮疹,开始为弥散性红色斑丘疹,迅速转变成皮肤瘀点、瘀斑,主要见于躯干、下肢、黏膜以及结膜,偶见于手掌及足底。

三、分型

临床上按病情及表现分为以下 3 型:

1. 普通型　占 90%,急性起病,上呼吸道感染症状,如咽痛、流涕,进入败血症期后出现高热、畏寒、寒战。70% 的患者皮肤黏膜出现暗红色或紫红色大小不等、分布不匀的瘀点、瘀斑。

2. 暴发型　此型多见于儿童,病情凶猛,如不及时抢救可于 24 h 内死亡。常高热、头痛、呕吐、意识障碍、时有惊厥、少尿或无尿。脑实质损害患者迅速进入昏迷,惊厥频繁、肢体偏瘫、血压高、一侧瞳孔散大、对光反射消失,眼球固定并很快出现呼吸衰竭而死亡。此型又分为暴发休克型和暴发脑炎型。

3. 轻型　仅出现皮肤黏膜出血点,涂片染色可发现病原菌,此型多见于儿童。

四、辅助检查

1. 一般临床检查　血常规、血培养、咽拭子培养、瘀点涂片等。

2. 脑脊液检查　脑脊液常规、生化和细菌学检查。

3. 影像学检查　头颅 CT 和 MRI。

4. 脑电图检查。

五、治疗

1. 病原学治疗　及早使用抗生素,通常在确定病原菌之前使用广谱抗生素,若明确病原菌则应选用对病原菌敏感的抗生素,并足量、足疗程给药。未确定病原菌时,第三代头孢的头孢曲松或头孢噻肟常作为化脓性脑膜炎的首选用药,也可选用美罗培南。

2. 对症支持治疗　包括糖皮质激素的应用;颅内压增高者给予甘露醇脱水降颅内压;高热者给予物理降温或遵医嘱使用退热药;惊厥者给予抗癫痫药物;化脓性脑膜炎易发生低钠血症,应注意水和电解质平衡。

六、护理

(一)护理评估

1. 观察患者意识、瞳孔、生命体征变化。

2. 观察患者有无突发的剧烈头痛、恶心、呕吐等颅内压增高症状。

3. 有无癫痫、偏瘫、失语等局灶性神经功能损害。

4. 了解患者发病前是否有上呼吸道感染史。

5. 了解患者对疾病的认识及心理状况。

(二)主要护理问题及措施

1. 护理问题

(1)体温过高:与颅内细菌感染有关。

(2)头痛:与颅内感染有关。

(3)营养失调:低于机体需要量,与反复呕吐及摄入不足有关。

(4)躯体活动障碍:与神经功能损害所致的偏瘫有关。

(5)有皮肤完整性受损的危险:与散在的皮肤瘀点有关。

(6)有受伤的危险:与惊厥发作有关。

(7)焦虑:与担心疾病预后有关。

(8)潜在并发症:脑疝与颅内压增高有关。

2. 护理措施

(1)一般护理

1)环境:保持病室安静,经常通风,用窗帘适当遮挡窗户,避免强光对患者的刺激,减少患者家属探视。

2)饮食:给予高热量、清淡、易消化且富含营养的流质或半流质饮食,多吃新鲜水果和蔬菜,少食多餐。意识障碍的患者给予鼻饲饮食或肠外营养,保证患者摄入足够的热量。

3)基础护理:给予口腔护理,保持口腔清洁,减少因发热、呕吐等引起的口腔不适。加强皮肤护理,保持皮肤清洁、干燥,特别是皮肤有瘀点、瘀斑时避免搔抓破溃。

(2)病情观察:加强巡视,密切观察患者的意识、瞳孔、生命体征及皮肤瘀点、瘀斑的变化,婴儿应注意观察囟门。发热、头痛可用物理降温或遵医嘱服用解热镇痛药;烦躁、惊厥患者要加床栏保护患者,防止坠床,酌情给予镇静药。若患者意识障碍加重、呼吸节律不规则、双侧瞳孔不等大、对光反射迟钝、躁动不安等,提示脑疝的发生,应立即通知医师并配合抢救。

(3)用药护理

1)抗生素:给予抗生素皮试前,询问有无过敏史。用药期间监测患者的血常规、血培养等检查结果,了解患者有无不适主诉。

2)脱水药:保证药物按时、准确静脉滴注,注意观察患者的反应及皮肤颜色、弹性的变化,注意监测肾功能。避免药液外渗,如有外渗,可用硫酸镁湿热敷。

3)糖皮质激素:严格遵医嘱用药,保证用药时间、剂量的准确,不可随意增减药量,询问患者有无心悸、出汗等不适主诉;用药期间监测患者的血常规、血糖变化;注意保暖,预防交叉感染。

(4)高热的护理:同本章第二节护理措施中"高热的护理"。

(5)抽搐的护理:抽搐发作时,应立即松开衣领和裤带;取下活动性义齿,及时清除口、鼻腔分泌物,保持呼吸道通畅;放置压舌板于上、下磨牙之间,防止舌咬伤,必要时用舌钳将舌拉出,防止舌后坠阻塞呼吸道;谵妄、躁动时,上好床档,必要时给予保护性约束;勿强行按压肢体,以免造成肢体骨折或脱臼。观察患者的表现,一旦出现癫痫持续状态,应立即报告医师,遵医嘱及时处理并详细记录。

(6)心理护理:根据患者及家属的文化水平,介绍患者的病情及治疗和护理的方法,使其积极主动配合。关心和爱护患者,及时解除患者的不适,增强其信任感,帮助患者树立战胜疾病的信心。

(7)康复护理:①有肢体瘫痪的患者,应协助其保持良好的肢体位置,根据病情,给予床上运动训练,包括桥式运动、关节被动运动、起坐训练等;②对于有语言沟通障碍的清醒患者,要更多关心、体贴患者,增强自我照顾能力和信心,经常与患者交流,促进其语言功能的恢复。

七、健康教育

1. 养成良好的生活习惯,加强营养,锻炼身体,增强机体抵抗力,保持良好的心态。
2. 减少与呼吸道感染患者的接触,防止呼吸道感染的发生。
3. 接种疫苗,进行被动免疫。
4. 严格按照医嘱用药,慎用糖皮质激素。
5. 积极进行各种功能训练,减少或减轻后遗症。
6. 随访 6 个月至 1 年,定期行脑脊液复查。

第四节　结核性脑膜炎

结核性脑膜炎(tuberculous meningitis,TBM)是由结核分枝杆菌引起的脑膜和脊髓膜的非化脓性炎性疾病。TBM 占神经系统结核病的 70% 左右。结核性脑膜炎可伴或不伴全身结核,如粟粒性肺结核、淋巴结核、骨关节结核等。好发于儿童和青年人,冬、春季节多见。

一、病因

TBM 是由结核分枝杆菌感染所致,大多为人型结核分枝杆菌,少部分为牛型结核分枝杆菌。一般结核分枝杆菌由原发结核病灶经淋巴、血行播散而来。TBM发病通常有两个过程：首先是结核分枝杆菌经血播散后在脑膜和软脑膜下种植，形成结核结节；其后结节破溃，大量结核菌进入蛛网膜下腔，引起TBM发病。少数颅内结核还可由颅骨、脊椎骨、乳突等邻近组织的结核病灶直接向颅内或椎管内侵入引发结核性脑膜炎。

二、临床表现

起病隐袭，也可急性或亚急性起病，可缺乏结核接触史，病程较长，症状往往轻重不一，其自然病程发展一般表现如下。

1. 结核菌毒血症状　低热、盗汗、食欲缺乏、全身倦怠无力、精神萎靡不振常持久存在。

2. 颅内压增高　头痛、恶心、呕吐、视神经盘水肿。

3. 脑膜刺激征　剧烈头痛、颈项强直，Kernig征和Brudzinski征阳性。

4. 脑神经受损　单侧或双侧脑神经受累，展神经最多见，其次是动眼神经、滑车神经、面神经，随病情进展而逐渐出现加重。表现为视力减退、复视和面神经麻痹等。

5. 结核性闭塞性动脉炎　血管逐渐狭窄甚至闭塞，出现相应血管闭塞症状，可呈卒中样发病，出现偏瘫、交叉瘫等。

6. 脑实质损害　如早期未能及时治疗，随着病情进展严重时出现脑实质损害症状，如精神萎靡、淡漠、谵妄或妄想，部分性、全身性癫痫发作或癫痫持续状态，昏睡或意识模糊等，严重时可出现去大脑、去皮质强直表现。

7. 老年人TBM的特点　头痛、呕吐较轻，颅内压增高症状不明显，约50%的患者脑脊液改变不典型，但在动脉硬化基础上发生结核性动脉内膜炎而引起脑梗死的较多。

三、辅助检查

1. 一般临床检查：血常规、血生化、红细胞沉降率等。

2. 结核菌素试验。

3. 影像学检查：胸部X线检查，胸部CT、头颅CT、MRI、MRA、CTA检查。

4. 脑脊液检查：脑脊液常规、脑脊液涂片和培养、核酸和腺苷脱氢酶（ADA）检测。

四、治疗

1. 抗结核治疗　抗结核药物的使用原则是早期、联合、足量和长期用药。目前认为异烟肼、利福平、吡嗪酰胺、乙胺丁醇、链霉素是治疗TBM最有效的联合用药方案。儿童因乙胺丁醇的视神经毒性作用、孕妇因链霉素对听神经的影响而尽量不选用。

2. 糖皮质激素治疗　对病情严重、颅内压增高或已有脑疝形成、椎管阻塞、抗结核治疗后病情加重及合并结核球者，在有效抗结核治疗的基础上宜加用糖皮质激素治疗，减轻中毒症状，抑制炎性反应及脑水肿，降低颅内压。

3. 药物鞘内注射　重症患者采用全身药物治疗的同时可辅以鞘内注射，可提高疗效，但脑脊液压力较高的患者慎用此法。

4. 对症治疗　包括降颅内压、抗癫痫,预防并发症的发生,必要时进行神经外科治疗。

五、护理

(一)护理评估

1. 观察患者意识、瞳孔、生命体征变化。

2. 观察患者有无低热、盗汗、食欲缺乏、倦怠等结核中毒症状。

3. 观察患者有无突发的剧烈头痛、恶心、呕吐等颅内压增高症状。

4. 观察患者有无抽搐发作、肢体瘫痪及意识障碍等病情变化。

5. 了解患者对疾病的认识及心理状况。

(二)主要护理问题及措施

1. 护理问题

(1)发热:与结核杆菌感染有关。

(2)意识障碍:与中枢神经系统、脑实质损害有关。

(3)营养失调:低于机体需要量,与摄入不足和机体消耗增多有关。

(4)舒适的改变:与头痛、呕吐有关。

(5)有皮肤完整性受损的危险:与意识障碍、生活不能自理有关。

(6)有窒息的危险:与抽搐发作时口腔和支气管分泌物增多有关。

(7)有坠床的危险:与意识障碍、烦躁、癫痫发作有关。

(8)知识缺乏:与缺乏相关医学知识有关。

(9)焦虑:与担心疾病预后有关。

(10)潜在并发症:感染、颅内高压、脑疝、脑梗死等与疾病本身有关。

2. 护理措施

(1)一般护理

1)休息与活动:患者出现明显结核中毒症状,如低热、盗汗、全身无力、精神萎靡不振时,应以休息为主,保证充足的睡眠。保持病室安静,温、湿度适宜,限制探视,定时对患者的病房进行消毒和杀菌处理,重视个人卫生护理,防止感染。

2)饮食护理:评估患者的进食及营养状况,为患者提供高蛋白、高热量、高维生素的饮食,还要让患者多饮水,多吃富含水分的水果,保证营养及水分的摄入,增强机体抗病能力。对昏迷或不能经口进食的患者给予鼻饲饮食或肠外营养,维持水、电解质平衡。

3)皮肤护理:保持床单位清洁、干燥、无渣屑,及时为患者更换潮湿的衣裤,保持患者皮肤清洁与干燥。定时给予翻身、叩背,骨隆突处给予软垫保护,预防压疮的发生。

4)戒烟、酒。

(2)病情观察:密切观察患者意识、瞳孔及生命体征变化,听取患者不适主诉,及时发现脑疝先兆,并立即报告医师,遵医嘱给予脱水药物。对急性脑积水或慢性脑积水急性发作者,用药物降颅内压无效时,护士应随时做好脑室穿刺术前的准备工作。另外,注意观察患者发热、盗汗、发力等全身症状,高热患者遵医嘱采取物理降温、药物降温。

(3)用药护理:早期、联合、足量、全程、顿服是治疗结核性脑膜炎的关键。强调正确用药的重要性,督促患者遵医嘱服药,养成按时服药的习惯。告知药物可能出现的不良反应,密切观察,出现如眩晕、耳鸣、巩膜黄染、肝区疼痛、胃肠不适等不良反应时,及时报告医师,并遵医嘱给予相应的处理。使用皮质类固醇治疗的患者,应正确用药,注意观察是否有胃肠道反应或出血、感染、骨质疏松、血糖增高等不良反应,停用时要逐渐减量,以免发生"反跳"现象。

(4)抽搐的护理:同本章第三节"化脓性脑膜炎"护理措施。

(5)心理护理:结核性脑膜炎病情重、病程长,疾病和治疗给患者带来不少痛苦。护理人员应态度和蔼,给予更多关怀;操作时动作轻柔,及时解除患者不适;关注患者的情绪变化,加强心理疏导,并为患者讲述成功治愈的案例,帮助其树立信心。同时,护理人员要关注患者家属的心理,对于家属的疑问,给予耐心的解释和心理支持,消除其对患者预后的担忧,取得家属配合,提升治疗效果。

(6)其他:对有精神症状的患者应遵医嘱对症处理,家属24 h全程陪护,保证患者安全,并向家属做好解释工作,必要时给予适当约束,防止意外发生。昏迷患者应注意保持呼吸道通畅和营养物质及水、电解质平衡,注意口腔卫生,皮肤护理,防止压疮、肺炎及泌尿系统感染。偏瘫患者,应加强患侧肢体的功能锻炼。

六、健康教育

1. 要有长期治疗的思想准备,严格按医嘱服用抗结核药物,家属应监督患者,坚持全程、合理用药。

2. 定期复查肝功能、肾功能,如有药物不良反应,如听力下降、肝损害等,及时就医。

3. 指导患者注意休息,劳逸结合,保持心情舒畅和营养的摄入。

4. 适当锻炼,提高机体免疫力,预防感冒,不到人群拥挤的公共场所。

5. 避免继续与开放性结核病患者接触,以防重复感染。

6. 做好家庭消毒隔离,患者宜单独居住,被褥经常晾晒,房间通风。

7. 指导患者掌握肢体、语言功能锻炼的方法。

第五节 神经梅毒

神经梅毒(neurosyphilis)指受苍白密螺旋体感染所引起的中枢神经系统疾病。神经梅毒是梅毒的晚期表现。4%～10%未经治疗的梅毒患者最终会发展为神经梅毒。早期梅毒主要侵犯皮肤和黏膜,晚期梅毒则侵犯内脏,特别是中枢神经系统和心血管系统。神经梅毒侵犯的病变部位较广,包括脑脊髓膜、血管和脑、脊髓实质等。在我国20世纪50～60年代,梅毒曾得到很好的控制,但是20世纪80年代后,梅毒和神经梅毒的发病率又呈现上升趋势。2011年中国梅毒发病率已达29.47/10万。

一、病因

神经梅毒的病因为苍白密螺旋体感染。通常在感染后3～18个月侵入中枢神经系统。感染途径有 2 种：先天梅毒是通过胎盘由患病母亲传染给胎儿，即胎传梅毒。后天传染则是通过性行为而感染梅毒螺旋体。

二、临床表现

神经梅毒依据病理变化和临床表现的不同分为：无症状神经梅毒、脑膜血管神经梅毒和脑脊髓梅毒 3 种。

1. 无症状神经梅毒　患者无症状，极个别病例伴有瞳孔异常，辅助检查仅脑脊液呈轻度炎性反应，梅毒血清反应阳性。

2. 脑膜血管神经梅毒　病变主要累及脑膜、脊膜和血管内膜。①脑膜受累为主有时表现为无菌性脑膜炎，多为慢性起病，全身不适，间歇性头痛、头晕、记忆力减退，有时可出现急性梅毒性脑膜炎，患者持续低热、头痛、畏光、颈强直、意识障碍及癫痫发作等，脑脊液通路梗阻时出现颅内压增高的表现。此外，无临床定位体征或出现脑神经麻痹（如双侧面神经麻痹）、瘫痪、视力减退或听力丧失。多在原发感染后 1 年内出现。②血管病变以动脉炎为常见，可导致脑梗死，出现相应的临床表现。③脊髓的脊膜血管神经梅毒比较少见，主要为梅毒性脊膜炎和急性梅毒性横贯性脊髓炎。临床上患者出现进展性肢体无力、感觉障碍（位置觉和振动觉突出）、大小便障碍或急性迟缓性瘫痪。疾病后期为痉挛性瘫痪。

3. 脑脊髓梅毒　系梅毒螺旋体直接侵袭神经组织所致。原发感染后 15～20 年起病，多伴有脑膜血管神经梅毒。临床上主要有两种类型：麻痹性痴呆和脊髓痨。

(1)麻痹性痴呆：发生于未经正确治疗的梅毒患者中。起病慢，缓慢进展，患者出现以精神异常症状突出的神经精神症状，表现为情绪不稳、人格改变、淡漠、幻觉、妄想、虚构，记忆、学习能力下降、定向力障碍、言语不清，呈进行性痴呆。神经症状可见偏瘫、眼肌麻痹、失语、意识障碍及癫痫发作等。查体见瞳孔对光反射迟钝，发展为阿-罗瞳孔。如不治疗，可在 3～15 年死亡。

(2)脊髓痨：脊髓后索受累。临床表现为特征性的"肢体远端的闪电样疼痛"，症状剧烈，呈刺痛、放射痛、撕裂痛。患者步基宽、摇摆步态、Charcot 关节、营养障碍所致无痛性足底溃疡、阳痿、大小便障碍，可伴有脑神经损害，如视神经萎缩、阿-罗瞳孔、动眼神经麻痹等。某些患者出现自主神经功能紊乱。

三、辅助检查

1. 脑脊液常规。

2. 免疫学检查：梅毒血清与脑脊液免疫学检查是重要的诊断方法，包括快速血浆反应抗体试验、血清荧光螺旋体抗体吸附试验和脑脊液 FTA-IgM。

3. 影像学检查：头颅 CT、MRI。

4. 病原学检查：可在脑脊液中分离螺旋体，但仅在有限的实验室进行。

四、治疗

1. 驱梅治疗　首选大剂量青霉素，应及时、足量、足疗程，对于无症状或有症状的梅毒患者均可使用且安全有效。治疗后患者定期回院重复检测至血清学阴性。少数患者通常在早期梅毒治疗 2 年后脑脊液正常时才能预防神经梅毒。治疗后仍出现梅毒应重复治疗。对青霉素过敏患者可使用四环素治疗。

2. 对症治疗　包括镇痛、镇吐、抗癫痫、抗精神病治疗及骨关节保护治疗等。有明显神经压迫症状的患者应给予及时的手术治疗。

五、护理

(一)护理评估

1. 观察患者意识、瞳孔、生命体征变化。

2. 观察患者有无头痛、肌肉痛,有无肢体活动障碍、共济失调及步态异常。

3. 检查患者肌力、肌张力是否正常。

4. 观察患者有无失语、视力障碍、排尿障碍、吞咽障碍等情况。

5. 了解患者发病时间,不洁性病史、性取向,先天性患者母亲梅毒感染史。

6. 了解患者对疾病的认识及心理状况。

(二)主要护理问题及措施

1. 护理问题

(1)有误吸的危险:与病变引起的吞咽困难有关。

(2)意识障碍:与病变所致神经精神症状有关。

(3)生活自理能力缺陷:与病变所致肢体功能障碍有关。

(4)有受伤的危险:与病变所致肢体功能障碍、癫痫发作有关。

(5)语言沟通障碍:与病变引起的失语、精神障碍有关。

(6)知识缺乏:与疾病相关知识缺乏有关。

2. 护理措施

(1)一般护理

1)环境与休息:保持病室安静、舒适,病房内空气清新,温、湿度适宜。患者疾病早期不限制活动,但应预防跌倒、坠床的发生。病情危重并有意识障碍的患者卧床休息,长期卧床者应注意协助患者更换体位,预防压疮的发生。若出现肢体抽搐时,可加床挡保护,必要时保护性约束,防止坠床及舌咬伤。

2)饮食护理:指导患者进高热量、高维生素、易消化饮食。有呕吐者在饭前 30 min 遵医嘱给予镇吐药;有意识障碍无法进食者应根据医嘱放置胃管,给予鼻饲饮食,必要时静脉补充所需营养和水,保证营养供应,促进疾病康复。

3)消毒隔离:患者一旦确诊,应立即临床隔离,安排住单间病房。①实施床旁隔离,嘱患者单独使用毛巾、茶杯、剃须刀、指甲剪;②血压计、听诊计、体温表固定使用,定期消毒;③护理操作使用一次性用品,患者用过的棉签、输液贴、卫生纸等,使用双层黄色袋收集后焚烧;④每日病房地面、桌面用 500 mg/L 的含氯消毒液湿式擦拭;⑤医护人员接触患者的血液、体液或进行有创操作时注意防护,避免职业暴露;⑥对患者及其家属进行相关知识教育,使其学会处理传染物,避免交叉感染。

(2)病情观察:密切观察患者生命体征的变化,测量体温、脉搏、呼吸、血压及观察瞳孔变化。观察患者有无突发肌力下降、偏瘫、癫痫发作;有无性格改变、精神有无异常、有无记忆力和认知功能的改变;有无急性意识障碍,发现异常应及时通知主管医师,并给予对症处理。

(3)用药护理:应严格遵守青霉素皮试操作流程,密切关注患者对药物的反应,一旦出现高热、寒战、呼吸困难等应立即通知主管医师。使用大剂量青霉素等抗生素进行驱梅治疗,原则为及时、足量、足疗程。向患者做好用药宣教,保证患者院外治疗足疗程。定期抽血,监测血常规及肝功能、肾功能。首次应用抗生素时,注意预防赫氏反应(Herxheimer reaction)。赫氏反应是指在梅毒患者第一次使用抗生素治疗后,其症状反应加重,并出现寒战、高热、头痛、呕吐、全身不适、多汗,甚至休克。一般在首剂注射后 14~16 h 发生,这是由于抗生素杀死了大量螺旋体,释放大量异性蛋白及内毒素导致机体的过敏反应。一般在首次应用抗生素治疗 24 h 内常规给予糖皮质激素预防。

(4)症状护理

1)头痛护理:闪电样头痛可用卡马西平治疗。指导患者手指按压两侧太阳穴,转移注意力等,适当抬高床头 15°~30°,必要时严格遵医嘱给予脱水降颅内压药物或镇痛药物。

2)痴呆护理:由于麻痹性痴呆患者的认知、智力功能受损,日常生活功能基本丧失。应鼓励患者自行进食,医护人员应耐心观察,不催促、不埋怨患者,必要时协助喂食。对于暴饮暴食、不知饥饿、有抢食行为的患者,定量地提供无骨、无刺、无壳的食物。协助患者熟悉病房环境,避免更换病房和床位,将物品放于患者熟悉的位置。尽早让患者自己料理日常生活,如摆放生活用品,尽量让其自己记住原位置,反复、分步骤地训练患者穿衣、刷牙及洗脸,必要时协助或给予帮助。

3)尿失禁护理:尿失禁的患者定时给予便器,锻炼自主排尿功能。留置导尿的患者保持会阴部皮肤及尿管清洁,观察尿液的颜色、性状和量。按规定时间在无菌操作下更换尿管,使用抗反流尿袋,根据患者不同情况定时规律地夹闭、开放尿管,以维持膀胱收缩、充盈功能。注意保护患者隐私。

4)皮肤护理:患者的腹部、背部及大腿内侧出现红色皮疹、部分溃疡,提示皮肤有受损及感染的危险,应指导患者穿舒适、柔软的纯棉衣裤,并且要勤换衣物。保持床单的清洁、平整,被服污染后及时更换。每日用温水擦洗皮肤,嘱患者避免抓挠皮疹部位,以免发生交叉感染。夜间戴上约束手套,防止将皮肤抓破。有破损皮疹者遵医嘱进行局部用药,以减轻皮疹渗液情况。

5)癫痫护理:癫痫发作时往往意识丧失,需要及时急救及护理。出现发作先兆,首先要保护好舌头,在发作之前将缠有纱布的压舌板放在患者上、下磨牙之间,以免咬伤舌头。发作期使患者平卧,松开衣领,头转向一侧,以利于呼吸道分泌物及呕吐物排出,防止流入气管引起呛咳、窒息。加用床挡,专人守护,切忌用力按压患者。密切观察患者意识、呼吸、心率、血压的变化,并详细记录抽搐发作的持续时间、次数、间隔时间和发作时状态,检测水和电解质变化,必要时使用心电监护,遵医嘱尽早使用抗癫痫药的控制发作。

6)偏瘫护理:肢体活动障碍但能下床者,注意做好跌倒评估,预防跌倒;长期卧床者,定时为患者翻身,预防压疮;加强瘫痪肢体的功能锻炼,如肢体按摩、坐起、站立、步行锻炼等。

(5)心理护理:护士应加强患者的心理护理,及时了解患者的心理变化,对不同时期的心理变化给予患者不同的心理支持。同时做好疾病知识宣教,帮助患者树立战胜疾病的信心,减轻心理负担。同时也应做好患者家属的心理工作,使患者能够获得更多的心理支持。

六、健康教育

1. 讲明梅毒的传染方式和对个人及社会的危害,早发现、早正规治疗的重要性。

2. 定期复查、复治,直至脑脊液完全正常。

3. 治疗期间禁止性生活,伴侣也应进行检查或治疗。

4. 做好个人卫生,彻底治愈前不要到公共浴池洗澡或泳池游泳,内衣裤单独清洗,预防交叉感染。

参 考 文 献

[1]　吴江,贾建平.神经病学.3版.北京:人民卫生出版社,2017.

[2]　陶子荣,戴玉.神经内科护理查房手册.北京:化学工业出版社,2019.

[3]　杨蓉,冯灵.神经内科护理手册.2版.北京:科学出版社,2018.

[4]　吴欣娟,李艳梅.神经内科护理工作指南.北京:人民卫生出版社,2016.

[5]　武红.脑电图对单纯疱疹病毒性脑炎早期诊断和预后价值.中国实用神经疾病杂志,2015,18(2):141-142.

[6]　张景,周永,朱向阳.脑电图对单纯疱疹病毒性脑炎32例的临床诊断价值.南通大学学报(医学版),2018,38(2):158-159.

[7]　史淑杰.神经系统疾病护理指南.北京:人民卫生出版社,2013.

[8]　沈海芬,徐岚.神经系统疾病护理实践手册.北京:清华大学出版社,2015.

[9]　周洁,王新华,许建文.新生儿化脓性脑膜炎的临床特征分析.安徽卫生职业技术学院学报,2016,15(3):33-34.

[10]　刘娟.神经梅毒患者的综合护理.护士进修杂志,2016,31(11):1013-1014.

[11]　朱玉霞,樊尚荣.艾滋病、梅毒和淋病母婴传播的防治.实用妇产科杂志,2018,34(12):881-883.

第**5**章

脑神经与周围神经疾病患者的护理

第一节　三叉神经痛

三叉神经痛(trigeminal neuralgia)是三叉神经分布区内反复发作的阵发性、短暂性剧烈疼痛而不伴三叉神经功能破坏的症状。多于40岁后起病,女性多于男性。

一、病因

原发性三叉神经痛的病因尚未明确,可能为致病因子使三叉神经脱髓鞘产生异位冲动或伪突触传递所致。继发性三叉神经痛多有明确的病因,如颅底或桥小脑角的肿瘤、转移瘤和脑膜炎、脑干梗死、多发性硬化等侵犯三叉神经的感觉根或髓内感觉核而引起的疼痛,多伴有邻近结构的损害和三叉神经本身的功能丧失。

二、临床表现

1. 三叉神经痛为骤然发生的剧烈疼痛,但疼痛局限于三叉神经感觉支配区内,以第2、第3支最常见,多为单侧性,极个别患者可先后或同时发生两侧三叉神经痛。

2. 呈短暂发作性闪电样、刀割样、烧灼样、撕裂样疼痛,每次发作数秒至1～2 min,间歇期正常。发作可由1 d数次至1 min多次。发作呈周期性,持续数周、数月或更长,可自行缓解。病程初期发作较少,间歇期较长。随病程进展,间歇期逐渐缩短。

3. 发病时患者常因紧按患侧面部或用力擦面部减轻疼痛,可致局部皮肤粗糙,眉毛脱落。

4. 部分患者在发作时不断做咀嚼动作,严重者可伴有同侧面部肌肉的反射性抽搐,称为"痛性抽搐"。可伴面红、皮温高、结膜充血和流泪等。

5. 部分患者面部某个区域可能特别敏感,易触发疼痛,如上下唇、鼻翼外侧、舌侧缘等,这些区域称为"触发点"。此外,在三叉神经的皮下分支穿出骨孔处,常有压痛点。发作期间面部的机械刺激,如说话、进食、洗脸、剃须、刷牙、打哈欠、微风拂面都可能诱发疼痛,严重影响患者生活,甚至导致营养不良,产生消极情绪。

三、辅助检查

1. 影像学检查:颅底或内听道X线片、CT或MRI等检查。

2. 听力和前庭功能检查。

3. 三叉神经诱发电位检查。

四、治疗

1. 药物治疗:是基本治疗,常用药物包括卡马西平、苯妥英钠、氯硝西泮等。

2. 微侵袭治疗:经皮微球囊压迫术、经皮药物三叉神经毁损、肉毒素、射频神经切断术等。

3. 手术治疗:适用于药物和神经阻滞治疗无效者。

4. 立体定向治疗:γ-刀或 X 线刀治疗等。

5. 中医中药治疗。

五、护理

(一)护理评估

1. 了解患者有无反复发作史,每次发作诱因,发作周期性,有无继发性因素等。

2. 评估患者疼痛的部位、性质及频率。

3. 评估患者发病时是否伴有面部发红、皮温升高、结膜充血和流泪等症状。

4. 评估患者有无神经系统阳性体征。

5. 评估患者对疾病的认识及心理状况,评估患者有无焦虑、抑郁。

(二)主要护理问题及措施

1. 护理问题

(1)疼痛:与三叉神经受损引起面颊、上下颌及舌痛有关。

(2)焦虑:与疼痛反复、频繁发作有关。

2. 护理措施

(1)一般护理措施

1)保持病房环境安静、整洁、安全,避免患者因环境刺激产生焦虑,加重疼痛。

2)给予患者清淡、易消化饮食,避免粗糙、辛辣、干硬食物,病情严重者给予流质饮食。

3)认真观察记录患者疼痛的部位、性质以及诱发原因,并做好记录。

4)指导患者尽量避免做诱发疼痛的动作,如用力刷牙、饮过冷或过热的水等。

5)患者若伴有口角向患侧歪斜、面部感觉减退的症状,进食时要注意食物的温度,不要过高,避免烫伤口唇,同时尽量在健侧进食,以免遗洒食物。

6)患者若伴有流泪症状,及时给予眼部护理,如滴眼药水,避免发生角膜溃疡等并发症。

7)遵医嘱给予药物治疗,注意观察药物的疗效与不良反应,遵医嘱正确留取肝功能、血常规等各种化验标本,发现异常情况及时报告医师并协助处理。

8)反复、发作性剧痛易引起患者精神抑郁、情绪低落等表现,护士应正确评估患者的心理状况,给予心理疏导和支持,帮助患者树立战胜疾病的信心,鼓励患者积极配合治疗。

(2)围术期护理措施

1)术前护理:①按一般护理;②做好备皮、禁食等术前准备。

2)术后护理:①严密监测患者意识、生命体征的变化。②颅后窝开颅后应注意有无吞咽困难发生,进食速度要慢,避免呛咳发生。饮食应选择质软、易嚼的食物,不可食用过酸、过甜、过热的食物。注意食物的温度、软度,避免不良刺激诱发疼痛。术后先进流食,以后逐渐进半流食、普食。③患者术后易出现呕吐现象,应及时清理呕吐物、整理床单位。④认真观察患者术后疼痛有无减轻及减轻程度,并记录。⑤术后并发症护理。询问患者有无局部皮肤感觉减退,观察其是否有同侧角膜反射迟钝、咀嚼无力、面部异常不适等感觉;如有术中误伤视神经引起视力减退、复视等并发症应积极遵医嘱给予治疗,并防止患者活动摔伤、碰伤。

六、健康教育

1. 指导患者遵医嘱服药,注意药物疗效和不良反应,在医师指导下减量或更改药物。
2. 服用卡马西平期间应每周检查血常规,每月检查肝功能、肾功能,有异常及时就医。
3. 指导患者规律生活,合理休息、娱乐,适当参加体育活动,锻炼身体,增强体质。
4. 注意头、面部保暖,避免局部受冻、受潮,不用过冷、过热的水洗脸。
5. 饮食有规律,宜选择质软、易嚼的食物,不宜食用刺激性食物。
6. 进食、洗漱、说话动作宜轻柔。
7. 保持情绪稳定,不宜激动,鼓励患者运用指导式想象、听音乐、阅读报刊等分散注意力,消除紧张情绪。

第二节　特发性面神经麻痹

特发性面神经麻痹(idiopathic tacial palsy)又称面神经炎、Bell麻痹(Bell's palsy),是因茎乳孔内面神经非特异性炎症所致的周围性面神经麻痹。任何年龄均可发病,男性略多见。

一、病因

病因尚未明确,长期以来认为与嗜神经病毒感染有关。受凉或上呼吸道感染后发病,可能是茎乳孔内的面神经急性病毒感染和水肿所致神经受压或局部血液循环障碍而发生面神经麻痹。大多数学者认为特发性面神经麻痹属于自身免疫反应。部分患者可由带状疱疹病毒引起膝状神经节炎。

二、临床表现

1. 疼痛　通常急性起病,患者起病前可有同侧耳后、耳内、乳突区或面部轻度疼痛,症状可于数小时内至1~3 d达到高峰,起病后2周进入恢复期;绝大多数为一侧性,双侧者甚少。

2. 患侧面部表情肌瘫痪　表现为额纹消失、不能皱额蹙眉;眼裂扩大,眼睑不能闭合或闭合不全;鼻唇沟变浅,口角下垂,面部被牵向健侧。面部肌肉运动时,因健侧面部的收缩牵引,使上述体征更为明显。闭眼时,患侧眼球转向上外侧方,露出角膜下白色巩膜,称为 Bell 现象。鼓气和吹口哨时,患侧口唇不能闭合而漏气。进食时,食物常滞留于患侧的齿颊间隙内,并常有口水自该侧淌下。泪点随下睑外翻,泪液不能正常吸收而外溢。

3. 局灶性症状

(1)膝状神经节前损害:因鼓索神经受累,出现舌前 2/3 味觉障碍;镫骨肌分支受累,出现听觉过敏,过度回响。

(2)膝状神经节病变:除面神经麻痹、听觉过敏和舌前 2/3 味觉障碍外,还有耳廓和外耳道感觉迟钝、外耳道和鼓膜上出现疱疹,称亨特综合征(Hunt syndrome)。

(3)茎乳孔附近病变:上述典型周围神经性面瘫体征和耳后疼痛。

三、辅助检查

1. 实验室检查　脑脊液检查。

2. 影像学检查　头颅 MRI、CT 检查。

3. 神经电生理检查　面神经兴奋阈值测定、复合肌肉动作电位、面神经传导速度测定。

四、治疗

1. 药物治疗:常用药物有皮质类固醇激素和 B 族维生素。

2. 理疗及针灸治疗。

3. 康复治疗:患侧面肌活动开始恢复时应尽早进行功能训练,可对镜练习瘫痪的各单个面肌的随意运动,辅以面部肌肉按摩。

4. 手术治疗:面神经减压术对部分患者有效。

五、护理

(一)护理评估

1. 了解患者的起病情况。

2. 评估患者神经功能受损情况。

3. 评估患者有无味觉和听觉障碍。

4. 评估患者对疾病的认识及心理状况,评估患者有无焦虑、情绪低落。

(二)主要护理问题及措施

1. 护理问题

(1)自我形象紊乱:与面神经麻痹所致口角歪斜等有关。

(2)疼痛:与面神经病变累及膝神经节引起下颌角或乳突部疼痛有关。

2. 护理措施

(1)一般护理

1)急性期注意休息,防风、防受寒,特别是患侧茎乳孔周围应加以保护,如出门穿风衣或系围巾等,避免诱因。

2）给予高蛋白、高维生素、清淡易消化的饮食，避免粗糙、干硬、辛辣食物，病情严重者可给予流质饮食，保证机体营养，进食时将食物放在患者健侧颊部，细嚼慢咽，以促进患侧肌群被动训练。有味觉障碍患者，应注意食物的冷热程度，防烫、冻伤口腔黏膜。

3）针对患者个体情况进行针对性的心理护理，给予心理疏导和支持，帮助患者树立战胜疾病的信心，鼓励患者积极配合治疗。

（2）症状护理

1）针对眼睑闭合不全导致角膜长期暴露患者，应以眼罩加以防护，局部涂眼膏、滴眼药水以防感染。

2）针对口腔患侧食物残存患者，应漱口或行口腔护理，及时清除残存食物，保持口腔清洁，预防口腔感染。

3）指导患者进行正确的面部肌肉功能锻炼，尽早加强面肌的主动运动和被动运动，比如皱眉、闭眼、耸鼻、露齿、鼓腮、吹口哨等动作，并辅以面部肌肉按摩。

（3）用药治疗护理

1）遵医嘱按时按量给予患者皮质激素、抗病毒药物、营养神经药物，注意药物不良反应的观察，遵医嘱正确留取血常规、肝功能、肾功能等化验标本。

2）急性期给予茎乳孔附近特定核磁波治疗仪照射，照射时患者应戴上有色眼镜或眼罩保护眼，以免发生眼球干涩现象，照射距离以 20～30 cm 为宜，以防灼伤。

3）热疗：指导患者耳后部及患侧面部行温毛巾热敷，热敷时谨防烫伤。

六、健康教育

1. 指导患者遵医嘱正确服药，不要自行调整药量，注意观察药物疗效及不良反应，遵医嘱定期检查肝功能、肾功能。

2. 指导患者正确认识面肌功能锻炼的重要性、必要性和方法，鼓励患者持之以恒地锻炼。

3. 指导患者合理饮食，保证营养供给。

4. 加强体育锻炼，增强体质。

5. 避免受凉，预防感冒，外出可戴口罩、眼镜，避免冷风刺激，勿用冷水洗脸，夜间避免开窗睡觉。

第三节　面肌痉挛

面肌痉挛又称面肌抽搐（hemifacial spasm，HFS），是以一侧面部肌肉阵发性不自主抽动为特点，无神经系统其他阳性体征的周围神经病。此病不危及患者生命，但影响患者的生活及社交活动，给患者造成心理负担，引起患者自主神经功能紊乱，多见于中、老年人，女性多发。

一、病因

病因尚未明确，多数学者认为与面神经通路受到机械性刺激或压迫有关，部分见于面神经麻痹恢复不完全的患者。发病机制可能是面神经的异位兴奋或伪突触传导所致。

二、临床表现

1. 面肌抽动　阵发性、快速不规律,多限于一侧,两侧受累较少。起病从眼轮匝肌的轻微抽动开始,逐渐向口角、整个面肌扩展,重者眼轮匝肌抽动致使睁眼困难,口角歪向同侧,导致说话困难;一般开始发病时抽动仅持续数秒,以后可达数分钟甚至更长时间;精神紧张、疲劳和面部过度运动使抽搐加剧,不能自己控制抽搐发作,睡眠时消失,不伴有疼痛。

2. 其他　部分患者诉面部疼痛、头晕、耳鸣等不适,晚期少数患者可有面肌轻度无力、萎缩或伴同侧面瘫。

三、辅助检查

1. 影像学检查　头颅 CT、MRI、脑血管造影等。
2. 肌电图检查　可显示肌纤维震颤和肌束震颤波。

四、治疗

1. 药物治疗:可使用卡马西平或氯硝西泮口服药物治疗;口服药物治疗效果不佳或症状加重时,可进行药物神经注射治疗。

2. 手术治疗:对于药物治疗无效者可行面神经分支切断术;对血管压迫所致面肌痉挛,采用微血管减压术。

3. 肉毒素注射。

五、护理

(一)护理评估

1. 了解患者有无反复发作史,每次发作诱因,发作频率,有无继发性因素等。
2. 评估患者有无面部疼痛、头晕、耳鸣等不适。
3. 评估患者是否伴有面肌无力、萎缩或同侧面瘫。
4. 评估患者对疾病的认识及心理状况,评估患者有无焦虑、情绪低落。

(二)主要护理问题及措施

1. 护理问题

(1)自我形象紊乱:与面肌痉挛有关。

(2)焦虑:与担心手术、疾病的预后有关。

2. 护理措施

(1)一般护理

1)遵医嘱给予药物治疗,注意观察药物的疗效与不良反应,发现异常情况及时报告医师并协助处理。

2)面肌痉挛患者一般有较大的心理压力,护理过程中热情回答患者问题,详细解释各种治疗、护理目的以及配合方法,给予患者心理疏导和支持,帮助患者树立战胜疾病的信心,鼓励患者积极配合治疗。

(2)围术期护理

1)术前护理:协助完成术前检查、备皮、禁食水等术前准备工作。

2)术后护理:①全身麻醉术后常规护理。了解麻醉和手术方式、术中情况、切口和引流情况,持续心电监护,监护患者血氧情况,必要时吸氧,加护床档,防止坠床。②管路护理。建立静脉通路,妥善固定留置针,保持通畅,注意观察穿刺部位皮肤;尽早拔出尿管,拔管后关注患者排尿情况;面肌痉挛微血管减压术后一般不需要留置创腔引流管。③疼痛护理。评估患者疼痛情况,警惕颅内高压发生,遵医嘱给予脱水药或激素,提供安静舒适环境,减少刺激。④遵医嘱使用抗生素。⑤做好患者口腔护理、皮肤管理、尿管护理等基础护理。⑥患者全身麻醉术后 6～10 h 可给予流质饮食,以后逐渐过渡到普食,进食高蛋白、高维生素、易消化食物,忌辛辣、刺激性食物。⑦患者全身麻醉未清醒前去枕平卧 6 h,头偏向一侧;全身麻醉清醒后手术当日可适当抬高床头 10°;术后 1～2 d 抬高床头 15°～30°侧卧位,以利于静脉回流减轻脑水肿;术后 2～6 d 指导患者适当下地活动,量力而行,循序渐进。

六、健康教育

1. 指导患者选择营养丰富、易消化的食物,忌辛辣刺激食物,忌烟酒、浓茶、咖啡等。多吃新鲜蔬菜和水果,预防便秘。

2. 指导患者改变不良生活习惯,戒烟酒、剔牙,改变咀嚼习惯,避免单侧咀嚼导致颞下颌关节功能紊乱。

3. 指导患者适当锻炼,循序渐进,量力而行,不要过于劳累。

4. 指导患者遵医嘱按时、按量服药,不要擅自停药、换药。

5. 由于血管减压手术仅解除血管对面神经根部的压迫,面神经功能需要一定时间才能修复,面肌痉挛一般在 6 个月内才能完全停止,术后患者应遵医嘱定期复查、随访。

第四节　多发性神经病

多发性神经病又称末梢神经病,是不同病因引起的表现为四肢远端对称性的或非对称性的运动神经、感觉神经及自主神经功能障碍性疾病。

一、病因

感染、代谢及内分泌功能障碍、结缔组织疾病、营养障碍、化学因素、感染后或变态反应、遗传等均能引起多发性神经病,如麻风、带状疱疹引起的周围神经感染,糖尿病、尿毒症、甲状腺功能减退、系统性红斑狼疮、类风湿关节炎等疾病,B 族维生素缺乏,异烟肼、呋喃类、二硫化碳、有机磷农药、砷、铅、汞等药物、化学品、重金属,血清注射或免疫球蛋白接种后等。部分病因不清。

二、临床表现

1. 感觉障碍　受累肢体远端感觉异常,如针刺感、蚁走感、烧灼感、触痛等,可同时或稍后出现肢体远端对称性深、浅感觉减退或缺失,呈手套、袜套样分布。

2. 运动障碍　肢体远端对称性无力,轻重不等,可为轻瘫甚至全瘫。肌张力低下,腱反射减弱或消失。上肢肌肉以骨间肌、蚓状肌、鱼际肌萎缩明显,下肢以胫前肌、腓骨肌明显。可出现垂腕与垂足。随着病情进展,疾病后期可出现肌肉萎缩、肢体挛缩及畸形。

3. 自主神经障碍　直立性低血压,肢体末端皮肤对称性菲薄、光亮或脱屑,变冷、苍白或青紫,汗多或无汗,指(趾)甲粗糙、松脆,甚至溃烂,传入神经病变导致无张力性膀胱、阳痿和腹泻等。

上述症状可同时出现,呈四肢远端对称性分布,由远端向近端扩展。可根据临床表现对疾病进行分类:以对称性选择性感觉障碍为主要临床表现时称为多发性感觉神经病,以对称性的选择性运动障碍为主要临床表现时称为多发性运动神经病,两者合并者称为运动感觉多发性神经病。

三、辅助检查

1. 脑脊液检查　可见正常或蛋白含量轻度增高。
2. 肌电图检查　可见神经源性改变。
3. 神经传导速度检查　可有不同程度的传导阻滞。
4. 神经组织活检　可有不同程度的髓鞘脱失或轴突变性。

四、治疗

1. 病因治疗　根据不同病因采用不同的方法。
2. 一般治疗　急性期应卧床休息,适当增加营养,勤翻身,早日被动、主动锻炼,防止肌肉萎缩。有垂手、垂足时可用夹板或支架固定于功能位,以防止肢体发生挛缩或畸形。恢复期可用物理治疗、针灸、按摩及穴位注射等方法,以促进肢体功能恢复。

五、护理

(一)护理评估
1. 了解患者有无诱因。
2. 评估患者有无感觉障碍及临床表现。
3. 评估患者有无运动障碍及临床表现。
4. 评估患者有无直立性低血压、多汗、无张力性膀胱等自主神经功能障碍表现。
5. 评估患者对疾病的认识及心理状况,评估患者有无焦虑、抑郁。

(二)主要护理问题及措施
1. 护理问题
(1)有皮肤完整性受损危险:与疾病引起运动障碍,患者卧床有关;或与疾病引起自主神经功能障碍,患者多汗、皮肤脱屑等有关。

(2)生活自理能力缺陷:与疾病引起运动障碍,患者卧床有关。

(3)焦虑:与疾病引起感觉神经、运动神经、自主神经功能障碍有关。

2. 护理措施

(1)一般护理措施

1)急性期应卧床休息,特别是维生素 B_1 缺乏和白喉性多发性神经病等累及心肌者;重症患者有肢体瘫痪时,应保持肢体功能位置。

2)给予患者高热量、高维生素、清淡、易消化饮食,多吃新鲜水果、蔬菜,补充足够 B 族维生素;对于营养缺乏者要保证各种营养物质的充分和均衡供给;对于烟酒嗜好尤其是长期酗酒、大量吸烟者要规劝其戒酒、戒烟。

3)评估患者生活自理能力,协助患者完成进食、穿衣、洗漱、排泄等日常生活行为,满足患者生活需求。

4)向患者及其家属宣教疾病病因、进展、预后等相关知识,给予患者心理疏导,减轻其心理负担,鼓励患者积极配合治疗。

(2)症状护理

1)对感觉障碍患者,护理过程中应注意防止患者烫伤或冻伤。加强患者皮肤护理,每日用温水泡手、泡足,并局部按摩,刺激和促进患者感觉的恢复。

2)对运动障碍患者,护士应给予日常生活照护,鼓励和督促患者做力所能及的事情,并指导患者手、足功能锻炼。对于运动四肢瘫痪患者应定时翻身,维持肢体于功能位置,有手、足下垂者用夹板或支架固定于功能位,以防止肢体发生挛缩或畸形。

3)对于多汗患者,应及时更换衣服、床单,保持床单位整洁、干燥,注意水、电解质平衡;对于皮肤干燥、脱屑患者应协助患者更换衣服、被褥,保持床单位整洁、干燥,减少机械性刺激,督促患者勤洗澡或协助床上擦浴,指导或协助患者涂抹防皮肤皲裂的药物。

(3)用药护理:指导患者正确服药,观察药物疗效和不良反应。对于需要继续使用异烟肼患者,应配以较大剂量维生素 B_6,以防因维生素 B_6 缺乏而出现周围神经炎、眩晕、失眠、惊厥等中枢神经反应;砷中毒用二巯丙醇时应深部肌内注射,防止局部硬结形成;铅中毒用二巯丁二钠静脉滴注时可产生神经系统不良反应,应注意观察并及时报告医师处理。

(4)康复护理:指导患者主动、被动运动,并辅以针灸、物理治疗、按摩,防止肌肉萎缩和关节挛缩,促进知觉恢复;鼓励患者在能承受的活动范围内坚持日常生活锻炼,并为其提供宽敞的活动环境和必要的辅助设施。

六、健康教育

1. 指导患者遵医嘱服药,注意药物疗效和不良反应,在医师指导下减量或更改药物。

2. 指导患者生活规律,合理饮食,均衡营养,戒烟限酒,预防感冒,避免烫伤或冻伤。

3. 指导患者坚持适度运动和肢体功能锻炼,防止跌倒、坠床、外伤和肢体挛缩畸形。

4. 指导患者可睡前温水泡足,以促进血液循环和感觉恢复,增进睡眠。

5. 糖尿病周围神经病患者应特别注意保护足部,做好足部护理和观察,防止糖尿病足发生。

6. 有直立性低血压患者起坐、站立时动作要慢,注意做好安全防护,防止跌倒、坠床或外伤发生。

7. 定期门诊复查,不适随诊。

8. 保持情绪稳定,心态平衡,消除紧张情绪。

第五节　吉兰-巴雷综合征

吉兰-巴雷综合征(Guillain-Barre syndrome,GBS)又称急性感染性变态反应性多发性神经病或急性炎症性脱髓鞘性多发性神经病(acute inflammatory demylinating polyneuropathy,AIDP),是以周围神经组织中小血管周围淋巴细胞浸润与巨噬细胞浸润以及神经纤维的脱髓鞘,严重者可继发出现轴突变性为病理特点的自身免疫性周围神经病。

一、病因

病因尚未明确。目前多认为本病是一种迟发性过敏性自身免疫性疾病,可能与巨细胞病毒、呼吸道病毒、肝炎病毒以及空肠弯曲杆菌感染等有关。大多数患者起病前 1～4 周可有胃肠道或呼吸道感染症状或疫苗接种史。

二、临床表现

1. 肌无力　急性或亚急性起病的首发症状,多于数日至 2 周发展至高峰,常见类型为上升性麻痹,通常自下肢开始,呈弛缓性瘫痪,近端常较远端明显,典型者在数小时或短短数天后无力从下肢上升至躯干、上肢或累及脑神经,出现四肢完全性瘫痪、呼吸肌和吞咽肌麻痹,危及生命;部分患者出现双侧面瘫,后组脑神经受累造成延髓支配的肌肉无力,导致清除分泌物及维持气道通畅的困难。

2. 感觉障碍　表现为肢体远端感觉异常如烧灼、麻木、刺痛和不适感等,以及手套、袜套样感觉减退,可先于瘫痪或与之同时出现,也可无感觉障碍。约 30% 的患者可有肌痛,尤其是腓肠肌的压痛。

3. 自主神经症状　常见皮肤潮红、发作性面部发红、出汗增多、心动过速、手足肿胀及营养障碍等;交感神经受损出现 Horner 征、体温调节障碍、胃扩张和肠梗阻等;膀胱功能障碍通常仅发生于严重病例,且一般为一过性。

三、分型

根据临床表现、病理及电生理表现,可以分为以下类型。

1. 急性炎性脱髓鞘性多发性神经根神经病(acute inflammatory demylinating polyneuropathy,AIDP)　是最常见的类型,也称经典型 GBS,主要病变为多发性神经病和周围神经节段性脱髓鞘。

2. 急性运动轴索性神经病(acute motor axonal neuropathy,AMAN)　以广泛的运动

脑神经纤维和脊神经前根及运动纤维轴索病变为主。

3. 急性运动感觉轴索性神经病(acute motor-sensory axonal neuropathy,AMSAN)
以广泛神经根和周围神经的运动与感觉纤维的轴索变性为主。

4. Miller-Fisher 综合征(Miller-Fisher syndrome,MFS)　与经典 GBS 不同,以眼肌
麻痹、共济失调和腱反射消失为主要临床特点。

5. 急性泛自主神经病(acute panautonomic neuropathy)　较少见,以自主神经受累为主。

6. 急性感觉神经病(acute sensory neuropathy,ASN)　少见,以感觉神经受累为主。

四、辅助检查

1. 实验室检查:血生化、免疫学检查、粪便检查、脑脊液检查等,脑脊液蛋白-细胞分离
是本病特征性表现,即脑脊液的蛋白增高而细胞数正常。

2. 电生理检查:肌电图、神经传导等。

3. 腓肠神经活检。

4. 心电图检查。

5. 影像学检查:头颅 MRI 检查。

五、治疗

1. 药物治疗　急性期可应用免疫抑制药治疗;无免疫球蛋白过敏或先天性 IgA 缺乏
症等禁忌证者可用静脉注射免疫球蛋白,对于面红、发热等常见不良反应减慢输液速度即
可减轻。

2. 血浆置换疗法　在无严重感染、血液病、心律失常等禁忌证的急性期患者可用血浆
置换治疗。

3. 激素治疗　目前指南不推荐应用糖皮质激素治疗 GBS,但由于经济条件或医疗条
件限制,部分患者无法接受静脉注射免疫球蛋白或血浆置换治疗,有些医院仍应用糖皮质
激素治疗 GBS,其疗效有待于进一步探讨。

4. 其他　对症及支持治疗。

六、护理

(一)护理评估

1. 评估患者生命体征、意识。

2. 了解患者既往史、疾病危险因素。

3. 评估患者生活自理能力。

4. 评估患者肌力、有无感觉异常、有无呼吸肌麻痹等。

5. 评估患者对疾病的认识及心理状况,了解患者有无因突然瘫痪而焦虑,有无因呼吸
麻痹、濒死感而紧张、害怕、恐惧。

(二)主要护理问题及措施

1. 护理问题

(1)低效型呼吸形态:与周围神经损害、呼吸肌麻痹有关。

(2)有误吸的风险：与病变侵犯脑神经，使面肌、舌肌、喉肌麻痹有关。

(3)清理呼吸道无效：与肌麻痹导致咳嗽无力、肺部感染所致呼吸道分泌物增多有关。

(4)疼痛：与周围神经损伤引起感、知觉障碍有关。

(5)生活自理能力缺陷：与疾病导致四肢瘫痪有关。

(6)恐惧：与呼吸困难、濒死感等有关。

(7)潜在并发症：深静脉血栓，压力性损伤，营养失调。

2.护理措施

(1)一般护理

1)密切观察患者神志、瞳孔、呼吸、血压及肌力情况，尤其需要观察患者呼吸频率、节律、形态变化，询问患者有无憋气、胸闷等不适。监测患者血氧饱和度、氧分压、二氧化碳分压，备好抢救用物，如出现呼吸无力、呼吸困难及时报告医师，必要时行气管切开术。

2)保持呼吸道通畅，遵医嘱给予吸氧，协助患者翻身叩背，及时清理呼吸道分泌物，气管切开患者执行气管切开患者护理。

3)患者急性期应卧床休息，加强皮肤护理，预防压力性损伤，肢体瘫痪时应维持肢体功能位。

4)及时加护床档，防止坠床及外伤发生。

5)慢性起病或恢复期患者可在医护人员指导下适当运动，进行肢体功能康复训练。

6)给予患者高蛋白、高维生素、高热量、清淡易消化饮食，以增加机体抵抗力；多饮水，减少泌尿系感染发生；多食蔬菜、水果等高纤维素饮食，预防便秘发生。注意观察患者进食情况，避免呛咳和误吸，防止吸入性肺炎。

7)应遵医嘱指导患者正确用药，注意观察药物的疗效及不良反应。应用免疫球蛋白时观察患者有无头痛、发热、寒战、呼吸急促、背痛、皮疹、恶心、呕吐等过敏症状，及时处理或停用药物，并记录不良反应。应用激素类药物应观察患者是否有骨质疏松、应激性溃疡、电解质紊乱、感染、血糖升高等症状，遵医嘱给予对症处理。

8)血浆置换术应注意观察患者有无血压下降、低钙血症、出血倾向及感染发生。

9)做好口腔护理、晨晚间护理、各种管路护理，防止并发症。

10)向患者讲解疾病的病因及预后，消除紧张、恐惧的心理，解除患者心理负担。对气管切开患者，可帮助其采用身体语言或书写方式表达个人感受和想法。

(2)症状护理

1)对肢体活动障碍患者应说明早期肢体锻炼的重要性，保持肢体的轻度伸展，帮助患者被动运动，防止肌肉挛缩，维持肢体于正常运动功能和正常功能位置，防止足下垂。

2)对有感觉障碍患者应注意保护皮肤，避免使用热水袋，防止因感觉障碍引起烫伤。协助患者按时翻身，必要时使用气垫床，防止压力性损伤发生。

3)对吞咽困难患者应尽早鼻饲，以满足患者营养供应，做好鼻饲管路护理，进食结束后保持床头抬高 30 cm，防止食物反流引起窒息和吸入性肺炎。

4)面神经麻痹眼睑闭合不全者，遵医嘱涂眼药膏或滴眼药水等，防止角膜溃疡。

5)有心肌损害时，应注意输液速度，遵医嘱记录出入量。

6)对多汗患者要勤换衣服、被褥,防止因受凉而加重病情。

(3)预防并发症护理:重症 GBS 患者因瘫痪、气管切开和机械通气往往卧床时间较长,机体抵抗力低下,除容易发生肺部感染、压力性损伤、营养失调外,还可能发生下肢静脉血栓形成、肢体挛缩、肌肉失用萎缩、便秘、尿潴留等并发症。护士应指导和协助患者完成生活照护,指导和协助患者翻身、肢体活动等,必要时使用血栓泵或遵医嘱执行灌肠、导尿等护理操作。

七、健康教育

1. 向患者及家属详细介绍疾病病因、临床表现、并发症、治疗及预后等相关知识。

2. 指导患者正确用药,勿私自减药或停药,注意观察药物疗效和不良反应。

3. 指导患者正确的功能锻炼,循序渐进,量力而行。

4. 指导患者避免感冒、感染、疲劳、创伤等诱发因素,预防疾病复发。

5. 强调保持稳定的情绪和健康心态对疾病恢复的重要性。

6. 指导患者定期复查,监测血常规、肝功能、肾功能、血糖和血压水平、骨密度等。

7. 告知患者及其家属消化道出血、营养失调、压力性损伤、下肢静脉血栓等临床表现,告知患者不适随诊。

参 考 文 献

[1] 吴江,贾建平. 神经病学. 3 版. 北京:人民卫生出版社,2015.

[2] 刘素霞,马悦霞. 实用神经内科护理手册. 北京:化学工业出版社,2019.

[3] 丁淑贞,丁全峰. 神经内科临床护理. 3 版. 北京:中国协和医科大学出版社,2019.

[4] 沈海芬,徐岚神. 神经系统疾病护理实践手册. 北京:清华大学出版社,2015.

[5] 蔡珂,张鹏,宋建荣,等. 三叉神经痛治疗进展. 中华神经外科疾病研究杂志,2018,17(6):567-569.

[6] 张艳宏,高伟,白文静,等. 临床试验中常用的特发性面神经麻痹治疗解决评估方法. 中华中医药杂志,2018,33(2):493-496.

[7] 王克. 预见性护理干预在面肌痉挛微血管减压术治疗中的应用价值. 国际护理学杂志,2018,37(22):3061-3064.

[8] 李冬雪,牛朝诗. 面肌痉挛的发病机制及治疗研究进展. 中华神经医学杂志,2018,17(7):746-749.

[9] 樊晓军,闫晋康. 神经电生理检查对多发性神经病的诊断价值分析. 中国药物与临床,2018,18(12):2199-2202.

[10] 史淑杰. 神经系统疾病护理指南. 北京:人民卫生出版社,2013.

第6章

神经肌肉接头与骨骼肌肉疾病患者的护理

第一节 重症肌无力

重症肌无力(myasthenia gravis,MG)是一种神经-肌肉接头部位因乙酰胆碱受体减少而出现传递功能障碍所引起的自身免疫性疾病,临床主要表现为部分或全身骨骼肌无力和易疲劳,活动后症状加重,经休息后症状减轻。MG 的发病率具有地区差异性,在全球范围内为每10万人中有0.3～3例,各年龄段均有发病,儿童1～5岁居多,30岁左右的女性和65岁左右的男性有较高的发病率,女性大于男性,约为3:2,随着诊断技术的不断发展,MG 的发病率和患病率不断增加,尤其是老年人。

一、病因

MG 是人类疾病中发病原因研究得最清楚、最具有代表性的自身免疫性疾病,是神经-肌肉接头突触后膜上的乙酰胆碱受体受累,有乙酰胆碱受体抗体介导的体液免疫和 T 细胞介导的细胞免疫依赖性、补体参与的自身免疫性疾病,胸腺是激活和维持重症肌无力自身免疫反应的重要因素,某些遗传及环境因素也与重症肌无力的发病机制密切相关。临床发现,某些环境因素如环境污染造成免疫力下降、过度劳累造成免疫功能紊乱、病毒感染、使用氨基糖苷类抗生素或青霉素等药物诱发某些基因缺陷均与本病发生相关。近年来研究发现,MG 不仅与某些组织的相容性抗原复合物基因有关,而且与非相容性抗原复合物基因如 T 细胞、免疫球蛋白、细胞因子等基因相关。

二、临床表现

重症肌无力患者全身骨骼肌均可受累,可有如下症状:
1. 眼睑下垂、视物模糊、复视、斜视、眼球转动不灵活。
2. 表情淡漠、苦笑面容、讲话大舌头、构音困难,常伴鼻音。
3. 咀嚼无力、饮水呛咳、吞咽困难。
4. 颈软、抬头困难,转颈、耸肩无力。
5. 抬臂、梳头、上楼梯、下蹲、上车困难。

三、临床分级

1. 改良的 Osseman 分型法

(1)Ⅰ型:又称眼肌型(15%～20%),仅眼肌受累。

(2)Ⅱa 型:轻度全身肌无力,有眼外肌、四肢肌和躯干肌无力,但不影响呼吸肌,无明显延髓肌症状,此组患者对抗胆碱酯酶药物反应良好,死亡率低。

(3)Ⅱb 型:有明显的眼睑下垂、复视、构音和吞咽困难及颈肌、四肢肌无力,部分患者的躯干肌和四肢肌力尚好,此组患者对抗胆碱酯酶药物常不敏感,易发生肌无力危象,死亡率亦相对较高,应予以重视。

(4)Ⅲ型:急性进展型,常为突然发病,并在 6 个月内迅速进展,早期出现呼吸肌受累,伴严重的延髓肌、四肢肌和躯干肌受累,对抗胆碱酯酶药物反应差,极易发生肌无力危象,具有很高的死亡率。常伴发胸腺瘤,为临床重点处理对象。

(5)Ⅳ型:晚发型全身无力。常在Ⅰ、Ⅱa 型数年之后症状加重,出现较明显的全身肌无力,多伴发胸腺瘤。

2. 重症肌无力危象　是指重症肌无力患者由于某些原因突然发生病情急剧恶化,出现呼吸困难,危及生命的危重现象。根据不同的原因,重症肌无力危象通常分为以下 3 种类型。

(1)肌无力危象:大多是由于疾病本身的发展所致。也可因感染、过度疲劳、精神刺激、月经、分娩、手术、外伤而诱发。临床表现为患者的肌无力症状突然加重,出现吞咽和咳痰无力、呼吸困难,常伴烦躁不安、大汗淋漓等症状。

(2)胆碱能危象:非常少见,主要见于长期服用较大剂量的溴吡斯的明或一次服用过多的患者,发生危象之前常先表现出恶心、呕吐、腹痛、腹泻、多汗、流泪、皮肤湿冷、口腔分泌物增多、肌束震颤,以及情绪激动、焦虑等精神症状。

(3)反拗危象:溴吡斯的明的剂量未变,但突然对该药失效而出现严重的呼吸困难。也可因感染、电解质紊乱或其他不明原因所致。

四、辅助检查

1. 甲硫酸新斯的明试验　适用于 MG 的诊断。试验方法:肌内注射新斯的明 1.0～1.5 mg,为消除其 M 胆碱系不良反应,可同时肌内注射阿托品 0.5～1.0 mg;一般结果为:注射后 10～15 min 症状改善,30～60 min 疗效最好,持续 2～3 h。

2. 胸腺 CT 和 MRI　可发现胸腺增生或胸腺瘤,必要时应行强化扫描进一步明确。

3. 重复电刺激　重复神经电刺激为常用的、具有确诊价值的检查方法。利用电极刺激运动神经,记录肌肉的反映电位振幅,若患者肌肉电位逐渐衰退,提示神经-肌肉接头处有病变的可能。

4. 单纤维肌电图　单纤维肌电图是较重复神经电刺激更为敏感的神经-肌肉接头传导异常的检测手段。可以在重复神经电刺激和临床症状均正常时根据"颤抖"的增加而发现神经-肌肉传导的异常,在所有肌无力检查中,灵敏度最高。

5. 乙酰胆碱受体抗体滴度的检测　乙酰胆碱受体抗体滴度的检测对重症肌无力的诊断具有特征性意义。80%～90% 的全身型和 60% 的眼肌型重症肌无力患者可以检测到血清乙酰胆碱受体抗体。抗体滴度的高低与临床症状的严重程度并不完全一致。

五、治疗

随着对 MG 发病机制的不断深入研究,治疗方面也取得了很大进展,根据病情的严重程度采取不同的治疗是目前认可的治疗方案。对于病情较轻的 MG 患者给予药物治疗,病情较重的患者可以结合药物治疗和胸腺切除治疗。

(一)药物治疗

1. 胆碱酯酶抑制药　是对症治疗的药物,不能单药长期应用,用药方法应从小剂量渐增。常用的药物有甲基硫酸新斯的明、溴吡斯的明。

2. 免疫抑制药　通常用于不能耐受激素治疗或激素治疗效果不理想的 MG 患者,疗效和不良反应与剂量成依赖性关系,具有用量小和起效快的优势。免疫抑制药分为生物制剂和非生物制剂。非生物免疫抑制药主要有硫唑嘌呤、环磷酰胺、环孢素和他克莫司等,是临床上常用的治疗重症肌无力的免疫抑制药;生物制剂包括利妥昔单抗等。

3. 糖皮质激素　是国际上通用的治疗重症肌无力的首选药物,具有抑制免疫应答、抗毒、抗炎的功能等,能够改善大部分 MG 患者的病情。有临床数据显示,糖皮质激素联合环磷酰胺治疗 MG 患者的临床症状得到明显改善且不良反应小。

4. 血浆置换　通过将患者血液中乙酰胆碱受体抗体去除的方式,暂时缓解重症肌无力患者的症状,如不辅助其他治疗方式,疗效不超过 2 个月。

5. 静脉注射免疫球蛋白　人类免疫球蛋白中含有多种抗体,可以中和自身抗体,调节免疫功能。其效果与血浆置换相当。

6. 中医药治疗　重症肌无力的中医治疗越来越受到重视。重症肌无力属"痿症"范畴。根据中医学理论,在治疗上加用中医中药,可以减少免疫抑制药带来的不良反应,在重症肌无力的治疗上起着保驾护航的作用,而且能重建自身免疫功能的功效。

(二)胸腺切除手术

90％以上的患者有胸腺异常,胸腺切除是重症肌无力有效治疗方法之一,适用于 16～60 岁发病的全身型、无手术禁忌证的重症肌无力患者,大多数患者在胸腺切除后症状可显著改善。合并胸腺瘤的患者占 10％～15％,是胸腺切除术的绝对适应证。

六、护理

(一)护理评估

1. 评估患者有无肌无力加重,运动障碍、吞咽障碍、视觉障碍程度。

2. 评估患者意识状态、呼吸形态、频率及呼吸困难的程度,检测血气指标。

3. 评估患者自理能力,有无担忧、焦虑、自卑异常心理。

(二)主要护理问题及措施

1. 护理问题

(1)肌无力危象:与胆碱酯酶抑制药用量不足或突然停药有关。

(2)有误吸的危险:与肌无力有关。

(3)知识缺乏:缺乏相关疾病知识。

(4)焦虑:与疾病反复发作、病情较长有关。

(5)有受伤的危险:与复视、四肢无力有关。

(6)营养失调:与肌无力无法吞咽及药物所致的食欲欠佳有关。

(7)气体交换受损:与肌无力或胆碱能危象时呼吸衰竭有关。

(8)潜在并发症:吸入性肺炎、应激性溃疡、股骨头坏死等。

2. 护理措施

(1)基础护理:安置患者于清洁、安静的病房,充分休息。鼓励患者适当活动,防止失用综合征,活动时以省力和不感到疲劳为原则。为避免过度劳累,护理人员可协助患者做好洗漱、进食、穿衣、个人卫生等生活护理,保持口腔清洁。注意防跌倒、防坠床、防止外伤和压疮等。便秘患者避免灌肠,灌肠可使重症肌无力患者突然死亡。

(2)心理护理:重症肌无力患者病程长且病情反复,患者常出现情绪低落、烦躁易怒、恐惧、担心预后等不良情绪。护理人员用热情、周到、耐心的服务取得患者的信任,建立良好的护患关系,对患者的心理问题及时疏导,耐心讲解疾病的相关知识,消除患者的焦虑和恐惧心理,并嘱其家属给予情感的支持,让患者保持良好的心情,使其情绪稳定,有利于早日康复。

(3)饮食护理:安排患者在用药后 15~30 min 药效最强的时候进食。

1)防止呛咳:避免让患者单独进食,食物以营养丰富、易咀嚼的软食、半流食、糊状物或流质饮食为宜。延髓型患者因吞咽困难,进食呛咳,需进食半流质食物,可用榨汁机榨取果汁、蔬菜汁等饮用。必要时可留置胃管,静脉输入白蛋白和脂肪乳,以保证营养摄入。慎防患者用餐时出现呛咳甚至出现"吸肺"或窒息。

2)记录患者用餐时间:一般患者用餐时间不宜超过 30 min,如每次用餐时间过长(进食时间超过 40 min)或吞咽困难严重者,应尽早为患者留置胃管鼻饲食物,以免发生进食时窒息或不能保证足够的营养。

3)注意营养均衡:患者宜多食高蛋白、高维生素、高纤维素及富含钾、钙食物,如瘦肉汁、鲜牛奶、果汁、粥水、营养液等。

(4)用药护理:严密观察患者的服药情况,防止漏服药或不按时用药,逐步建立患者遵医嘱服药行为,避免因服药不当而诱发肌无力危象和胆碱能危象。应用糖皮质激素期间应注意观察药物的不良反应,如肌肉骨骼系统、胃肠道反应等。糖皮质激素早上服用效果较佳。使用糖皮质激素应逐渐递减药量,不可过快减量或骤然停药,防止反跳或产生肾上腺皮质功能不全现象。注意该药物与其他药物同时使用的相互作用。服用抗胆碱酯酶药物时,长期使用会导致诸多不良反应,如恶心、腹泻和神经-肌肉接头处病变加重,应密切观察患者用药后的不良反应。

(5)潜在并发症的护理:保持呼吸道通畅,鼓励患者咳嗽和深呼吸,抬高床头,及时吸痰,清除口鼻的分泌物,遵医嘱吸氧。重症患者必要时行气管插管、气管切开或呼吸机辅助呼吸。

(6)病情监测:密切观察病情,注意呼吸频率与节律的改变,观察有无呼吸困难加重、发绀、咳嗽无力、腹痛、瞳孔变化、出汗、唾液或喉头分泌物增多等现象;避免感染、外伤、疲劳和过度紧张等诱发肌无力危象的因素。一旦发生肌无力危象,出现呼吸肌麻痹,应立即行气管切开,用人工呼吸器辅助呼吸。严格无菌操作,做好气道管理,及时吸痰,湿化气道,保持呼吸道通畅。

七、健康教育

1. 指导患者进食高蛋白、高维生素、高热量、含钾高的软食或半流食。创造安静的就餐环境,减少环境对患者进食的干扰,进餐时尽量取坐位,进餐前充分休息或在服药后15～30 min 产生药效时进餐。

2. 活动与休息:指导患者建立健康的生活方式,生活有规律,保证充足的休息和睡眠;根据季节、气候增减衣服,尽量少去公共场所,预防受凉、呼吸道感染。

3. 预防危象:遵医嘱正确服用抗胆碱酯酶药,避免漏服、自行停药和更改药量,防止因用药不足或过量导致危象发生。避免使用影响神经-肌肉接头传递的药物及肌肉松弛药,以免使肌无力加剧或加重病情。育龄期女性应避免妊娠、人工流产,防止诱发危象。

4. 照顾者的指导:家属应理解和关心患者,给予精神支持和生活照顾;细心观察,及时发现病情变化,当患者出现肌无力症状加重、呼吸困难、恶心、呕吐、腹痛、大汗、瞳孔缩小时可能为肌无力危象或胆碱能危象,应立即就诊。

第二节　肌营养不良症

肌营养不良症是由遗传因素所致的以进行性骨骼肌无力为特征的一组原发性骨骼肌坏死性疾病,临床上主要表现为不同程度和分布的进行性加重的骨骼肌萎缩和无力,也可累及心肌。本节重点围绕进行性假肥大性肌营养不良进行阐述。

一、病因

肌营养不良病因是遗传异常,在不同的类型中可以以不同的方式进行,但遗传因素通过何种机制最终造成肌肉变性,则始终未明。

二、临床表现及分级

1. 进行性假肥大性型营养不良(Duchene muscular dystrophy,DMD)　也称严重性假肥大型营养不良症,是 DMD 基因突变导致的 X 连锁隐性遗传性肌肉病。其特征性表现主要包括腓肠肌假性肥大和 Gowers 征。好发于儿童,平均发病年龄为 2～8 岁,具有发展快、预后差的特点。其不同年龄段有不同的临床特点。疾病早期,常由于跟腱挛缩而出现足尖走路、两足撇开、步行缓慢摇摆,呈特殊的“鸭步”步态;疾病中期,由于肢带肌萎缩和跟腱挛缩,逐步出现腰椎前凸,形成脊柱前凸畸形。因此,患者极易跌倒而骨折,严重者可有全身骨骼肌肉萎缩和各大关节挛缩,以致卧床。

2. 贝克型营养不良　也称良性假肥大型肌营养不良症,常在 10 岁左右起病,首发症状为骨盆带肌群及股部肌肉力弱,由下肢累及双侧上肢近端,逐步出现上肢带肌肌肉萎缩,进展缓慢,病程长,出现症状后25年或25年以上才不能行走,多数在30～40岁时仍不发生瘫痪,预后较好。

3. 面肩肱型肌营养不良　男、女均可发病,10～20岁起病,首先面肌无力,常不对称,不能露齿,突唇、闭眼及皱眉,口轮匝肌可有假性肥大,以致口唇肥厚而致突唇。有的肩、肱部肌群首先受累,以致两臂不能上举而成垂肩,上臂肌肉萎缩,但前臂及手部肌肉不被侵犯。病程进展极慢,常有顿挫或缓解。

4. 肢带型肌营养不良　两性均见,起病于儿童或青年,首先影响骨盆带肌群及腰大肌,行走困难,不能上楼,步态摇摆,常跌倒,有的则只累及股四头肌。病程进展极慢。

5. 其他类型　股四头肌型、远端型、进行性眼外肌麻痹型、眼肌-咽肌型等,极少见。

三、辅助检查

1. 血清学检查

(1)血清酶活性异常:血清肌酸激酶增高是诊断本病重要而敏感的指标,DMD患者血清肌酸激酶水平升高数十倍。可在出生后或出现临床症状之前已有增高,当病程迁延时活力逐渐下降;血清丙酮酸激酶(PK)也很敏感,20岁以下正常男、女血清PK值为119U/g Hb,20岁以上男性为84.30U/g Hb,女性为77.50U/g Hb;其他酶,如醛缩酶、乳酸脱氢酶、谷草转氨酶、谷丙转氨酶等也可增高,但均非肌病营养不良症的特异性改变,亦不敏感。

(2)血清肌红蛋白:在本病早期及基因携带者中也多显著增高。

2. 基因检测　可以明确绝大多数患者和携带者的基因突变类型,如缺失突变、重复突变、点突变(无义突变、剪接位点突变、错义突变、起始密码子突变)等。

3. 尿检查　尿酸排泄量增多,而肌酐排泄量下降。

4. 肌电图　肌电图呈低波幅、短时限、有干扰相的肌源性改变。

5. 肌肉组织活检　肌肉组织活检技术可见肌纤维坏死,肌纤维再生,炎症细胞浸润于血管周围、肌束膜和肌内膜。

四、治疗

1. 西医治疗　目前,肌营养不良没有有效的治疗方法,只能针对患者的症状对症治疗,如使用B族维生素、维生素E类、腺嘌呤核苷三磷酸类等,此外,也会采取激素治疗和神经靶向修复疗法。神经靶向修复疗法使神经生长因子通过介入方式作用于损伤部位,激活处于休眠状态的神经细胞,实现神经细胞的自我分化和更新,并替代已经受损和死亡的神经细胞,重建神经环路,促进器官的再次发育。

2. 中医治疗　中医采用辨证治疗、体疗、针灸、推拿等方法,早期治疗应以健脾益气为主,中期重在补脾益气,后期滋养肝肾、养阴益气为要。眼肌型多以健脾益气升提,全身型贵在脾肾双补,肌无力危象则应回阳救逆定喘。

五、护理

(一)护理评估

1. 评估患者家族史及遗传史。

2. 了解患者起病时间及症状。

3. 评估患者肢体活动情况及疾病累及状况。

4. 卧床患者需评估其皮肤及营养状况。

(二)主要护理问题及措施

1. 护理问题

(1)躯体活动障碍:与肌无力及肌萎缩有关。

(2)有受伤的危险:与疾病所致肢体活动不利有关。

(3)焦虑:与疾病进展较长且预后不佳有关。

(4)营养失调:与营养摄入不足有关。

2. 护理措施

(1)康复管理:DMD 型肌营养不良症患儿需终身接受康复治疗(包括物理治疗和职业治疗),《2011 版欧洲 Duchenne 型肌营养不良症诊断与护理家庭指南手册》指出康复治疗的关键是维持肌肉伸展性、预防关节挛缩和防止皮肤出现张力。接受物理治疗时,需每 4 个月听取专业物理治疗师的意见,为使关节挛缩最小化,指南建议,每周至少进行 4~6 次拉伸运动。拉伸是一种综合性的康复干预,包括主动拉伸、助动拉伸、被动拉伸和持久拉伸。在拉伸过程中需使用定位、夹板、矫形器和站立设备等。常规对踝关节、膝关节和髋关节拉伸非常重要,随着时间的推移,患儿上肢肌力减退逐渐显现,上肢伸展运动也是必要的,尤其是指关节、腕关节、肘关节、肩关节的拉伸。

(2)脊柱护理:DMD 患儿未行激素治疗时脊柱侧弯发生率高达 90%,激素治疗可以降低脊柱侧弯风险或延缓脊柱侧弯时间。需密切进行脊柱侧弯监测,患儿于步行期复诊时应行临床脊柱检查,一旦发现脊柱侧弯,需行脊柱 X 线检查。必要时行手术治疗。

(3)呼吸肌护理:随着 DMD 患儿的成长,病情随之发展,因此应建立有计划的、前瞻性的呼吸肌护理方法。可步行患儿,每年至少进行一次肺功能检查;丧失独立行走能力的患儿,肺功能评价尤为重要,如用力肺活量(FVC)和咳嗽时呼气峰流速。随着患儿逐渐成长,观察其是否有呼吸困难,如平静时气短、气紧、讲长句费力等。行氧气疗法的患者,应密切监测血气的变化。

(4)胃肠道护理:指南建议,定期测量患儿身高和体重(丧失行走能力者应测量手臂长度),至少每 3 个月测量 1 次,有助于判断体重指数是否达标。至疾病晚期,咽部肌无力可导致吞咽困难,当体重指数明显下降且经口进食流质困难时,应考虑放置胃管。此外,便秘和胃食管反流可见于年龄稍大的患儿,可适当应用盐类或刺激性肠道导泻药(如硫酸镁)。

(5)社会心理干预:部分 DMD 患儿可出现语言发育迟缓、学习困难、焦虑、烦躁、频繁争吵、易激惹和理解力差等神经行为障碍和神经发育障碍,加之患儿活动受限,使其与社会隔绝、不合群、参加社交活动机会减少。因此,应制订特殊的个体化教育发展计划(http://www.decipha.org)以帮助患儿解决出现的学习问题,培养患儿良好的社交技能、独立性和参与性,使患儿从儿科护理顺利过渡到成人护理。当患者存在抑郁症、攻击行为、强迫症或注意力缺陷多动障碍(attention deficit hyperactivity disorder,ADHD)时,指南建议,应在专科医师监督下予以药物干预。

六、健康教育

1. 鼓励患者完成力所能及的事情,注意安全,避免劳累过度。
2. 加强营养,给予富含蛋白质的平衡饮食,糖类及脂肪要适量。
3. 保持患者情绪稳定,乐观向上,保持合理的期望,避免过度保护,积极运动训练。
4. 卧床患者预防压疮等并发症,保护皮肤,加强肢体康复训练。
5. 定期随访观察呼吸肌功能、心肌功能和肢体活动能力。有家族史和遗传史者应做好遗传咨询和产前诊断,可预防本病发生。

第三节　多发性肌炎

多发性肌炎(polymyositis,PM)是一种以对称性四肢近端肌无力、肌痛为特征性表现的特发性炎症性肌病,目前发病原因和发病机制尚未明确。多为亚急性起病,任何年龄均可发病,中年以上多见,女性略多。由于受累范围不同,伴发病差异较大,因而本病临床表现多样。通常本病在数周至数月内达高峰,全身肌肉无力,严重者呼吸肌无力,危及生命,因此,及早诊断和治疗十分重要。诊断依据有:①四肢对称性近端无力;②肌酶谱升高;③肌电图示肌源性改变;④肌活检异常。

一、病因

病因尚不明确,可能与下列因素有关。

1. 免疫因素　多发性肌炎患者细胞免疫和体液免疫均异常。肌肉活检可见炎性细胞浸润,炎性细胞多为淋巴细胞和巨噬细胞。且患者血清免疫球蛋白升高,抗甲状腺抗体、抗核抗体、类风湿因子等自身抗体可呈阳性。

2. 感染因素　易感人群感染某些病毒后,机体免疫系统发生紊乱,导致以骨骼肌病变为主的结缔组织炎症。细菌、病毒、真菌、原虫等多种感染可能与本病有关,其中以病毒感染最受重视。临床上尚可见到乙型病毒性肝炎或艾滋病患者有肌炎样表现。病毒抗原可能通过激发免疫而致病。

3. 恶性肿瘤　恶性肿瘤抗原可能引起免疫异常而导致本病发生。

4. 环境因素　部分肌炎患者的起病与当时的环境因素有关,提示在一定遗传背景下,特定的环境因素可能是肌炎的始动因素。

二、临床表现

呈亚急性起病,发病年龄不限,女性略多。病前多有感染或低热,首发症状为四肢近端无力,在数周至数月内逐渐出现肩胛带肌群和骨盆带肌群及四肢近端无力,蹲位站立和双臂上举困难,常伴有肌肉关节部疼痛、酸痛和压痛。颈肌无力者抬头困难,咽喉部肌无力者表现为吞咽困难和构音障碍。如呼吸肌受累,可有胸闷及呼吸困难。少数患者可出现心肌受累。本病感觉障碍不明显,腱反射通常不减低,病后数周至数月可出现肌萎缩。

三、辅助检查

1. 实验室检查　急性期外周血白细胞计数增高,稳定期则正常;血清肌酸激酶与乳酸脱氢酶在病情活动时明显增高。

2. 肌电图检查　肌源性改变,波幅明显下降。

3. 肌肉活检　可见肌纤维变性,间质和血管周围炎性浸润,结缔组织增生。

4. 磁共振检查　可见肌肉炎性水肿、皮下软组织水肿、肌筋膜炎等。

四、治疗

1. 一般治疗　注意休息。

2. 药物治疗　目前的药物治疗均为经验性,缺乏高级别的循证医学证据。①一线药物主要为糖皮质激素,主要作用是抑制炎症反应,改善症状。在体温正常、肌力增强、肌酶恢复正常时逐渐减量。激素治疗无效者可给予免疫抑制药,病情严重时也可采用静脉滴注丙种球蛋白或血浆置换疗法。②二线药物主要包括氨甲蝶呤、硫唑嘌呤。③三线药物包括环磷酰胺、环孢素和霉酚酸酯等免疫抑制药。

五、护理

(一)护理评估

1. 评估患者病史及起病原因:询问患者发病前有无感染、发热,以及发病前是否肢体无力。

2. 评估患者肌肉无力特点:多在数周至数月内逐渐出现肩胛带肌群、骨盆带肌群及四肢近端无力,表现为蹲起、站起、上下楼、上臂抬举的逐渐困难,伴有肌肉及关节部疼痛、酸痛、压痛,症状可对称或不对称;颈肌无力表现为抬头困难,部分患者出现咽喉肌无力,表现为吞咽困难和构音困难,呼吸肌轻度受累出现胸闷及呼吸困难。

3. 评估患者自理能力。

(二)主要护理问题及措施

1. 护理问题

(1)猝死:与病变累及呼吸肌引起呼吸骤停有关。

(2)误吸:与病变累及吞咽肌群有关。

(3)低效性呼吸型态:与呼吸肌无力有关。

(4)肢体活动障碍:与肌无力、肌萎缩有关。

(5)外伤的危险:与肢体无力有关。

(6)知识缺乏:与患者对疾病的发生、发展、治疗用药事项不了解有关。

2. 护理措施

(1)一般护理

1)休息与活动:急性期有肌痛、肌肉肿胀和关节疼痛者,应绝对卧床休息,以减轻肌肉负荷和损伤。病情稳定后,有计划地进行训练,活动量由小到大,对肌无力的肢体应协助被动活动。

2)饮食护理:对吞咽困难者给予半流质或流质饮食,少量缓慢进食,以免呛咳或引起吸入性肺炎,必要时给予鼻饲。

3)心理护理:评估患者的心理状态及患者对疾病相关知识的了解情况,理解、关心患者,避免给患者造成过重的心理压力。

(2)专科护理

1)病情观察:加强巡视,密切观察患者的呼吸、呼吸形态的变化等,若有明显异常应做好急救准备。遵医嘱给予氧气吸入、呼吸兴奋药等,必要时给予吸痰、气管插管等抢救措施,做好口腔护理,早期做好气管切开准备,预防猝死。

2)预防误吸的护理:患者进餐时要坐在椅子或床上,抬头并稍向前倾。进餐时避免分散患者的注意力。每次给患者进餐时量要少,分次进行吞咽。用完餐后让患者保持坐位30~60 min。床边备好吸引器,必要时给予吸痰。

3)保持呼吸道通畅:协助患者采取舒适体位,如半卧位。协助患者有效地咳嗽,给予叩背,必要时给予吸痰,及时清理呼吸道,做好口腔护理。鼓励患者多饮水。

4)提高患者的自我照顾能力:协助患者满足生活需求,尽量由患者进行自我照顾,但要保证安全,对不能自理的患者要满足其生活需要。指导患者在进餐前充分休息,避免疲劳;协助患者采取舒适的进餐体位,将饭菜放在患者易取到的地方;饭前、后协助患者漱口;协助患者如厕,防止外伤;协助患者洗漱,保持个人清洁卫生,增加舒适。患者关节疼痛时,遵医嘱适当使用镇痛药。

5)有效的安全保障:创造一个安全的环境,如地面清洁无水、无障碍物。将经常使用的物品放在患者身边,便于患者拿取。嘱患者穿大小合适的鞋子,保证行走平稳、无摔伤。患者活动应借助辅助工具或有人陪伴。

六、健康教育

1. 疾病知识指导　向患者及家属说明本病的相关知识,使患者正确对待疾病,做好长期治疗的思想准备。合理安排生活,劳逸适度。避免感染、寒冷、创伤等诱因。

2. 用药指导及病情监测　帮助患者了解药物的疗效和不良反应,告知其应严格执行治疗方案,规则服药,不要因为症状减轻就自行减量或停药。服用免疫抑制药时须监测血常规指标。告知患者及家属病情危重的征象,如呼吸肌无力等,指导患者学会观察症状,如发生病情变化,应及时就医。

3. 注重支持疗法和对症治疗　指导患者多休息,卧床期间给予肢体被动活动,防止关节挛缩及肌肉萎缩。疾病恢复期应进行康复锻炼。饮食应富含高蛋白、高维生素,以增加营养,提高抗病能力。

第四节　周期性瘫痪

周期性瘫痪(periodic paralysis)是以反复发作的突发的骨骼肌弛缓性瘫痪为特征的一组疾病。发作中常伴血钾的改变。按发作时血钾改变情况分为低钾性周期性瘫痪、正常血钾性周期性瘫痪、高钾性周期性瘫痪。以低钾性周期性瘫痪最多见,为常染色体显性遗传。合并甲状腺功能亢进,称为甲亢性周期性瘫痪。我国以散发者多见,国外病例多为家族性。

低钾性周期性瘫痪(hypokalemic periodic paralysis,HypokPP),任何年龄均可发病,以 20~40 岁男性多见,通常 20 岁左右发病,随年龄增长发病次数减少。临床表现为发作性肌无力、血清钾减少,补钾后能迅速缓解。常见的诱因有疲劳、饱餐、寒冷、酗酒、精神刺激、感染、创伤等。

一、病因

按病因可分为原发性周期性瘫痪和继发性周期性瘫痪 2 类。原发性周期性瘫痪系指发病机制尚不明了和具有遗传性者;继发性周期性瘫痪则是继发于其他疾病引起的血钾改变而致病者,见于甲状腺功能亢进症、原发性醛固酮增多症、17-α-羟化酶缺乏和钡剂中毒等。

二、临床表现

1. 发病前可有肢体疼痛、感觉异常、口渴、多汗、少尿、潮红、嗜睡、恶心等表现。

2. 常于饱餐后夜间睡眠或清晨起床时发现肢体肌肉对称性、不同程度的无力或完全瘫痪,下肢重于上肢、近端重于远端,也可从下肢逐渐累及上肢。

3. 瘫痪肢体肌张力低,腱反射减弱或消失。

4. 可伴有肢体酸胀、针刺感。脑神经支配肌肉一般不受累,膀胱正常括约肌功能也很少受累。

5. 发病持续时间自数小时至数日不等,最先受累的肌肉最先恢复。发作频率也不尽相同,一般数周或数月 1 次。个别患者每日均有发作,也有数年发作 1 次甚至终身仅发作 1 次者。

6. 发作间期一切正常。伴甲状腺功能亢进者发作频率较高,每次持续时间短,常在数小时至 1 d 之内。甲状腺功能亢进症状控制后,发作频率减少。

三、辅助检查

1. 一般检查　低钾性周期性瘫痪发病时血清钾<3.5 mmol/L;高钾性周期性瘫痪发病时血清钾升高,可达 5~7 mmol/L;正常血钾性周期性瘫痪发病时血钾正常。个别散发性低钾性周期性瘫痪患者可以存在甲状腺功能亢进症、醛固酮增多症、肾小管性酸中毒和严重消耗性疾病。

2. 肌电图检查　发作间期正常,在完全瘫痪期间肌肉无动作电位反应。有诊断价值的肌电图检查是运动诱发试验,阳性率>80％。

3. 心电图检查　低钾性周期性瘫痪发作时,心电图上常有低血钾改变如 Q-T 间期延长、ST 段下降、T 波降低、U 波明显且常与 T 波融合,其低钾的表现常比血清钾降低为早。高钾性周期性瘫痪发作时,心电图改变,初是 T 波增高,Q-T 间期延长,以后逐渐出现 R 波降低,S 波增深,ST 段下降,P-R 间期及 QRS 时间延长。

四、治疗

1. 低钾性周期性瘫痪

(1)急性瘫痪期治疗:①口服补钾是基本的治疗路径,先用 10％氯化钾注射液 50 ml 顿服,再分次口服,好转即停药观察;②血钾<2.5 mmol/L 者同时静脉补钾,并严密监测电解质和心电图的变化,给予心电监护并备 10％葡萄糖酸钙注射液,心律失常者可应用 10％氯化钾、胰岛素加 5％葡萄糖溶液静脉滴注,但禁用洋地黄类药物;③对有呼吸肌麻痹者,应及时给予人工呼吸,吸痰、给氧。

(2)发作间歇期的治疗:发作较频繁者,可长期口服氯化钾,每晚睡前服用。合并有甲状腺功能亢进或肾上腺皮质肿物者,应进行相应的药物治疗或外科手术治疗。尚须警惕个别患者仍有心律失常,治疗困难,且可因室性心动过速而猝死。

2. 高钾性周期性瘫痪

(1)发作时治疗:①10％葡萄糖酸钙 10 ml 稀释后静脉注射,钙离子可直接对抗高血钾对心脏的毒性作用;②胰岛素加入 5％葡萄糖溶液内静脉滴注;③4％碳酸氢钠溶液静脉滴注;④服用排钾潴钠类药物如醋氮酰胺或氢氯噻嗪。

(2)间歇期治疗:控制钾盐的摄入,警惕那些被忽视的钾来源,如钾盐青霉素及 1 周以上的库存血等。

3. 正常血钾性周期性瘫痪　发作期:①可用生理盐水或 5％葡萄糖盐水静脉滴注;②尽量服用食盐,服用排钾潴钠类药物如醋氮酰胺或激素;③警惕排钾过多可转化为低钾性周期性瘫痪,应引起重视。

五、护理

(一)护理评估

1. 评估患者发病诱因及发病症状。低钾性周期性瘫痪多于夜间或清晨醒来时发病,表现为四肢迟缓性瘫痪,程度可轻可重;高钾性周期性瘫痪有遗传史,童年起病,常因寒冷或服钾盐诱发,白天发病;正常血钾性周期性瘫痪发作前常有极度嗜盐、烦渴等表现。根据不同类型提出相应的护理诊断并采取不同的护理措施。

2. 评估患者是否有跌倒史等安全问题。

3. 评估患者的营养状况。

4. 评估患者的心理状况。

(二)主要护理问题及措施

1. 护理问题

（1）活动无耐力：与钾代谢紊乱导致下肢无力有关。

（2）知识缺乏：缺乏自我防护的知识。

（3）有受伤的危险：与突发的反复发作的肢体瘫痪有关。

（4）有心排血量减少的危险：与低钾状态有关。

（5）恐惧：与健康状况突然改变有关。

2. 护理措施

（1）活动与休息：发作期指导患者卧床休息，有明显心功能损害症状时应限制活动量；肌力恢复初期应避免过急、过猛的活动，防止跌倒；发作间期鼓励患者正常工作和生活，指导建立健康的生活方式，适当运动，劳逸结合。

（2）生活护理指导：患者进食高钾、低钠饮食，少食多餐；肢体乏力、限制活动或卧床休息的患者应协助其洗漱、服药和做好个人卫生。

（3）病情监测：评估运动障碍的程度、范围；注意呼吸、脉搏变化，观察有无呼吸肌无力表现；注意血清钾浓度变化与肢体肌力改善情况。

（4）安全护理：①运动障碍患者要防止跌倒，确保安全。床铺要有保护性床拦；走廊、厕所要装扶手，以方便患者起坐、扶行；地面要保持平整干燥，防湿防滑，去除门槛；呼叫器和经常使用的物品应置于患者伸手可及处。②运动场所要宽敞、明亮，没有障碍物阻挡；患者穿防滑软橡胶底鞋，穿宽松棉布衣服。③不要在患者行走时从其身旁擦过或面前穿过，同时避免突然呼唤患者，以免分散其注意力。④上肢肌力下降的患者不要自行打开水或用热水瓶倒水，防止烫伤。⑤步态不稳者，选用三角手杖等合适的辅助工具，并有人陪伴，防止受伤。⑥告知患者及家属预防跌倒的措施，床头悬挂警示标识。

（5）心理护理：周期性瘫痪患者，发病急，症状较重，肢体有不同程度的瘫痪，且大部分为青壮年，精神非常紧张，不配合治疗。护理人员应耐心向患者解释治疗的意义及重要性，进行鼓励和安慰。重视做患者的思想工作，帮助其树立战胜疾病的信心，尽早进行瘫痪肢体功能训练，防止关节畸形和肌肉萎缩。

六、健康教育

1. 告知患者改变不良习惯，建立良好的健康行为。

2. 饮食方面：患者宜少吃多餐，忌高糖类饮食，并限制钠盐，同时也要避免过饱。

3. 发作时休息为主，避免过度劳累、情绪激动、饮酒、受寒等诱发因素。

4. 遵医嘱服用药物，不能自行减药或停药，定期复查血钾水平。

参 考 文 献

[1] McGrogan A, Sneddon S, De Vries CS. The incidence of myasthenia gravis: a systematic review. Neuroepidemiology, 2010, 34(3): 171-183.

[2] Zieda A, Ravina K, Glazere I, et al. A nationwide epidemiological study of myasthenia gravis in Latvia. Eur J Neurol, 2018, 25(3): 519-526.

[3] 赵辉. 糖皮质激素联合环磷酰胺治疗重症肌无力的疗效及安全性. 临床研究, 2018, 6: 98-99.

［4］　吴双.临床护理路径护理对重症肌无力患者病情恢复的影响.中国实用神经疾病杂志,2016,19(5)：136-137.

［5］　徐芳,黄玲,尹春立,等.重症肌无力患者院内感染预后影响因素与治疗方案分析.山西医药杂志,2019,48(12)：1448-1450.

［6］　张玲玲,高永平,魏素霞.临床护理路径在胸腺瘤伴重症肌无力手术患者中的应用.广东医学,2016,37(12)：1903-1905.

［7］　鲍娟,唐丽玲,周全.重症肌无力患者胸腺切除术后危象的护理.护士进修杂志,2016,31(5)：436-438.

［8］　孙桂香.临床护理路径在重症肌无力患者健康教育中的应用.齐鲁护理杂志,2016,22(5)：14-16.

［9］　杨明山,徐金枝,丁曼华.血浆交换疗法在神经内科的临床应用.同济医科大学学报,2009,增刊：128-129.

［10］　杨明山,徐金枝,丁曼华.血浆交换疗法的并发症及有关副反应的防治.中国神经精神疾病杂志,2008,15(3)：176-177.

［11］　宋岩,支修益.胸腺瘤合并重症肌无力的围术期护理.中国微创外科杂志,2017,17(1)：22-23.

［12］　田雪,崔雪,吴晶.循证护理在老年病诱发抑郁患者中的效果评价.贵州医药,2017,41(10)：1113-1114.

［13］　中国免疫学会神经免疫学分会.重症肌无力诊断和治疗中国专家共识.中国神经免疫学和神经病学杂志,2012,19(6)：401-408.

［14］　马姗,范玲玲,杨永祥.188 例重症肌无力患者生活质量研究.中国神经免疫学和神经病学杂志,2016,23(2)：77-82.

［15］　王娟,顼宝玉.重症肌无力的治疗进展.中西医结合心脑血管病杂志,2016,14(18)：2125-2127.

［16］　苏红梅,周云,曹静.循证护理与常规护理对老年急性心肌梗死后并发心律失常效果的比较研究.中国循证心血管医学杂志,2016,8(9)：1106-1107.

［17］　沈洁.危象预见性评分护理对于减少重症肌无力合并胸腺瘤患者术后并发症及护理缺陷的效果分析.中国实用护理杂志,2014,30(30)：47-49.

［18］　徐鹏,吕志国,张影.基于循证医学的重症肌无力中医文献质量评价研究报告.世界中医药,2017,12(1)：191-193.

［19］　乔娟,王佳.重症肌无力危象 44 例循证护理分析.蚌埠医学院学报,2015,40(30)：395-398.

［20］　肖群,刘睿,刘朝晖.1 例全身型重症肌无力合并脑梗塞患者的多学科协作护理.现代临床护理,2018,17(1)：78-81.

［21］　张成.《中国假肥大型肌营养不良症诊治指南》解读.中国现代神经疾病杂志,2018,18(7)：475-479.

［22］　利婧.呈常染色体显性遗传的 Emery-Dreifuss 肌营养不良症二家系报道.海峡两岸医药卫生交流协会遗传与生殖专业委员会.第十一届全国遗传病诊断与产前诊断学术交流会暨第二届海峡两岸医药卫生交流协会遗传与生殖专业委员会年会论文集.海峡两岸医药卫生交流协会遗传与生殖专业委员会；中国医学科学院基础医学研究所,2018：1.

［23］　张成,王倞.肌肉病临床研究进展.中国现代神经疾病杂志,2018,18(2)：110-116.

［24］　李西华.欧洲 Duchenne 型肌营养不良症诊断与护理家庭指南手册(2011 版)解读.中国现代神经疾病杂志,2015,15(5)：350-354.

［25］　孙茹蓉,喻少波.多发性肌炎和皮肌炎临床特点回顾性分析 308 例.中华临床医师杂志(电子版),2018,12(6)：321-326.

［26］　王菲菲,王瑞.多发性肌炎/皮肌炎患者 MRI 影像表现特点分析.中国 CT 和 MRI 杂志,2018,16(5)：140-142.

［27］　宋建华,陈勇.低血钾型周期性瘫痪 30 例临床治疗与护理.齐鲁护理杂志,2013,19(15)：110-111.

［28］　陈秀娟.周期性瘫痪 18 例护理体会.中国社区医师(医学专业),2013,15(8)：297.

［29］玄永哲.1例甲状腺功能亢进性周期性瘫痪致呼吸骤停病例报告.世界最新医学信息文摘,2018,18（50）:183.

［30］方良艳.胡明露.大剂量补钾治疗低钾型周期型瘫痪1例.临床合理用药杂志,2019,12(4):49.

［31］喻慎仪.成人皮肌炎/多发性肌炎患者临床特征及相关风险因素的研究.南方医科大学,2018.

第7章

运动障碍性疾病患者的护理

第一节　帕　金　森　病

帕金森病(Parkinson disease,PD)又称震颤麻痹,是一种常见的进展缓慢的中枢神经系统疾病,主要是黑质-纹状体环路的抑制引起神经递质多巴胺的减少所致,确切病因至今未明。PD多发生于50岁以上人群,截至2016年底,65岁以上老年人中,男性帕金森病的患病率为1.7%,女性帕金森病的患病率为1.6%,并随年龄增长而发病率增高,男性明显多于女性。PD以静止性震颤、运动迟缓、肌张力增高和姿势障碍为主要临床特征。常隐袭起病,缓慢发展,逐渐加剧。目前尚无根治方法,多数患者在发病数年内尚能继续工作,但也有迅速发展至完全残疾者。疾病晚期,常由于全身僵硬而导致卧床不起,最后常死于肺部感染、骨折等各种并发症。

一、病因

1. 年龄因素　是PD发病的促发因素。PD主要发生于中、老年人,40岁以前发病十分少见,随着年龄的增长PD的患病率和发病率逐步增加。

2. 环境因素　有研究表明,环境中与嗜神经毒1-甲基4-苯基1,2,3,6四氢吡啶(MPTP)分子结构类似的工业和农业毒素可能是本病的病因之一,如某些杀虫剂、除草剂、鱼藤酮、异喹啉化合物等。

3. 遗传因素　在一些家族中呈聚集现象。研究报道10%的PD患者有家族史,呈不完全外显率的常染色体显性遗传。

4. 多因素交互作用　研究显示,PD可能有多种因素参与致病,遗传因素使患病易感性增加,在环境因素及年龄老化的共同作用下,通过氧化应激、蛋白酶体功能障碍、炎性/免疫反应、线粒体功能衰竭、钙超载、兴奋性氨基酸毒性、细胞凋亡、免疫异常等机制导致黑质多巴胺能神经元大量变性、丢失致病。

二、临床表现

1. 静止性震颤　常为首发症状,约75%的患者首先出现该症状。多始于一侧上肢远端手指,逐渐扩展到同侧下肢及对侧肢体,下颌、口唇、舌及头部通常最后受累。拇指与屈曲的示指间呈"搓丸样"动作,节律为4~6 Hz,静止时出现或明显,随意运动时减轻或停止,紧张或激动时加剧,入睡后消失。

2. 肌强直 表现为屈肌和伸肌同时受累,被动运动关节时阻力增高,类似弯曲软铅管的感觉,故称"铅管样强直";部分患者伴有静止性震颤,患者可感到在均匀的阻力中出现断续停顿,如同转动齿轮,称为"齿轮样强直"。

3. 运动迟缓 表现为随意动作减少,动作缓慢、笨拙,包括始动困难和运动迟缓,表现为手指做精细动作如扣纽扣、系鞋带等困难;起床、翻身、步行、变换方向等运动迟缓;面部表情肌活动减少,常双眼凝视,瞬目减少,呈现"面具脸";书写时,字越写越小,呈现"写字过小征"。

4. 姿势步态异常 早期表现为走路时下肢拖拽,随病情进展,步伐逐渐变小变慢,启动困难,转弯时平衡障碍尤为明显,后期行走过程中出现"冻结"现象、"慌张步态"和(或)"前冲步态"。

5. 其他症状 部分患者还会出现感觉障碍(肢体麻木、疼痛)、睡眠障碍、自主神经功能障碍(便秘、多汗、脂溢性皮炎等)、精神障碍(焦虑、抑郁、痴呆、幻觉、妄想等)等非运动症状。

三、辅助检查

1. 常规检查:血常规、脑脊液检查。

2. 影像学检查:头颅 CT、MRI、PET 或 SPECT 等检查。

3. 神经电生理检查。

4. 其他检查:基因检测 DNA 印迹技术、PCR、DNA 序列分析等。

四、治疗

1. 药物治疗 为首选治疗方法。常用的药物有抗胆碱能药物、金刚烷胺药物、左旋多巴及复方左旋多巴药物等。

2. 运动疗法 一旦确诊应早期应用运动疗法,如基本动作训练(坐下、起立)、关节活动范围训练、增加肌肉训练、步行步态训练、面部动作训练及呼吸肌训练等。

3. 手术治疗 包括立体定向术、神经细胞脑内移植术、伽马刀治疗术、深部脑电刺激术及转基因治疗术等。

4. 中医及心理治疗 包括中药、针灸、心理疏导等。

五、护理

(一)护理评估

1. 评估患者疾病发展程度,是否有震颤、关节僵硬、动作迟缓及协调功能障碍。

2. 评估患者有无神经功能受损,如肌力及肌张力变化、语言及吞咽功能、肢体活动情况。

3. 评估患者有无便秘、尿急、尿频和排尿不畅等情况。

4. 评估患者对疾病的认识及心理状况。

(二)主要护理问题及措施

1. 护理问题

(1)有跌倒、坠床的危险:与运动障碍有关。

(2)有误吸的危险:与咀嚼、吞咽困难有关。

(3)有便秘的危险:与药物不良反应、摄入不足、缺乏运动、肛门括约肌无力、胃肠道中缺乏唾液有关。

(4)有尿潴留的危险:与排尿括约肌无力有关。

(5)焦虑、抑郁:与疾病所致患者运动障碍、协调功能不良,无法执行日常生活活动及自我形象的改变有关。

(6)营养摄入不足:与患者手、头不自主震颤,进食缓慢未能摄取每日所需热量有关。研究显示,约 70% 的患者有体重减轻的现象。

2. 护理措施

(1)一般护理

1)提供温暖、安静的居住环境,要保证室内的温度、湿度适宜,光线也要充足和适当,确保室内地面平整、干燥,不堆放杂物以免患者摔倒。患者穿着尽量使用拉链式样的衣服,以方便日常更换。患者如果外出要有人陪伴。

2)饮食护理:①给予患者富含蛋白质、膳食纤维及容易咀嚼的饮食;宜少量多餐,定时监测体重的变化。②饮食宜清淡、易消化、低盐低脂、低胆固醇,避免刺激性食物,戒烟、酒、饮料等。③制造愉快的进餐气氛,将食物事先切成小块或研磨,给予患者充分的时间及粗大把手的汤匙,以便患者进食;食物应温热。④中、晚期患者常会出现咀嚼、吞咽困难,多是由于消化道肌肉的僵硬或运动迟缓,极易造成营养不良,甚至导致窒息、吸入性肺炎。因此,患者进餐时尽量保持坐位,如进食、饮水出现呛咳时,不要勉强进食,可改为鼻饲喂养。

3)心理护理:以人文关怀的理念渗入各个护理环节,与患者建立亲情关系,提高患者生活满意度,消除患者的消极情绪,可采取以下措施。①在病房环境方面,以烘托家庭氛围为中心,患者喜爱的物品等可放置在病房内,在墙上悬挂温馨、和谐的装饰画,并每日更换窗台观赏植物,帮助患者消除对陌生环境的恐惧感;②加强与患者沟通。护理人员每日与患者沟通 30 min 左右,了解患者住院过程中存在的问题,并帮助其疏导不良情绪。

4)安全护理:①由于患者行动不便,在病房楼梯、楼道、门把手附近的墙上,增设把手;在厕所、浴室增设可供扶持之物;给患者配置助行器辅助设备;将呼叫器置于患者床旁,日常生活用品放在患者伸手可及之处。②防止患者自伤。患者动作笨拙,常有失误,应谨防其进食时烫伤。端碗、持筷困难者尽量选择不宜打碎的不锈钢餐具,避免玻璃和陶瓷制品。

(2)专科护理

1)症状护理:①对生活不能自理的患者,应满足患者舒适和基本生活需要;②对语言不清、构音障碍患者,应仔细倾听,不可嘲笑、打断患者谈话;教会患者用手势、字画等与他人交流,表达自己的需求;③对顽固性便秘患者,指导患者多进食粗纤维食物和新鲜水果;顺时针按摩腹部,每日 2 次,每次 15 min;必要时遵医嘱给予灌肠、器械辅助等方式保持大便通畅,便后应注意保持肛周清洁,做好皮肤护理;④对排尿困难者,应及时了解患者情况与原因,可热敷、按摩膀胱区,或用温水冲洗外阴,让患者听流水声,以刺激排尿,必要时可进行导尿和留置导尿管,并做好留置导尿管的护理,防止泌尿系感染;⑤对有幻视、幻听、幻嗅等精神症状者,应及时报告医师并协助处理,并做好安全防护措施,防止自伤、坠床、伤人、走失等意外,对疑心重的患者,应做好解释工作。

2)用药护理:帕金森病患者用药具有显著的个体差异,患者必须遵医嘱服药,护士必须告知患者具体的服药剂量、服药时间、药物的不良反应,并备好服用药物清单,这样既能便于医师了解并掌握病情,调整用药,又能为患者服药提供有效的指导。

使用抗胆碱能药物,如苯海索或丙环定(开马君)等,可致患者口干、视物模糊、便秘、排尿困难、幻觉、妄想等,并可影响记忆力,故用药时应详细记录患者的用药量,用药时间、药效,不良反应类型,持续时间等,并及时报告医师,做好相应处理,该药禁用于青光眼和前列腺肥大患者。

服用左旋多巴和复方左旋多巴制剂类药物时应空腹用药,如餐前 1 h;在服用左旋多巴期间应禁用维生素 B_6(复方制剂不禁);镇静药中的地西泮、吩噻嗪类化合物、氟哌啶醇及降压药中的利舍平均可对抗左旋多巴的作用而降低疗效,均应禁用。由于个体差异及药物剂量、用药时间的不同,会出现不同程度的不良反应,因此要密切观察,看患者是否出现头晕、恶心、呕吐、排尿困难、直立性低血压等问题。此外,口服左旋多巴类制剂的患者还需密切关注是否存在"剂末现象"与"开-关现象",如发生应立即报告医师,以改服多巴胺受体激动药。

应用 DA 能受体激动药,如溴隐亭、吡贝地尔缓释片时,多与复方左旋多巴合用,应注意观察患者体位变化时血压变化及有无明显的精神症状,发生直立性低血压时应嘱患者卧床休息,体位变化时应缓慢移动,精神症状明显时可给予氯氮平拮抗,并酌情调整药物。

服用金刚烷胺时,应检查患者双下肢有无网状青斑、水肿,了解患者食欲、睡眠、神志等情况,及时发现神经精神症状等不良反应并报告医师。

六、健康教育

1. 保持正常心态和规律的生活,克服不良生活习惯和嗜好,均衡饮食,积极预防便秘。
2. 保持有益的娱乐爱好,积极开展康复锻炼,以提高生活质量。
3. 积极预防感冒、受凉、跌倒、坠床等并发症的诱因。
4. 注意定期门诊复查,如患者出现发热、骨折、疗效减退或出现运动障碍时,严格遵医嘱服用药物,并做好病情记录。

第二节 舞 蹈 症

舞蹈症又称风湿性舞蹈病、Sydenham 舞蹈病或感染性舞蹈病,是急性风湿热在中枢神经系统的特征性表现,该病在风湿热患者中的发病率为 10%～30%,常见于 5～15 岁女性、儿童或青少年,临床特征为不自主的舞蹈样动作、肌张力低下、运动减弱、自主运动障碍和情绪改变。舞蹈症并非梗死性疾病,即使不经治疗 3～6 个月也可自行缓解,适当治疗可缩短病程,但复发者并不少见。

一、病因

本病与风湿热密切相关,往往是风湿热的一种表现。易感儿童经 A 组 β 溶血性链球菌感染后,部分患者出现血清抗神经元抗体增高,这类抗体因为错误识别抗原而沉积于丘脑底核、尾状核等部位,引起免疫炎性反应而致病。病理检查显示,舞蹈症患者存在基底神经核损伤、动脉炎、内皮肿胀、血管周围细胞圆形渗透、神经核团斑点样出血。

二、临床表现

1. 前驱症状和体征

(1)前驱症状:患者在发病早期常伴有情绪不稳、易激动、注意力不集中、学习成绩下降、字迹歪斜、持物不稳等表现,随着不自主运动日趋明显和其他部位逐渐受累方引起注意。

(2)全身体征:疾病常有上呼吸道炎、咽喉炎等 A 群链球菌感染史。全身症状可轻微或完全缺如。刚起病时可无发热,之后可出现发热、皮肤苍白及贫血等症状,可合并风湿热的症状,心脏受累时可伴心率加快、心脏扩大和杂音,亦可见急性风湿热的其他表现。

2. 典型表现

(1)舞蹈样动作:可发生于身体任何部位。表现为无法控制、不自主、无规律、幅度不等的急促舞蹈样动作,睡眠期症状可消失。面肌的舞蹈样动作表现为挤眉、弄眼、吐舌、扮鬼脸等。舌肌、咀嚼肌、口唇、咽肌的舞蹈样动作表现为构音障碍、咀嚼及吞咽障碍。上肢的舞蹈样动作表现为上肢各关节出现交替屈伸、内收、扭转、不自主挥舞等。下肢的舞蹈样动作表现为步态颠簸、常常摔倒等。肢体症状常起于一肢,逐渐波及一侧,再进展至对侧,也有一侧发病者。

(2)肌张力及肌力:肌张力及肌力减退普遍存在,具体表现为肢体软弱无力、舞蹈样动作、共济失调,三者构成舞蹈症的三联征。

三、辅助检查

1. 实验室检查　典型舞蹈症患者可见外周血白细胞增高、红细胞沉降率加快、C 反应蛋白增高、抗链球菌溶血素抗"O"滴度增高,咽拭子培养检出 A 型溶血性链球菌。

2. 免疫功能检查血清　IgG、IgM、IgA 均增高。脑脊液免疫印迹法检测抗基底神经核抗体阳性,诊断灵敏度达 92.5%、特异度达 94.7%。

3. 神经影像学检查　CT 显示尾状核区、基底核区低密度病灶和水肿,MRI 显示基底核体积扩大、神经元损害,特别是尾状核和壳核呈长 T_2 信号,PET 显示纹状体高代谢改变。

4. EEG　有 55%～75%的患者脑电图异常,表现为非特异性轻度弥漫性慢波。

四、治疗

临床治疗主要采用三步法治疗方案:治疗潜在感染、预防复发和对症治疗。

1. 治疗潜在感染　在舞蹈症发作期,患者应卧床休息、镇静、预防性应用抗生素等。青霉素 40 万～80 万 U 肌内注射,每天 1～2 次,10～14 d 为 1 个疗程。

2. 预防复发　患者确诊后,无论病症轻重,均需应用抗链球菌治疗,目的是最大限度地防止或减少舞蹈症复发及避免心肌炎、心瓣膜病的发生。一般使用青霉素,如对青霉素过敏者,可使用其他有效抗生素治疗,10～14 d 为 1 个疗程,为了预防链球菌感染、疾病复发,建议每日连续预防性口服青霉素,直至 20 岁。

3. 对症治疗　主要是针对舞蹈样动作及精神症状等治疗,药物使用包括硝西泮或丁苯那嗪、氯丙嗪或氟哌啶醇、水杨酸盐和糖皮质激素等,静脉注射免疫球蛋白或血浆置换疗法可以清除体内异常自身抗体,可能具有一定疗效。

五、护理

(一)护理评估

1. 评估患者意识、瞳孔、生命体征变化。

2. 评估患者既往病史,如有无风湿热及溶血性链球菌感染病史。

3. 评估患者有无发热、关节疼痛、扁桃体肿大等情况。

4. 评估患者有无神经功能受损,如肌力及肌张力变化、语言及吞咽功能、肢体活动情况。

5. 评估患者有无神经精神症状,如情绪不稳定、行为异常等。

(二)主要护理问题及措施

1. 护理问题

(1)自我形象紊乱的危险:与神经功能受损有关。

(2)有自杀的危险:与妄想及抑郁情绪有关。

(3)有跌倒的危险:与神经功能受损有关。

(4)有感染的危险:与疾病前感染史有关。

2. 护理措施

(1)一般护理

1)轻症患者多卧床休息,适当参加户外活动,如散步;重症患者需完全卧床休息,加强肢体的主动运动和被动运动,病情稳定后,鼓励患者进行床上、床旁、室内、室外的主动活动。

2)保持病房内光线柔和,温度适宜,通风良好,避免地面湿滑,物品摆放整齐有序,防跌倒;宜睡硬板床,铺盖柔软、保暖;保持环境清洁、安静,不受噪声干扰。

3)饮食护理:饮食以高热量、高维生素、高蛋白质和易消化食物为主,宜少食多餐,规律进食;有吞咽困难者给予鼻饲饮食。

4)疾病活动期关节疼痛明显的患者,可给予冰敷、热敷,液状石蜡浴或高级电脑中频等理疗手段,必要时给予镇静药;教会患者和家属活动关节的方法,鼓励患者正确活动肢体,防止关节变形。

5)心理护理:由于患者兴奋性增高,情绪不稳,极易激动,加之行为异常和长时间自我认识中的形象改变及社交障碍等,患者极易出现焦虑、恐惧等心理。告知患者及家属本病为自限性疾病,预后大多较好,应树立信心,正确对待疾病。

(2)用药护理

1)告知药物作用与用法,注意药物的疗效与不良反应,及时报告医师处理。

2)应用青霉素等抗生素防治风湿热时,应了解患者的过敏史、用药史,并做皮试,皮试阴性后方可应用。用药过程中应注意观察药物疗效,并及时给予医师反馈信息。

3)应用水杨酸钠类药物治疗时,可有头痛、胃肠道反应、肝肾功能损害、高血压等不良反应,应注意观察并及时指导患者按时按量餐后服药。

4)风湿症状明显,加用泼尼松等激素类药物治疗时,应注意加用钙剂和维生素 D 等防治骨质疏松等不良反应,定期测量血压、体重,检查血常规、尿常规、心电图和血电解质,注意患者精神和情绪的改变,预防应激性溃疡。

5)应用氟哌啶醇及氯丙嗪等控制舞蹈样动作时,可诱发肌张力障碍,应注意观察用药后的疗效、作用时间与有无锥体外系的不良反应,应报告医师及时处理。

(3)安全护理:患者肢体不自主运动较多,极易发生意外。因此,对患者实施安全有效的防范措施尤为重要。

1)做好患者跌倒、坠床风险评估,根据具体得分给予相应护理措施,如着防滑鞋、设置床栏等,并给予相应警示标识。患者肢体活动度大时,不可用约束带强制约束患者,以防骨折。

2)固定留 1 名陪护,减少探视人员,避免对患者情绪不良刺激。严禁将尖锐利器等物品带入病房,热水瓶放置指定暖瓶架中,患者行走过程中应加强看护,减少病房内物品摆放,以免受伤。

3)加强巡视。

(4)康复训练:康复训练对改善患者的肌张力、肌力有帮助,首先应评估患者肢体活动能力,并向患者及家属讲解功能锻炼的重要性。锻炼时需注意循序渐进,运动幅度由小到大,如指导患者进行双手握拳、双臂上伸、双腿屈曲和伸展运动等动作。

六、健康教育

1. 鼓励患者坚持学习与工作,保持正常的心态和有规律的生活,不可自暴自弃,外出时应有人陪同。

2. 改善不良的居住环境,保持室内空气清新,每日开窗通风 30 min,避免去公共场所,减少交叉感染的机会。天气变化应随时增减衣物。

3. 保持良好的饮食习惯,保证足够的营养。

4. 告知患者及家属出院后应按时服药,不能擅自停药、不规则服药或调药,家属应严格督促,告知用药可能出现的不良反应并进行自我观察,出院后定期复诊,不适随诊。

5. 加强肢体功能训练,选择合适的体育锻炼方式以增强体质,外出活动要有人陪同,防止意外发生。

第三节　肝豆状核变性

肝豆状核变性（hepatolenticular degeneration，HLD），又称 Wilson 病（Wilson disease），是一种常染色体隐性遗传的铜代谢障碍性疾病。由于血清铜蓝蛋白（ceruloplasmin，CP）合成减少及胆道系统排铜障碍，蓄积于体内的铜离子在肝、脑、肾、角膜、关节及皮肤等处沉积，引起肝硬化进行性加重、神经系统损害、肾损害及骨关节损害等。肝豆状核变性好发于青少年，主要病理改变为豆状核变性而引起肝硬化。肝豆状核变性预后主要取决于治疗的早晚和发病时肝的情况及肝病进展的快慢，如不及时治疗，病情将持续进展，晚期患者多死于严重肝硬化、肝衰竭或并发感染。

一、病因

该病是一种少见的常染色体隐性遗传铜代谢障碍疾病，其发病机制为 *ATP7B* 基因突变导致编码的 ATP7B 蛋白改变，导致血清铜蓝蛋白合成减少及排铜障碍，铜过量后沉积在组织器官中，可累及肝、神经系统、肾、血液系统及骨关节等器官系统，出现相应的临床症状和体征，而最常受累的是肝和神经系统。

二、临床表现

1. 肝的症状　以肝病作为首发症状的患者占 40%～60%。患者可有严重程度不等的肝损伤表现，包括持续性血清转氨酶升高、急性或慢性肝炎、代偿期或失代偿期肝硬化、暴发性肝衰竭（伴或不伴溶血性贫血）等。大多数患者表现为进行性肝大，继而进展为肝硬化、脾功能亢进出现黄疸、腹水、食管静脉曲张及上消化道出血等。也有极少数患者出现急性肝衰竭和急性溶血性血液病，也有不少患者并无肝大，甚至肝缩小。

2. 神经系统症状　以神经系统症状为首发的患者占 40%～59%，其平均发病年龄比以肝病首发者晚 10 年左右，主要以锥体外系病变症状为主，包括僵硬、震颤、运动迟缓、肌张力障碍、构音障碍、吞咽障碍、共济失调、舞蹈症状、帕金森综合征、癫痫发作等。震颤是肝豆状核变性患者最常见的神经系统症状之一。

3. 精神症状　精神症状的发生率为 10%～51%，最常见为注意力分散、厌学、躁狂、性格改变。老年人精神异常表现类似于偏执型精神分裂症或抑郁症，但认知功能多无明显损伤。少数患者甚至自杀，还有幻觉、妄想等。

4. 眼部症状　角膜色素环是本病最重要的体征，95% 以上的患者有次环出现，大多数为双眼，但也可见于单眼。

5. 肾功能损害　主要表现为肾小管重吸收障碍，出现血尿、蛋白尿、肾性糖尿、多种氨基酸尿、尿酸尿、高钙尿等。

三、辅助检查

1. 肝超声波检查。

2. 影像学检查：头颅 CT、MRI。

3. 血常规、尿常规检查。

4. 铜的测定：血清铜蓝蛋白＜0.2 g/L（正常值为 0.26～0.36 g/L），铜蓝蛋白氧化酶活性＜0.2 光密度（正常值 0.2～0.532 光密度），24 h 尿铜＞200 μg。

5. 遗传学测定。

6. 裂隙灯检查。

四、治疗

肝豆状核变性一旦确诊则需坚持终身治疗，治疗措施主要包括限制铜的摄入、抑制铜的吸收和促进铜的排泄，必要时进行肝移植，而铜的排泄及吸收主要通过药物作用。

1. 限制铜的摄入　应采用低铜饮食，正常情况下胃肠道吸收是获得铜的唯一途径，因此限制饮食中的铜摄入是非常必要的，不能用铜制的食具及用具。

2. 促进铜的排泄　主要通过药物增加铜的排出，常用药物有右旋青霉胺、二巯丁二钠、三乙烯-羟化四甲胺（TETA）。

(1)右旋青霉胺：右旋青霉胺是首选的排铜药物，尤其是以肝症状为主者。应用此药前先进行青霉素皮试，皮试结果为阴性方可使用。青霉胺宜从小剂量开始逐渐加量至治疗剂量，用作开始治疗时剂量为 15～25 mg/kg。

(2)二巯丁二钠：不良反应较轻，可出现鼻出血或牙龈出血。

(3)三乙烯-羟化四甲胺：本药排铜效果不如青霉胺，但不良反应轻于青霉胺。每次 250 mg，每日 4 次，于餐前 1 h 或餐后 2 h 服用。本药最适合于不能使用青霉胺的肝豆状核变性患者。但国内暂无供应。

3. 抑制铜的吸收　常用抑制铜吸收的药物为锌剂，可减少铜在肠道中的吸收，增加尿铜和粪铜的排泄量。

4. 手术治疗　对于有严重脾功能亢进者可行脾切除术，严重肝功能障碍者可行肝移植治疗。

五、护理

(一)护理评估

1. 评估患者意识、瞳孔、生命体征变化。

2. 评估患者有无外伤、感染等诱因。

3. 评估患者有无神经系统症状，如僵硬、震颤、情感障碍等。

4. 评估患者对疾病的认识及心理状况。

(二)主要护理问题及措施

1. 护理问题

(1)有跌倒的风险：与铜代谢障碍使铜在肝内大量沉积，导致神经系统受损，而出现相应的症状如运动障碍有关。

(2)自我形象紊乱：与疾病有关。

（3）潜在并发症：肝衰竭、消化道出血，与铜代谢障碍在肝内大量沉积有关。

2.护理措施

（1）一般护理

1）早期鼓励患者加强主动运动，鼓励患者做力所能及的工作和家务；肝、肾功能损害严重者，引起骨质疏松、腹水症状时，需卧床休息，保持病室整洁、光线柔和，以利患者休息，保证患者睡眠质量；对肝损害出现食管静脉曲张破裂出血或肝性脑病患者，给予侧卧位，床头抬高 $15°\sim30°$，以防呕吐物引起窒息；缓解期鼓励患者适当进行床旁、室内、公共场所活动，避免从事引起患者精神紧张和刺激的工作、游戏及观看恐怖影视作品等；晚期患者绝对卧床休息，适当给予肢体被动运动与按摩。

2）安全护理：对有精神症状及智力障碍患者，应专人护理，日常生活用品放置在患者触手可及的位置，佩戴腕带，保证患者安全，满足患者生活需要；外出时佩戴写有患者信息和联系方式的卡片，以防患者在外出活动时走失；对伴有明显舞蹈样动作等锥体外系病征患者，尽量不用约束带，以免发生骨折等二次损伤。

3）饮食护理：通过食物作用减少铜的摄入，促进铜的排泄，保护肝功能，减轻症状，进一步防止病情发展。①应避免摄入富含铜的食物，如贝类、虾蟹、动物内脏和血、豆类、坚果类、巧克力、咖啡等；②适宜摄入含铜量较低的食物，如精白米、精面、牛肉、鱼肉、鸡肉、鸭肉、小白菜、芹菜、橘子、苹果、桃子、牛奶等，牛奶不仅含铜量低，且长期服用还有轻度排铜的功效，鼓励患者喝牛奶；③对于肝硬化伴食管静脉曲张者避免油炸、冷、硬、辛辣等刺激性的食物，以免引起消化道出血，有肝性脑病者应限制白蛋白的摄入；④有吞咽困难的患者不可强行喂食，必要时应给予鼻饲流质饮食并给予相应的鼻饲护理；⑤避免使用铜制炊具。

4）心理护理：向患者讲解疾病相关知识，帮助患者树立战胜疾病的信心，准备接受长期治疗。

（2）用药护理：服用右旋青霉胺，可能出现消化道症状、皮肤变脆容易破损等，长期服用时可出现免疫系统症状，如狼疮综合征、再生障碍性贫血、肾病综合征等。当出现发热、皮疹等过敏症状时，需及时告知医师，遵医嘱停药。长期服用右旋青霉胺的患者，建议同时服用维生素 B_6，防止继发视神经炎。

六、健康教育

1.肝豆状核变性是一种常染色体隐性遗传性疾病，故禁忌杂合子携带者婚配，以免其子代发生纯合子，且本病可通过产前诊断、基因筛查来预防。

2.告知患者本病如果不及时治疗，多会转为肝硬化、肝衰竭并发感染而死亡。因此应早诊断、早治疗。

3.坚持长期用药，注意观察用药的不良反应，并定期门诊复查。

4.有精神神经症状者需佩戴有患者信息的卡片，且不宜单独外出，应在家属陪同下出行。

5.指导患者及家属保持良好的心态，避免不良情绪加重病情。

6. 建议患者安排好自己的学习,选择适当的工作,鼓励患者融入社会发展自己的兴趣爱好。

参 考 文 献

[1] 李渤.杜平.神经病学.武汉:华中科技大学出版社,2018.

[2] 魏秀红.张彩虹.内科护理学.北京:中国医药科技出版社,2016.

[3] 丁淑贞.丁全锋.神经内科临床护理.北京:中国协和医科大学出版社,2016.

[4] 彭鲜艳.浅谈帕金森患者的护理对策.中国实用医药,2010,5(14):202-203.

[5] 龚盈.论帕金森患者的临床特征及其治疗分析与研究.健康必读(中旬刊),2012,6(12):1.

[6] 何娟娟.26 例帕金森病的系统护理.现代医学与健康研究电子杂志,2018,2(19):95-97.

[7] 李银萍,杨蓉,陈德智.预防帕金森病患者跌倒的康复训练护理.华西医学,2015,3008:1521-1522.

[8] 朱沛沛,王锦玲.综合护理干预在老年帕金森病病人中的应用.护理研究,2015,2930:3820-3822.

[9] 侯杰,尹安春,曲晓彤.等.帕金森病康复运动训练现状与展望.护理研究,2015,2935:4357-4360.

[10] 赵欢欢.风湿性舞蹈病的中西医治疗进展.风湿病与关节炎,2015,4(4):72-73.

[11] oosterveer DM,overwegplandsoen WC,Roos RASydenham's chorea:apractical wverview of the current literature. Pediatric Neurolgy,2010,43(1):1-6.

[12] 汪丽静,汪群,龚庆辉,等.小舞蹈症临床 40 例治疗体会.中国现代药物应用,2013,704:47-48.

[13] Kou CY. Clinical treatment of Sydenham's chorea. Zhong Wai Jian Kang Wen Jian,2011,44:404-405.

[14] 赵博,王佳伟.Sydenham 舞蹈病.中国现代神经疾病杂志,2014,14(7):570-574.

[15] 赵佳维.2 例风湿性舞蹈病的临床护理体会.实用中西医结合临床,2017,17(9):160-161.

[16] 吴燕玲.1 例肝豆状核变性致神经系统损伤患者的护理.护理研究,2010,24(22):2066-2067.

[17] 程楠.肝豆状核变性的分子诊断与治疗.分子诊断与治疗杂志,2018,10(4):217-221.

[18] 阿尔孜古丽·艾尔肯,孙晓风.肝豆状核变性发病机制及诊治现状的研究.胃肠病学和肝病学杂志,2019,28(4):465-469.

[19] Jiang W,Liu L,Chang Q,et al. Production of Wil-son disease model rabbits with homology directed precision point mutations in the ATP7B gene using the CRISPR/Cas9 system. Sci Rep,2018,8(1):13-32.

[20] Reed E,Lutsenko S,Bandmann O. Animal models of Wilson disease. J Neurochem,2018,Epub ahead of print.

[21] Filippi C,Dhawan A. Current status of human hepatocyte transplantation and its potential for Wilson's disease. Ann N Y Acad Sci,2014,1315(5):50-55.

[22] 王敏,胡皓,韩英.小鼠骨髓间充质干细胞移植途径对肝硬化治疗效果的比较.胃肠病学和肝病学杂志,2018,27(27):786-791.

第 8 章

脱髓鞘性疾病患者的护理

第一节 多发性硬化

多发性硬化(multiple sclerosis,MS)是一种病因未明的以中枢神经系统脱髓鞘为主要表现的自身免疫性疾病,是青年人最常见的一种慢性退行性神经系统疾病。MS好发于20～40岁年轻人,女性多于男性,大多数患者表现为多次缓解与复发的神经功能障碍,绝大多数患者最终会发展为严重的残疾,包括运动功能障碍、感觉异常和认知功能损害等,给患者的家庭以及整个社会带来沉重的负担。有40%～70%的MS患者存在认知功能损害,受损的认知功能主要有信息处理速度、即刻记忆和延迟记忆、执行功能、注意力和视觉空间功能等。病变最常侵犯的部位是脑室周围白质、视神经、脑干及小脑。症状、体征的空间多发性与病程的时间多发性为其主要临床表现。

一、病因

多发性硬化的病因与发病机制至今不明,目前认为可能与自身免疫反应、病毒感染、遗传因素及环境有关。

二、临床表现

1. 视力障碍 最常见且常为首发症状。多为急性单眼视力下降,2～3周后出现另一侧眼受累,常伴眼球疼痛;30%的患者出现眼肌麻痹及复视;核间性眼肌麻痹被认为是MS的重要体征之一,表现为患者双眼向病变对侧注视时患侧眼球不能内收,对侧眼球外展时伴有眼震,双眼内聚正常,旋转性眼球震颤常高度提示本病。

2. 肢体无力 约50%的患者以1个或多个肢体无力为首发症状。运动障碍一般下肢较上肢明显,以不对称瘫痪较常见。另外,疲劳也可为该病的常见症状和首发症状。

3. 感觉异常 常见的浅感觉障碍表现为肢体、躯干或面部的针刺感、麻木感、蚁走感、瘙痒感或异常的肢体发冷、烧灼样疼痛以及定位不明确的感觉异常。疼痛感可能与脊神经根部的脱髓鞘有关,颇有特征性。

4. 共济失调 西方国家发生率为70%～80%,我国为50%。患者有不同程度的共济失调障碍,部分晚期患者可见典型的Charcot三主征(眼球震颤、意向性震颤和吟诗样语言)。此外,还可出现辨距不良、肌张力减退及复杂运动协调困难。

5. 自主神经功能障碍 一般不单独出现,常伴有肢体运动和感觉障碍。常见症状为尿频、尿失禁、便秘或便秘与腹泻交替,也可出现多汗和流涎、性欲减退等。

6. 精神症状　多表现为抑郁、脾气暴躁或易怒,部分患者出现兴奋、欣快,也可表现为嗜睡、淡漠、重复语言及被害妄想等。约 50% 的患者可出现认知功能障碍,如反应迟钝、记忆力减退、判断力下降等。

7. 发作性症状　比较常见的症状为构音障碍、单肢痛性发作、共济失调、面肌痉挛、阵发性瘙痒和强直性发作等,一般持续数秒或数分钟,可被频繁或过度换气、焦虑或维持肢体某种姿势所诱发。也是本病的特征性症状之一。

8. 其他症状　还可伴有周围神经损伤和多种自身免疫性疾病,如风湿病、干燥综合征、重症肌无力等。

三、辅助检查

1. 脑脊液(CSF)检查　为 MS 临床诊断提供重要依据。脑脊液细胞数正常或轻度增加,急性起病或恶化患者细胞数明显增加。部分患者脑脊液蛋白可轻度增加,CSF-IgG 指数是反应 IgG 鞘内合成的定量检测指标,若 LgG 指数>0.7 提示有 CSF 内的 IgG 合成及 MS 可能。IgG 寡克隆带是 IgG 鞘内合成的定量检测指标,是诊断 MS 的 CSF 免疫学常规检查,85%～95% 的 MS 患者可在 CSF 中检出。

2. 诱发电位检查　包括视觉诱发电位、脑干听觉诱发电位和体感诱发电位,以及运动诱发电位,50%～90% 的 MS 患者可有 1 项或多项异常。

3. 影像学检查　MRI 是检测 MS 最有效的辅助诊断方法,阳性率可达 62%～94%。

四、治疗

1. 急性期治疗

(1)甲泼尼龙:大剂量短程疗法最常用,成人中、重症复发病例用 1 g/d 加于 5% 葡萄糖溶液 500 ml 中静脉滴注,连用 3～5 d,然后改口服泼尼松 60 mg/d,4～6 周逐渐减量至停药。通常用于发作较轻的患者。使用皮质类固醇药物治疗过程中,注意定期检查电解质、血糖、血压,常规补钾、补钙和使用抗酸药保护胃黏膜。

(2)免疫球蛋白:静脉注射免疫球蛋白 0.4 g/(kg·d),连续 3～5 d。对降低 R-R 型患者复发率有肯定疗效,但最好在复发早期应用。可根据病情需要每月加强治疗 1 次,用量仍为 0.4 g/(kg·d),连续 3～6 个月。

(3)血浆置换:主要用于对大剂量皮质类固醇治疗不敏感的 MS 患者。

2. 缓解期治疗　美国 FDA 批准的四大类药物用于 MS 稳定期,主要包括干扰素、醋酸格拉替雷、那他珠单抗、芬戈莫德。

五、护理

(一)护理评估

1. 评估患者发病前数周或数月是否存在感冒、发热、外伤、精神紧张等发病诱因。

2. 评估患者的言语状况、膀胱功能及视力状况。

3. 评估患者的肢体活动状况。

4. 评估患者心理及精神状态。

(二)主要护理问题及措施

1. 护理问题

(1)焦虑、抑郁:与疾病多次复发、家庭和个人应对困难有关。

(2)知识缺乏:缺乏疾病知识和自我护理知识。

(3)自理缺陷:与肢体乏力、共济失调或精神、认知、视觉、触觉障碍有关。

2. 护理措施

(1)心理护理:向患者及其家属讲解 MS 相关知识,避免产生恐慌、无助、焦虑心理,指导家属关心、体贴患者,给予患者精神支持及生活照顾,细心观察和及时识别病情变化。通过与患者的交流,建立良好的护患关系,取得患者及家属的信任,积极配合治疗及护理,树立战胜疾病的信心。

(2)安全护理:提供安全方便的住院环境,将呼叫器置于患者床头伸手可及处,日常用品如餐具、水杯、便器、纸巾等定位放置于床旁,方便患者随时取用。保持活动范围内灯光明暗适宜,灯光太弱对视力障碍的患者不利,过强会造成对眼的刺激;活动空间不留障碍物;将患者安置在可水平升降的床位,夜间保持床在低水平并支起护栏防护;若病情需要,配备手杖、轮椅、助行器等必要的辅助用具,以增加活动时的安全性。精神障碍的患者应有专人 24 h 看护,防止意外发生等。

(3)活动与休息:急性期卧床休息,协助患者保持舒适体位,变换体位有困难者协助翻身,防止局部长时间受压;为患者制订作息时间表,使之合理休息与活动,防止过分疲劳。对于有脊髓平面受损、肢体运动障碍的卧床患者,应保持肢体功能位,指导进行主动运动或被动运动;肌张力增高或共济失调的患者,应给予辅助支持,指导步行训练;活动或康复训练时应注意劳逸结合,避免受凉或体力活动过度,因为大量的活动可使患者体温升高而致症状恶化。

(4)饮食护理:给予高蛋白、低脂、低糖、富含维生素、易消化、易吸收的清淡食物,并维持足够的液体摄入(每天约 2500 ml),饮食中还应保证一定的纤维素,有利于激发便意和排便反射,预防便秘或减轻便秘的症状。如吞咽困难患者,应给予软食或糊状食物,必要时留置胃管,给予鼻饲饮食,预防误吸或窒息。

(5)基础护理:督促或协助患者翻身拍背,避免局部组织长期受压;留置胃管的患者做好口腔护理,保持口腔清洁;尿失禁的患者应保持外阴部清洁、干燥,勤换洗,保持个人卫生;尿潴留或排尿困难患者应指导监测残余尿量,观察尿液的颜色和性状,必要时留置尿管,定时检查尿常规、尿培养,预防泌尿系统感染;保持床单位清洁、干燥、平整,若有污染及时更换。

(6)用药护理:向患者及其家属讲解 MS 常用的药物及用法,可能出现的不良反应和用药注意事项。糖皮质激素是 MS 急性发作和复发的主要治疗药物。常采用大剂量短程疗法,易出现水和电解质紊乱,表现为满月脸、向心性肥胖等,应加强水和电解质、肝功能和肾功能的监测,必要时对症治疗。应告知停药后症状可自行缓解,但治疗期间不可自行停药或随意更改剂量。使用糖皮质激素后还易出现消化道症状、失眠、血糖升高、骨质疏松、易诱发口咽及食管的真菌感染等,遵医嘱给予保护胃黏膜药、制酸药、促睡眠药、降血糖药物、钙剂等。指导进食清淡、易消化食物,调整情绪,避免进食含糖量高的食物,定时进行口腔清洁。

(7)出院指导:MS 患者免疫调节异常加上反复应用免疫抑制药治疗,机体抵抗力降低,应注意营养均衡;帮助患者制订康复训练计划,预防病情加重从而避免疾病复发,鼓励患者坚持适当的体育锻炼,调整作息时间,根据体力自我调整活动量和活动范围。指导家属给予患者心理、精神上支持和生活照顾,提高患者的生活质量,协助患者回归社会群体。遵医嘱用药,定期复查,门诊随访。

六、健康教育

1. 做好健康宣教　向家长宣传本病发生发展的特点、治疗方法及预后,指导家长学会家庭护理及心理护理方法,使家长树立对患儿治病的信心,减少或消除焦虑情绪,积极配合治疗。

2. 加强家长心理护理指导

(1)发现孩子发病后切莫责怪、打骂孩子,因为越责怪越强制他就越感到紧张,不自主动作也就越频繁,孩子会逐渐变得胆小、自卑。帮助孩子排除紧张感和恐惧感,无论他的动作如何使人生气,既不要注意他的样子,也不要模仿他、取笑他。让孩子生活在平静和自信的气氛中,给孩子创造一种轻松的治疗环境。

(2)鼓励和引导孩子参加各种有兴趣的游戏和活动,转移其注意力。对极少数顽固抽动症的患儿,家长要帮助他们用意念去克制自己的抽动行为,可以采用正强化法,只要孩子的抽动行为有一点减轻,就及时给予适当的表扬和鼓励,以强化孩子逐渐消除抽动行为。对于发展同伴关系有困难的患儿,有必要进行社交技能训练。

(3)不要对孩子期望过高,要求过严。如果管教孩子的方式简单生硬,孩子就会背负着沉重的压力,整天提心吊胆,不利于疾病的恢复。

(4)严格按医嘱服药,绝不能随意停药。

第二节　视神经脊髓炎

视神经脊髓炎(neuromyelitis optica,NMO)是视神经与脊髓同时或相继受累的急性或亚急性脱髓鞘病变。该病由 Devic(1894)首次描述,其临床特征为急性或亚急性起病的单眼或双眼失明,在其前或其后数日或数周伴发横贯性或上升性脊髓炎,后来本病被称为 Devic 病或 Devic 综合征。资料显示 NMO 占所有脱髓鞘疾病的 $1\%\sim22\%$,在西方国家比例偏低,在非高加索人比例偏高。2018 年 5 月 11 日,国家卫生健康委员会等 5 部门联合制定了《第一批罕见病目录》,视神经脊髓炎被收录其中。

一、病因

NMO 的病因和发病机制还不清楚。随着研究的不断深入，目前认为 NMO 的发病是基因、免疫机制、环境等多种影响因素共同作用的结果，近年来有报道发现，肠道菌群与 NMO 的发病密切相关。在中枢神经系统脱髓鞘疾病中，西方常见的 NMO 患者以大脑、脑干损害为主；东方常见的 NMO 患者以视神经和脊髓损害为主，这提示疾病的发生可能与遗传素质及种族差异有关。现流行病学资料显示，NMO 的患病率是 $0.3\sim4.4/100\ 000$，年发病率是 $0.05\sim0.4/100\ 000$。男、女均可发病，单时相 NMO 男、女患病比率相等，复发型 NMO 女性发病率显著高于男性，女性/男性患病比率为（9～12）：1，平均发病年龄为 30～40 岁，约 10％的 NMO 患者发病年龄＜18 岁。

二、临床表现

NMO 主要表现为视神经和脊髓两大组症候，部分患者合并有脑干损害症状。约50％的患者以孤立的视神经炎起病，其中 20％的患者双侧视神经炎；50％的患者以孤立的脊髓炎起病；10％的患者视神经及脊髓同时受累。

1. 视神经受损症状　首发的视觉障碍表现为眼球后疼痛，尤其在转动眼球时，随即视力下降、视觉模糊，严重者很快失明。可单眼、双眼间隔或同时发病。

2. 脊髓受损症状　以横惯性脊髓损害较为多见，包括有脊髓相应病变平面以下传导束型深浅感觉、运动障碍及膀胱直肠功能障碍，神经根性疼痛、痛性痉挛，Lhermitte 征，高颈段受累者可出现呼吸肌麻痹症候。

三、辅助检查

1. MRI　许多 NMO 患者有脑部病灶，约 10％的 NMO 患者脑部病灶与 MS 一致。其分布多与 AQP4 高表达区域相一致，而不符合 MS 的影像诊断标准。特征性病灶位于下丘脑、丘脑、第三脑室、导水管、脑桥被盖及第四脑室周围。延髓病变，常与颈髓病灶相延续。病变往往不强化。此外，假瘤样脱髓鞘和可逆性后部白质脑病亦可见于患者。

（1）眼部 MRI：急性期可见视神经增粗、肿胀，呈长 T_1、长 T_2 信号，可见"轨道样"强化。通常双侧视神经均有异常，视交叉及视觉传导通路上可见异常。

（2）脊髓 MRI：病变常累及 3 个或 3 个以上椎体节段，为 NMO 最具有特异性的影像表现。NMO 以颈段或颈胸段同时受累最为多见，病变可向上延伸至延髓下部。病变多位于脊髓中部，累及大部分灰质和部分白质。急性期多伴有脊髓肿胀并可见强化。疾病后期部分患者脊髓变细、萎缩、中心空洞形成。

2. 脑脊液检查　急性期脑脊液中性粒细胞和嗜酸性粒细胞增多较常见，13％～35％的患者细胞数＞$50\times10^3/ml$；46％～75％的患者脑脊液蛋白升高；＜30％的 NMO 患者脑脊液寡克隆区带可阳性。

3. 血清 NMO-IgG 检查　NMO-IgG 是 NMO 的免疫标志物，是鉴别 NMO 与 MS 的重要参考依据之一，需反复检测。此外，NMO 患者 NMO-IgG 强阳性其复发可能性较大，其滴定度有可能作为复发与治疗疗效的评价指标。实验方法不同阳性率不同,NMO 患者血清 NMO-IgG 阳性率为 50%~75%。最敏感的方法是细胞转染免疫荧光法。

4. 血清自身抗体　40%~60% 的 NMO 患者可伴有其他自身免疫疾病抗体阳性。如抗核抗体、抗 SSA/SSB 抗体、抗心磷脂抗体、甲状腺相关抗体、乙酰胆碱受体抗体等。

5. 神经眼科检查　主要表现为视敏度下降,可有中心视野及外周视野缺损、视网膜厚度明显减少,视觉诱发电位异常。

四、治疗

1. 传统治疗方法(表 8-1)　关于 NMO 的传统治疗更多的是参考 MS 的治疗。到目前为止,药物治疗无法彻底治愈,只能控制病情不再继续恶化。

表 8-1　视神经脊髓炎传统治疗手段

时期	治疗方式	作用机制	不良反应
急性期	糖皮质激素	如甲泼尼龙,抑制炎症反应,促进白细胞凋亡,减少淋巴细胞和单核细胞浸润	肺部感染、血糖升高、股骨头坏死、情绪改变等,远期改善不明显
	血浆置换	清除血浆中的自身抗体、补体及细胞因子等	复发率高
缓解期	免疫抑制药	如硫唑嘌呤联合小剂量糖皮质激素,通过干扰嘌呤合成,从而抑制淋巴细胞增殖达到治疗效果	过敏反应、恶心、呕吐、发热、血小板和白细胞下降;消化道副作用;增加患肿瘤的风险
	免疫调节药	如干扰素 -β,延缓功能缺损进度	呕吐、腹泻、肝功能损坏,绝大多数患者病情无改善

2. 单克隆抗体药物治疗　近年来随着基因工程药物理论研究的深入,越来越多的新型药物被应用到 NMO 的临床研究或治疗,如单克隆抗体药物,其靶向特性对于治疗是有利的。如利妥昔单抗(rituximab,RTX),一种嵌合鼠/人的单克隆抗体,该抗体与纵贯细胞膜的 CD20 抗原特异性结合。RTX 作为 NMO 缓解期治疗药物,仍需进一步研究;B 细胞清除治疗的药物还有奥法木单抗(ofatumumab)及奥瑞珠单抗(ocrelizumab),均为完全人源化抗 CD20 单克隆抗体;依库珠单抗等。目前也有一些治疗 NMO 的新的单克隆抗体药物正在临床阶段。

五、护理

(一)护理评估

1. 评估患者的视力受损程度。

2. 评估患者的肢体功能、活动状况及有无其他不适。

3. 评估患者是否存在认知功能障碍等。

4. 评估患者的心理状态及家庭支持状况。

(二)主要护理问题及措施

1. 护理问题

(1)有跌倒的危险:与患者视力下降有关。

(2)焦虑:与缺乏疾病相关知识有关。

(3)体温过高:与感染有关。

(4)躯体活动障碍:与脊髓病变、肢体瘫痪有关。

(5)感知紊乱:与脊髓病变,下肢感觉减退有关。

2. 护理措施

(1)心理护理:本病发病急,视力急剧下降甚至失明,几乎所有患者都缺乏心理准备,致使患者产生焦虑、悲观、恐惧、绝望等心理问题。初入院时护理人员做好患者的心理护理非常重要,主动关心、体贴患者,尽量满足患者生活需求,与患者建立良好的护患关系,细致耐心地对患者及家属讲解疾病相关知识及治疗方案。

(2)安全护理:由于患者大剂量使用糖皮质激素,患者还会出现缺钙、腿脚酸软、容易跌倒等一系列问题。①告知患者可能会出现的这些问题,指导患者补充钙质,包括药物补充和食物补充这2个途径;②叮嘱患者卧床时拉上床栏,在下床活动、如厕时须有人陪伴,尤其是夜间起床时更要小心,预防跌倒或意外伤;③告知患者预防跌倒的措施,床头悬挂跌倒、坠床警示标识。

(3)视力观察:密切观察患者视力的变化。大部分患者入院时只有光感甚至黑蒙,除了医师查房常规检查视力外,为避免频繁查视力刺激患者情绪,护理人员可通过观察患者日常生活中的一些细微动作变化了解视力情况,及时向医师反馈。例如,有1名入院时双眼黑矇的患儿,检查视力时不配合,有一天做晨间护理时,拉开窗帘后患儿随之向窗外望去,这个细节提示患儿可能有光感了,经过医师的详细检查,证实患儿的视力有所提高。

(4)饮食护理:视神经脊髓炎需要较长时间使用激素治疗,患者可能会出现恶心、腹胀、上腹痛等消化道症状,易并发或加重消化道溃疡,因此指导患者注意饮食调整,保护胃黏膜非常重要,避免粗纤维、坚硬、刺激性食物;在治疗初期,激素能引起水、钠潴留,加重水肿,必要时记录24 h出入量,应同时使用利尿药,并给予低盐饮食。治疗后期可引起利尿作用,应观察是否出现低钾血症症状,指导患者进食含钾丰富的食物或合用保钾利尿药,如仍出现低血钾,可适当口服或静脉补钾;激素能增加钙、磷排泄,减少钙的吸收,应注意酌情口服补钙。

(5)并发症观察与护理

1)精神症状:大剂量使用皮质类固醇激素有使中枢神经系统兴奋的作用,可以使患者情绪发生变化,注意患者有无头痛、头晕、恶心、剧烈眼痛、视力下降等高血压症状,进行血压、眼压监测。部分患者亢奋或抑郁,要给患者营造安静、良好的休息环境。对于亢奋的患者,告知患者这是药物反应,患者需要保持心情平静;部分患者入睡困难,应及时告知医师并给予镇静药物。对于抑郁的患者,多方开导,护理人员应积极与患者聊天,鼓励患者正确面对。

2)继发感染:大剂量使用皮质类固醇激素可使免疫功能降低而继发感染,应尽量切断各种可能引起感染的途径,做好病房及物品的清洁消毒,定期检查血常规,加强基础护理,做好口腔护理、皮肤护理,经常给患者翻身,防止坠积性肺炎及压疮的发生。保持病房空气流通,定期开窗通风透气,患者使用的物品,定期紫外线消毒,保持口腔清洁、湿润,预防口臭,促进食欲,使患者舒适。预防口腔感染及其他并发症。

六、健康教育

1. 指导患者坚持服药的重要性,不能随意停药及增减药量。
2. 指导患者加强肢体锻炼,促进肌力恢复,锻炼时加以保护,预防跌伤。
3. 尽量避免诱发因素,如感冒、发热、过劳及精神紧张等。

第三节　急性播散性脑脊髓炎

急性播散性脑脊髓炎(acute disseminated encephalomyelitis,ADEM)是自身免疫性中枢神经脱髓鞘性疾病的一种,是急性或亚急性的伴有脑病(行为异常或意识障碍)表现的、影响中枢神经系统多个区域的首次发生的脱髓鞘疾病。

一、病因

ADEM 是少见病,年发病率为 $0.2\sim0.8/10$ 万,80%的患者发生在 10 岁以下的儿童,成人亦可发生,但罕见。70%～93%的患者发病数周前有感染或疫苗接种史。Torisu 等报道 15 岁以下的儿童发病率为 0.64/10 万,平均发病年龄为 5.7 岁,男、女发病率之比为 2.3∶1。Tselis 等报道疫苗接种后的发病率为 $1\colon20\,000\sim1\colon1000$,麻疹疫苗接种后发病率最高。ADEM 的发生与年龄相关,儿童更多见,可能与儿童中枢神经系统髓鞘发育不成熟或免疫应答与成人不同有关。医源性因素也可导致 ADEM 的发生,如肾移植、应用脑组织提取物、试验治疗阿尔茨海默病的 Aβ42 疫苗。在 Aβ42 疫苗试验过程中,6%的患者出现 ADEM,而安慰剂组未出现。

二、临床表现

1. 多灶性神经功能异常　往往首先出现非特异性症状如头痛、头晕、发热、全身乏力、食欲缺乏等,继而出现神经系统症状及体征,主要表现有意识障碍、肢体瘫痪、头痛、呕吐、易激惹、脑神经受损、癫痫发作、共济失调、直肠膀胱功能障碍等。

2. 发热和脑膜刺激征　继发于脑干损害或意识障碍的呼吸衰竭发生率为 11%～16%。另外,ADEM 较其他中枢神经系统脱髓鞘疾病更容易出现周围神经病,在成年患者较突出,一项研究发现约有 43.6%的 ADEM 患者伴有周围神经病。

3. 急性出血性白质脑炎(acute hemorrhagic leukoencephalitis)　也称为 Weston-Hurst 病,是 ADEM 的超急性变异型,表现为急性、快速进展的、暴发性炎性出血性白质脱髓鞘,患者多在 1 周内死于脑水肿,或遗留严重后遗症。

三、临床分级

1. 临床神经功能缺损程度评分　将患者分成 3 级。①轻度：神志清楚，有轻微的症状、体征，肌力 5 级。②中度：神志清楚，有轻度精神障碍或较重的症状、体征或 3 级≤肌力<5 级。③重度：有意识障碍或较重的精神障碍或四肢抽搐，或肌力<3 级。

2. 病程分级　按患者出现临床症状至 MRI 检查时间，将病程分为 4 级。①1 级<2 周；②2 级为 2～4 周；③3 级为 4～6 周；④4 级≥6 周。

3. 病灶大小、数目分级　采用盲法读片，将病灶大小分成<1 cm、1～3 cm、3～5 cm、≥5 cm；将数目分成<5 个、5～10 个、10～15 个、≥15 个。

4. 预后分级　按出院时患者神经功能恢复程度分为痊愈和好转，作为短期预后指标。

四、辅助检查

1. 脑脊液检查　脑脊液正常或表现为细胞、蛋白增多，病毒 PCR 检测阴性，OB 多为阴性或一过性阳性，24 h 鞘内 IgG 合成率增高。

2. 影像学特点　MRI 是最重要的诊断工具，T_2 像和 FLAIR 像表现为片状的边界不清的高信号，多发、双侧不对称。病灶累及广泛，包括皮质下、半卵圆中心、双侧半球的灰白交界、小脑、脑干和脊髓。丘脑和基底核常受累，病灶多不对称。胼胝体和脑室旁白质较少受累，这些部位病变更易出现在 MS。11%～30% 的患者可出现强化病灶。ADEM 的头颅 MRI 病灶有 4 种形式：多发小病灶（<5 mm）；弥漫性大病灶可类似肿瘤样，伴有周边水肿和占位效应；双侧丘脑病变；出血性病变。4 种形式可单独出现，也可合并出现。有脊髓症状的患者 80% 脊髓 MRI 可发现病灶，可为局灶性或节段性，但多数为较长脊髓节段（>3）甚至为全脊髓。随访 MRI 发现 37%～75% 的患者病灶消失，25%～53% 的患者病灶改善，IPMSSG 建议 ADEM 患者发病 5 年内应至少进行 2 次随访以排除 MS 和其他疾病。

五、治疗

1. 一线治疗　通常为静脉注射甲泼尼龙。使用方法：一般 20～30 mg/(kg·d)（最大剂量不超过 1 g），静脉滴注 3～5 d，继之以泼尼松 1～2 mg/(kg·d) 口服 1～2 周，随后逐渐减量，4～6 周停用，若激素减量时间<3 周，将增加复发的风险。在使用大剂量糖皮质激素治疗过程中需注意监测血压、尿糖、血清钾，并注意预防胃溃疡，同时需要补钙等预防激素治疗。

2. 二线治疗药物　通常为静脉注射免疫球蛋白。使用方法：2 g/kg（总量），分 2～5 d 静脉滴注，主要针对糖皮质激素治疗效果欠佳、存在禁忌症或不能耐受糖皮质激素治疗的患者。

3. 血浆置换　是对糖皮质激素治疗无反应的急性暴发性中枢神经系统脱髓鞘疾病的最后治疗方法。主要是对体液免疫产生调节作用，可清除病理性抗体、补体和细胞因子，用于对激素无反应的急性暴发性 CNS 脱髓鞘疾病，隔日进行 5～7 次交换，不良反应有贫血、低血压、免疫抑制和感染等。

4. 其他免疫抑制药　如环磷酰胺,仅用于成人对激素治疗无反应的 ADEM 患者。具体用量:$500\sim1000$ mg/m^2,一次性静脉滴注或在第 1 天、第 2 天、第 4 天、第 6 天和第 8 天分次给予。严重不良反应有继发恶性肿瘤、不育、出血性膀胱炎、充血性心力衰竭、免疫抑制、感染、Stevens-Johnson 综合征、肺间质纤维化等。

六、护理

(一)护理评估

1. 评估患者是否有感染、接种疫苗等病史。

2. 评估患者现存的主要症状。

3. 评估患者的心理状况及家庭支持情况。

(二)主要护理问题及措施

1. 护理问题

(1)躯体活动障碍:与大脑、小脑、脊髓病变及神经肌肉受损、肢体瘫痪或协调能力异常有关。

(2)有失用综合征的危险:与肢体瘫痪、长期卧床或异常运动模式有关。

(3)排尿异常:与尿潴留有关。

(4)体温过高:与感染有关。

(5)焦虑:与家属及患儿缺乏相关知识、担心疾病预后、费用大、环境陌生有关。

2. 护理措施

(1)饮食护理:患者饮食应清淡,需要加强营养,食物可多样化,忌偏食,保持营养均衡,可多食用一些富含蛋白质如精瘦肉、鸡蛋、鱼、虾、豆制品等食物。多吃各类新鲜的蔬菜和水果,补充维生素和微量元素。避免进食辛辣刺激性和过于油腻的食物。忌烟酒等。

(2)颅内高压的护理:按时使用脱水药物,监测出入量,及时抽血监测电解质及肝功能、肾功能。抬高床头 30°,以降低颅内灌注压,减轻脑水肿。注意观察患者意识,出现癫痫应及时对症处理。

(3)高热的护理:患者若出现持续高热,给予冰毯机物理降温,头部予以冰帽降温。必要时,遵医嘱给予退热药物。体温每降低 1 ℃,脑耗氧量与颅内压可下降 $5\%\sim6\%$,从而阻断低氧血症和脑水肿的恶性循环。

(4)用药护理:本病多采用大剂量激素冲击疗法,治疗期间极易出现应激性溃疡,给予禁食、留置胃管,加用胃黏膜保护药,注意监测胃内潴留,若出现暗红色胃内引流液,需监测隐血试验,阳性者予以凝血酶止血,并注意观察大便性状。甲泼尼龙静脉滴注时一定要控制输液速度,过快易引起心律失常,同时补钾、钠、钙,纠正电解质紊乱。给予氨基酸、脂肪乳等静脉营养,消化道出血停止后,经胃管给予高蛋白、高维生素饮食。

(5)留置尿管的护理:患者出现尿潴留,给予留置尿管,置管期间每周更换集尿袋,严格遵守无菌技术操作规范,防止尿液倒流。尿道口及会阴部每日用碘伏消毒 2 次。注意观察尿液性状、颜色、量。遵医嘱按时行膀胱冲洗,防止泌尿系统感染。

(6)PICC 置管的护理：ADEM 患者输液量大，包括静脉营养、甘露醇、丙种球蛋白等大分子及刺激性药物较多。输液后采用生理盐水及肝素盐水脉冲式封管，每周按时换药，每班交接置管深度、臂围，严密观察穿刺点周围有无红肿。

(7)预防肺部感染：床头抬高 30°，加强胃潴留的监测，注意鼻饲的速度和量，使用复方氯己定做好口腔护理。患者因呼吸衰竭行气管插管，需做好气囊的管理，注意无菌操作，防止交叉感染。

(8)预防下肢深静脉血栓形成(deep venous thrombosis,DVT)：入院时行超声筛查有无下肢静脉血栓，抬高下肢，并使用间隙气动压力装置预防 DVT、低分子肝素预防 DVT。

(9)心理护理：该病发病迅速、病程长、费用高、容易复发，患者心理难以接受，普遍存在焦虑心理。多向患者解释该病的病因、治疗及预后，增加患者对疾病的了解，更好地配合治疗。多鼓励患者，帮助其树立康复的信心。

七、健康教育

1. 饮食指导：急性播散性脑脊髓炎患者可以进食黄花菜、柚子，但不宜多进食甜食，禁烟酒。还可以选择具有清热、凉血、消炎的食物，如冬瓜、玉米、小米、荷叶粥、萝卜、豆类及豆制品、木耳、茄子、豌豆苗、西红柿、莴笋、橘子、柚子、桃、豆油、茶、鲤鱼、海蜇等。

2. 分散患者注意力：播放歌曲、阅读，缓解患者紧张、急躁情绪。还可根据患者的性格，如内向型患者可播放兴奋、柔和音乐，外向型者播放趣味性、欢快性音乐。

3. 休息为主，减少感染、感冒等诱发因素。按时服用药物，勿随意增减药物，用药过程中出现不适应及时就诊。

4. 给予患者充分的关爱，减轻其心理负担。对遗留有运动障碍后遗症的患者应早期积极康复治疗。

参 考 文 献

[1] 关于公布第一批罕见病目录的通知. 医政医管局[引用日期 2018-06-11].

[2] McDonald WI, Compston A, et al. Recommended diagnostic criteria for multiple sclerosis: guidelines from the International Panel on the diagnosis of multiple sclerosis. Ann Neurol, 2001, 50(1):121-127.

[3] Chris H, Stephen C, et al. Diagnostic criteria for multiple sclerosis: 2005 revisions to the "McDonald Criteria". Ann Neurol, 2005, 58:840-846.

[4] Chris H, P, Stephen C R, et al. Diagnostic criteria for multiple sclerosis: 2010 revisions to the McDonald Criteria. Ann Neurol, 2011, 69:292-302.

[5] 沈利平, 霍建珊, 杨海源, 等. 多发性硬化患者的家庭护理指导. 当代护士, 2012, 7:17-18.

[6] 唐群. 32 例多发性硬化患者的护理. 当代护士(学术版). 2010, 1:18-19.

[7] 周海燕, 王荣荣, 李彬彬. 12 例多发性硬化患者的护理. 中医药临床杂志, 2016, 28(12):1792-1793.

[8] Thompson AJ, Baranzini SE, Geurts J, et al. Multiple sclerosis. Lancet, 2018, 391(10130):1622-1636.

[9] Torkildsen O, Myhr KM, B L. Disease-modifying treatments for multiple sclerosis——a review of approved medications. Eur J Neurol, 2016, 23 (Suppl 1):18-27.

[10] Montalban X, Gold R, Thompson AJ, et al. Guideline on the pharmacological treatment of people with

multiple sclerosis. Mult Scler,2018,24(2):96-120.

[11] 张瑛,管阳太.多发性硬化药物治疗指南解读.神经病学与神经康复学杂志,2018,14(2):57-61.

[12] 亓斐,谢沁芳,马莉花,等.视神经脊髓炎与产气荚膜梭菌相关性研究进展.解放军医学杂志,2019,44(5):430-433.

[13] 王荣镇,李壮林.视神经脊髓炎的治疗研究进展.中外医学研究,2019,17(8):186-188.

[14] Lin J,Xue B,Li X,et al. Monoclonal antibody therapy for neuromyelitis optica spectrum disorder:current and future. Int J Neurosci,2017,127(8): 735-744.

[15] Wingerchuk DM,Hogancamp WE,et al. The clinical course of neuromyelitis optica(Devic's syndrome). Neurology,1999,53:1107-1114.

[16] 周志慧.成人重症手足口病合并脑脊髓膜炎的护理.全科护理,2012,10(8B):2146.

[17] Wingerchuk DM,Lennon VA,et al. The spectrum of neuromyelitis optica. Lancet Neurol,2007,6:805-815.

[18] Sellner J,Boggild M,et al. EFNS guidelines on diagnosis and management of neuromyelitis optica. Eur J Neurol,2010,17(8):1019-1032.

[19] Wingerchuk DM,Lennon VA,Pittock SJ,et al. Revised diagnostic criteria for neuromyelitis optica. Neurology,2006,66(10):1485-1489.

[20] 闻洁曦,郝洪军,高枫,等.视神经脊髓炎谱系疾病研究进展:中国学者海外报道.中国现代神经疾病杂志,2016,16(9):560-565.

[21] Palace J,Leite MI,Nairne A,et al. Interferon Beta treatment in neuromyelitis optica: increase in relapses and aquaporin 4 antibody titers. Arch Neurol,2010,67(8):1016-1017.

[22] Kleiter I,Hellwig K,Berthele A,et al. Failure of natalizumab to prevent relapses in neuromyelitis optica. Arch Neurol,2012,69(2):239-245.

[23] Min JH,Kim BJ,Lee KH. Development of extensive brain lesions following fingolimod(FTY720) treatment in a patient with neuromyelitis optica spectrum disorder. Mult Scler,2011,18(1):113-115.

[24] 杨丽,郭欣颖,崔妍妍,等.视神经脊髓炎患者的护理.中国现代护理杂志,2011,17:2061-2062.

[25] Young NP,Weinshenker BG,Parisi JE,et al. Perivenous demyelination:association with clinically defined acute disseminated encephalomyelitis and comparison with pathologically confirmed multiple sclerosis. Brain,2010,133(Pt2):333-348.

[26] Robinson CA,Adiele RC,Tham M,et al. Early and widespread injury of astrocytes in the absence of demyelination in acute haemorrhagic leukoencephalitis. Acta Neuropathol Commun,2014,2(1):52.

[27] 王峰,程旭.急性播散性脑脊髓炎中枢神经系统炎性综合征的进展.世界最新医学信息文摘,2019,19(50):110-112.

[28] 郭昌云,张新黎.血浆置换治疗急性播散性脑脊髓炎一例.中华危重症医学杂志(电子版),2017,10(1):66-67.

[29] 李东,张玉琴.儿童急性播散性脑脊髓炎临床进展.武警后勤学院学报(医学版),2017,26(4):356-359.

[30] 刘路琼,徐静.儿童急性播散性脑脊髓炎 3 例报告.第二军医大学学报,2017,38(8):1081-1085.

[31] Burton Karen LO,Williams TA,et al. Long-term neuropsychological outcomes of childhood onset acute disseminated encephalomyelitis(ADEM): a meta-analysis. Neuropsychology review,2017,27(2):1-10.

[32] Wael HK,Amir ME,et al. Acute disseminated encephalomyelitis: MR Diffusion weighted imaging: potential diagnostic value and outcome predilection. The Egyptian Journal of Radiology and Nuclear Medicine,2017,48(1):215-223.

[33] Ansuya N,Hoosain P,et al. Atypical presentations of acute disseminated encephalomyelitis(ADEM)in

HIV infection. Journal of Neurovirology,2016,23(1):1-11.

[34] 魏龙,纪青.甲基泼尼松龙联合人免疫球蛋白改善急性播散性脑脊髓炎患儿免疫功能的影响和疗效分析.药物评价研究,2019,42(4):697-700.

[35] 张丁香.急性播散性脑脊髓炎恢复期患儿一例的康复护理体会.实用医技杂志,2018,25(7):793-794.

[36] 余丹,王海霞,王磊,等.急性播散性脑脊髓炎2例.武警医学,2018,29(8):804-806.

[37] 苗爱亮.成人急性播散性脑脊髓炎临床特点.中华医学会(Chinese Medical Association)、中华医学会神经病学分会(Chinese Society of Neurology).中华医学会第十八次全国神经病学学术会议论文汇编(下).中华医学会(Chinese Medical Association)、中华医学会神经病学分会(Chinese Society of Neurology):中华医学会,2015:1.

[38] 陈晓红,戴妙霞.急性播散性脑脊髓炎的观察及护理.护士进修杂志,2013,28(18):1672-1673.

[39] 叶月,陈雪娜.急性播散性脑脊髓炎护理体会.家庭医药(医药论坛),2009,1(4):250-251.

[40] Clots TC. Effectiveness of thigh-length graduated compression stockings to reduce the risk of deep vein thrombosis after stroke(CLOTStrial 1):a multicentre,randomised controlled trial. The Lancet,2009,373(9679):1958-1965.

[41] Collaboration CT,Dennis M,et al. Effectiveness of intermittent pneumatic compression in reduction of risk of deep vein thrombosis in patients who have had a stroke(CLOTS 3):a multicentre randomised controlled trial. Lancet,2013,382(9891):516-524.

[42] Torbey MT,Bösel J,et al. Evidence-based guidelines for the management of large hemispheric infarction. Neurocritical care,2015,22(1):146-164.

[43] 徐敏.急性播散性脑脊髓炎的临床及影像学异常的一年随访研究.苏州大学,2016.

第**9**章

发作性疾病患者的护理

第一节 癫 痫

癫痫(epilepsy)是由多种原因造成的脑神经元反复异常放电所引起的临床综合征,具有突然发生、反复和短暂发作的特点。大脑皮质神经元过度放电是各种癫痫发作的病理基础,任何导致大脑神经元异常放电的致病因素均可能诱发癫痫。异常放电神经元的位置不同及异常放电波及的范围差异,导致患者发作形式不一,根据病变累及大脑的部位,可表现为运动、感觉、意识、行为和自主神经等不同程度的功能障碍或兼有之。临床上每次发作或每种发作的过程称为癫痫发作,一名患者可有一种或数种形式的癫痫发作。在癫痫发作中,一组具有相似症状和体征特性所组成的特定癫痫现象称为癫痫综合征。

一、病因

根据病因学不同,癫痫分为三大类。

1. **症状性癫痫** 由各种明确的中枢神经系统结构损伤或功能异常所致。

2. **特发性癫痫** 病因不明,未发现脑部有足以引起癫痫发作的结构性损伤或功能异常,可能与遗传因素密切相关,常在某一特定年龄段起病,具有特征性临床及脑电图表现。

3. **隐源性癫痫** 临床表现提示为症状性癫痫,但现有的检查手段不能发现明确的病因,占全部癫痫的 60%～70%。

二、临床表现

1. **自限性全面性发作**

(1)全面强直-阵挛性发作:意识丧失、双侧强直后紧跟有阵挛的序列活动是全身强直-阵挛性发作的主要临床特征。可由部分性发作演变而来,也可初起病即表现为全身强直-阵挛发作。早期出现意识丧失、跌倒,随后发作分为 3 期,即强直期、阵挛期、发作后期。

(2)强直性发作:多见于有弥漫性脑部损伤的患者,表现为局部或全身骨骼肌强烈而持续性的收缩,这种持续性收缩可将患者固定于某一体位。颈肌受累,患者出现强制性屈颈或伸颈;眼肌受累出现两眼上翻;肢带肌受累则出现耸肩、抬腿、举手等;全身肌受累可出现抱头、屈髋、伸腿,常伴有明显的自主神经症状,如面色苍白等。

(3)阵挛性发作:主要见于新生儿和婴儿,首先有意识丧失,随后出现双侧肌阵挛,类似全面强直-阵挛性发作中阵挛期的表现,但少有自主神经症状。

(4)失神发作:突然发生和迅速终止的意识丧失是失神发作的特征。典型失神发作表现为活动突然停止,发呆、呼之不应、手中持物落地,部分患者可机械重复原有的简单动作,每次发作持续数秒,每天可发作数十、上百次。发作后立即清醒,无明显不适,可继续先前的活动,醒后不能回忆。

(5)肌阵挛性发作:是一种突发的、短暂的、触电样的,由于肌肉收缩或运动抑制产生的不自主运动。

(6)失张性发作:表现为肌张力突然丧失,可致患者跌倒。局限性肌张力丧失可仅引起患者头或肢体下垂。

(7)伴或不伴失神的眼肌阵挛性发作:患者大多数发作是在持续光线存在条件下眼睑闭合后引起,间歇性闪光刺激在睁眼或闭眼时可引起癫痫发作。失神表现为发作性意识丧失。眼肌阵挛的典型表现为眼睑强直性收缩,眼半开半闭。眼球向上凝视及眼眉毛抖动均可出现,也可表现为眼球或头部向一侧偏斜。

2.自限性部分性发作

(1)单纯部分性发作:除具有癫痫的共性外,发作时意识始终存在,发作后能复述发作的生动细节是其主要特点,包括感觉性发作、运动性发作、自主神经性发作、精神症状发作。

(2)复杂部分性发作:主要特征是有意识障碍,发作时患者对外界刺激没有反应,发作后不能或部分患者不能复述发作细节。临床表现分为4种类型,即①自动症;②仅有意识障碍;③先有单纯部分性发作,继之出现意识障碍;④先有单纯部分性发作,后出现自动症。

(3)部分继发全身性发作:先出现上述部分性发作,随之出现全身性发作。

3.癫痫持续状态 传统认为癫痫持续状态是指"癫痫连续发作之间意识尚未恢复又频繁再发,或癫痫发作持续 30 min 以上未自行停止"。目前认为,如果患者出现全面强直-阵挛性发作持续 5 min 以上即有可能发生神经元损伤,对于全面强直-阵挛发作患者,如若发作持续超过 5 min 就应考虑癫痫持续状态诊断。癫痫持续状态根据临床表现可分为强直-阵挛性癫痫持续状态、全身阵挛性癫痫持续状态、全身强制性癫痫持续状态、肌阵挛性癫痫持续状态、连续部分性癫痫持续状态、持续先兆、边缘叶癫痫持续状态、偏侧惊厥-偏瘫-癫痫综合征、失神性癫痫持续状态等。癫痫持续状态若不及时治疗可因高热、循环衰竭、电解质紊乱或神经元兴奋毒性损伤导致永久性脑损害,致残率和死亡率均很高。任何类型的癫痫均可发生癫痫持续状态,其中全面强直-阵挛发作最常见,危害性也最大。

三、辅助检查

1.影像学检查 CT、MRI、正电子发射断层显像(positron emission tomography,PET)等检查,可确定脑结构异常或病变。

2.脑电图检查 是诊断癫痫最重要的辅助检查,有助于明确癫痫的诊断及分型和确定特殊综合征。

四、治疗

1. 药物治疗 是基本治疗,常用药物包括丙戊酸钠、卡马西平、奥卡西平、左乙拉西坦等。

2. 手术治疗 颅内电极置入术、癫痫灶切除术。

五、护理

(一)护理评估

1. 了解患者有无明确病因,反复发作史,每次发作诱因。

2. 了解患者有无发作前征兆,发作临床表现。

3. 了解患者服用药物情况。

4. 评估患者有无神经系统阳性体征。

5. 评估患者对疾病的认识及心理状况,评估患者有无焦虑、抑郁。

(二)主要护理问题及措施

1. 护理问题

(1)有受伤的危险:与抽搐/突然意识丧失有关。

(2)有误吸的危险:与癫痫发作,唾液、气管分泌物增多有关。

(3)有窒息的危险:与癫痫发作时喉头痉挛、气道分泌物增多有关。

(4)舒适度改变:与术后患者头部伤口疼痛有关。

(5)焦虑:与病程长、反复发作有关。

(6)知识缺乏:与缺乏癫痫的预防知识有关。

2. 护理措施

(1)发作前护理

1)保持病房环境安静、整洁、安全,避免过度嘈杂,限制人员探视,危险易碎物品应远离患者放置,避免患者因环境刺激诱发癫痫发作。

2)给予患者舒适、尺码合适的病服,保持床单位干净、整洁。

3)注意观察患者发作时的先兆,指导患者出现先兆时应自行就地躺下,防止跌倒、坠床、外伤发生。

4)准备好发作时抢救物品与药品,如压舌板、开口器、舌钳、氧气装置及抗癫痫药物等。

5)告知患者行视频脑监测对发作是可预知的,要全身放松。不要空腹进行监测,避免因紧张或血糖偏低对脑电图结果造成影响。

6)给予患者清淡、易消化、无刺激、营养丰富的饮食,避免粗糙、辛辣、干硬食物,病情严重者予以流质饮食,必要时鼻饲饮食,做好鼻饲管路护理。

7)癫痫反复发作对患者生活、工作产生很大影响,易引起患者精神焦虑、抑郁甚至恐惧等表现,护士应正确评估患者的心理状况,给予心理疏导和支持,帮助患者树立战胜疾病的信心,鼓励患者积极配合治疗。

（2）发作时护理

1）切记不可离开患者，边采取措施边呼叫他人，同时急救。

2）保持呼吸道通畅，头转向一侧，及时清理呼吸道分泌物，防止呕吐物反流气管引起窒息，必要时吸氧。

3）注意观察发作的情况，详细记录全过程。应特别注意意识与瞳孔的变化、眼球凝视和转头方向，以及抽搐的部位、持续时间等。

4）发作时注意保护头部和四肢，摘下眼镜、义齿，解开过紧衣领。

5）患者全身大发作时，护士做好自我防护，且有处理大发作操作经验，可考虑用缠有纱布的压舌板置于患者的上下磨牙之间，以免患者舌咬伤或被患者咬伤。

6）抽搐时勿用力按压抽搐的肢体，避免骨折和脱臼。

7）床旁有人保护，加床挡，防止患者坠床。

8）对精神运动性发作患者，注意保护，防止患者自伤、伤人或走失。

9）暗化病房，保持安静，避免对患者进行强烈声、光刺激。

（3）发作后护理

1）发作停止后应检查患者有无受伤。

2）部分患者发作时大汗淋漓、大小便失禁，发作后应及时擦干，更换清洁衣裤，预防感冒。

3）抽搐停止后，若患者呼吸未恢复，应行人工呼吸。

4）抽搐发作后应卧床休息。

（4）癫痫持续状态护理

1）严密观察患者意识及发作控制情况，一些药物需要根据患者呼吸、血压、心率变化及发作情况控制使用，如用药后效果不好，应报告医师，遵医嘱加大药物剂量或更换药物。

2）持续抽搐致缺血、缺氧导致脑水肿、颅内压增高时，应用脱水药降低颅内压。

3）及时吸氧、吸痰，保持呼吸道通畅。无自主呼吸者，行气管插管，使用人工呼吸机辅助呼吸。

4）静脉补液，保持水、电解质平衡。

5）应用抗生素，预防和治疗肺部感染。

6）加强口腔护理，防止口腔感染。

7）注意皮肤护理，防止压力性损伤发生。

（5）围术期护理

1）术前护理：①执行癫痫发作前后护理常规；②癫痫持续状态发作者执行癫痫持续状态护理常规；③协助完成术前检查、备皮、禁食水等术前准备工作。

2）术后护理：①严密观察患者神志、瞳孔、生命体征变化，观察患者伤口及引流管、四肢活动情况，观察患者有无颅内高压症状、有无脑膜刺激征；②观察患者术后有无癫痫发作，发作类型，发作持续时间及次数，发作后意识是否完全恢复，有无头痛、疲乏或自动症；③胼胝体切开后出现缄默综合征时，应加强翻身、叩背、吸痰，防止肺炎发生；④颞前叶切除、额叶切除术后患者可出现精神改变，如抑郁等，此时应加强安全、心理护理。部分患者可能出现拒食,此时除给予心理护理外,必要时给予鼻饲饮食;⑤术后出现偏瘫、失语,应加强肢体、语言的康复训练;⑥如患者术后有伤口引流管、尿管、鼻饲管等管路,应做好管路护理;⑦遵医嘱给药,观察用药后疗效和不良反应,遵医嘱定时留取血标本,检验血药浓度。

（6）用药护理

1）癫痫大发作或癫痫持续状态使用地西泮静脉注射,速度宜慢不宜快。

2）静脉使用抗癫痫药物应注意观察管路是否通畅,穿刺处皮肤有无渗液。

3）口服抗癫痫药物,要向家属及患者做好药物注意事项宣教,切记遵医嘱服药,不能私自停药、加药、减药,并根据医嘱定期复查肝功能、肾功能及血药浓度。

4）观察药物不良反应。如静脉注射苯妥英钠时,可致血压下降及心律失常,需密切监控;应用卡马西平患者,应定期化验血常规。

5）观察药物疗效,以便医师及时更改治疗方案。

六、健康教育

1. 向患者及家属告知癫痫诱发因素、临床表现、预防、治疗和护理方法等疾病相关知识。

2. 指导患者必须严格遵医嘱按时、按量服药,切记漏服、自行调量或忽然停药,注意观察药物疗效和不良反应,在医师指导下增减药量或更改药物。

3. 指导患者进食无刺激、营养丰富、易消化的食物,切忌暴饮暴食,同时避免过度饥饿;避免食用咖啡、浓茶、酒等刺激性食物,避免饱餐诱发癫痫发作。

4. 指导患者选择舒适、柔软、易于穿脱的服装。

5. 给予患者安全教育,减少独自外出,避免高空作业或在有危险的机器旁工作,勿潜水、驾车等。

6. 保持心情愉悦,避免情绪激动。避免劳累、精神刺激等诱发癫痫发作。

7. 告知患者定期复查,不适随诊。

第二节　热性惊厥

惊厥（convulsion）是儿科常见急症,表现为突然发作的全身性或局限性肌群强直性和阵挛性抽搐,常伴有意识障碍。以婴幼儿多见,发作次数和持续时间不尽相同,严重的、长时间的、反复的惊厥发作,可致脑组织缺氧性损害而留有严重的后遗症。

热性惊厥（febrile convulsion）又称高热惊厥,是由单纯发热诱发的惊厥,是小儿惊厥常见的原因。惊厥常发生在病初体温骤然升高阶段,当体温骤然升高至 $38.5 \sim 40.0℃$ 或更高时,突然发生惊厥。常见于 6 个月～4 岁患儿,男孩稍多于女孩,绝大多数 5 岁后不再发作,既往可有热性惊厥发作史。

一、病因

热性惊厥是小儿时期最常见的抽搐,大多由于各种感染性疾病引起,以上呼吸道感染最为多见。患儿常有热性惊厥家族史。

二、临床表现

1. 典型表现　惊厥发作时表现为突然意识丧失，头向后仰，面部及四肢肌肉呈强直性或阵挛性收缩，眼球固定、上翻或斜视，口吐白沫、牙关紧闭，面色青紫，部分患儿有大、小便失禁。惊厥持续时间为数秒至数分钟或更长，发作停止后多入睡。

2. 局限性抽搐　多见于新生儿或小婴儿。惊厥发作不典型，多为微小发作，如呼吸节律不整或暂停、阵发性青紫或苍白、两眼凝视、眨眼动作或吸吮、咀嚼动作、一侧肢体抽动等，一般神志清楚。

三、分型

根据发作特点和预后分为单纯型热性惊厥和复杂型热性惊厥，临床特点如下。

1. 单纯型热性惊厥　①多呈全身强直-阵挛性发作，持续数秒至 10 min，可伴有发作后短暂嗜睡；②发作后，除原发病的表现外，一切如常；③在一次热性疾病中，大多只发作 1 次；④约有 50% 的患儿在以后的热性疾病中再次或多次发作。

2. 复杂型热性惊厥　①惊厥形式呈部分性发作，发作后有暂时性麻痹，发作持续 15 min 以上；②在 24 h 以内发作 1 次以上；③热性惊厥反复发作 5 次以上；④初次发作年龄可<6 个月或>6 岁；⑤发作后清醒慢；⑥体温不太高时即出现惊厥；⑦可有热性惊厥家族史。

多数热性惊厥的患儿随年龄增长而停止发作，2%～7% 转变为癫痫，其转为癫痫的危险因素包括：①首次发作有复杂型热性惊厥的表现；②有癫痫家族史；③首次热性惊厥前已有神经系统发育延迟或异常体征。

四、辅助检查

1. 一般临床检查　血常规、粪便常规、尿常规、血生化及心电图等。

2. 影像学检查　B 超、CT、MRI 等。

3. 其他　脑电图、脑脊液检查、眼底检查等。

五、治疗

1. 急救措施　将患儿头偏向一侧，解开衣领，保持呼吸道通畅；必要时做气管切开；放置牙垫，防止意外损伤；给予吸氧以缓解缺氧；建立静脉通路维持循环功能。

2. 镇静、止惊　应用地西泮、咪达唑仑、苯巴比妥钠、苯妥英钠、水合氯醛等药物。

3. 紧急降温　以物理降温为主，配合药物降温。

4. 防治脑水肿　应用甘露醇、呋塞米或肾上腺糖皮质激素防治脑水肿。

5. 病因治疗　根据不同病因，选择有效的抗生素。

六、护理

(一)护理评估

1. 观察患者的神志、瞳孔及生命体征变化。

2. 观察患者有无咳嗽、咳痰、发热等呼吸道症状或其他急性感染症状。

3. 观察患者有无烦躁不安、前囟膨胀、肌张力降低或增强、抽搐、活动障碍、脑神经损害及智力障碍等中枢神经系统受累表现。

4. 了解患儿既往有无类似发作史、家族史及用药史。

5. 了解患儿及家属对疾病的了解程度及需求。

(二)主要护理问题及措施

1. 护理问题

(1)急性意识障碍:与惊厥发作有关。

(2)有窒息的危险:与惊厥发作、咳嗽和呕吐反射减弱、呼吸道堵塞有关。

(3)有受伤的危险:与抽搐、意识障碍有关。

(4)体温过高:与感染或惊厥持续状态有关。

2. 护理措施

(1)病情观察:患儿发作时体温升高,肢体抖动或强直,双眼凝视,意识模糊,口唇发绀,多发生在发热12 h后。注意其意识障碍的程度深浅及持续时间长短,只有暂时性轻度意识障碍者,一般病情较轻,而反复惊厥且有深度昏迷者是病情严重的表现。记录患儿热性惊厥发病次数,间歇时间及发作特点,密切观察患儿体温、脉搏、呼吸、心率、意识、瞳孔、面色、前囟的变化,并及时将异常情况报告医师,以便及时有效控制热性惊厥。

(2)生活护理

1)营造安静、舒适病室环境,温、湿度适宜,光线充足,减少刺激。

2)保持床单位整洁、干燥,皮肤清洁,勤换汗湿衣服,卧床者应勤翻身,防止压疮的发生。

3)加强基础护理,建立合理作息时间,保证患儿良好睡眠。

4)给予患儿高热量、高维生素、高蛋白、清淡、易消化饮食,同时鼓励患儿多饮水,少量多餐。惊厥发作时暂禁食、禁水,抽搐停止、清醒后,进食流质或半流质饮食,意识不清者,可进行鼻饲。婴幼儿首选母乳,因为母乳经济、营养、方便,且母乳中含有多种营养成分和免疫物质,易消化吸收。

5)对于惊厥发作的患儿,要加强防护,确保安全。

6)避免诱发患儿惊厥发作的原因,如过度疲劳、情绪激动、睡眠不足、进食过量、高声、强光、感冒等。

(3)高热护理

1)定时测量体温,如出现高热,立即采取降温措施,使体温控制在38℃以内。

2)物理降温:常用温水擦浴、局部冷敷。物理降温期间注意观察患儿的病情变化,如果出现寒战、面色苍白等异常情况,应及时通知医师。

3)药物降温:38.5℃以上应用药物降温,热性惊厥患儿可遵医嘱适当及早应用。常用布洛芬或对乙酰氨基酚。降温速度不宜过快,以防虚脱,降温后仍需按时测量体温,并准确记录,大量出汗后,应及时更换衣服和床单。

(4)惊厥护理

1)惊厥发作时,患儿平躺,头偏向一侧,解开衣领,及时清理呼吸道分泌物,保持呼吸道通畅。

2)将压舌板或舌垫置于上下磨牙之间,若患儿惊厥发作时牙关紧闭,不可强行塞入,以防外伤。

3)遵医嘱给予患儿吸氧,以减轻脑缺氧。

4)立即建立静脉通道,备好急救物品与急救药品,必要时遵医嘱给予镇静药、脱水药治疗。

5)惊厥时严禁按压患儿肢体,防止肌肉、韧带损伤,甚至骨折,可给予患儿手握软物或适当进行约束。

6)严密观察病情变化,防止脑水肿、脑疝的形成。

7)注意观察体温、脉搏、呼吸、意识等生命体征的改变,惊厥持续时间及恢复后的情况,惊厥发作的类型、次数,观察后并详细做好记录。

(5)用药指导:惊厥发作时遵医嘱给予镇静药地西泮、咪达唑仑等静脉注射。注意注射速度要慢,同时需观察患儿呼吸情况,防止出现呼吸抑制。患儿用药后卧床休息,防止跌倒。

(6)心理护理:对患儿及家属进行健康宣教,讲解相关疾病知识,高热及惊厥发生时的应对措施及注意事项,让家属及患儿对疾病有一定的认知。此外,护理人员应对家属进行心理疏导,从患儿角度出发看待其病情和心理状态,用积极态度引导患儿及家属乐观面对疾病,尽量配合医护人员进行治疗及护理,减少复发。

七、健康教育

1. 指导供给患儿足够的营养和水分,合理膳食,生活规律,较大患儿要进行适当的体育锻炼,以提高机体抗病能力。

2. 居室要清洁、通风,注意随季节的变化及时增减衣服,在疾病流行期注意预防隔离。

3. 家中要备好体温计,家属注意患儿体温变化,如发现患儿面色潮红、呼吸加快、额头发热要立即测量体温,特别是有热性惊厥史的患儿更应注意观察。

4. 家中应备用一些常用退热药,服用退热药后应给患儿多饮水,30 min后需测量体温,观察用药效果。

5. 指导家属正确掌握物理降温的方法,包括局部冷敷、温水擦浴等。

6. 患儿在院外一旦发生惊厥应立即解开衣领,头偏向一侧并保持呼吸道通畅,如超过5 min不能缓解,应及早就医。

7. 做好患儿及家属的心理护理,避免焦虑等不良情绪。

参 考 文 献

［1］　吴江,贾建平.神经病学.3 版.北京：人民卫生出版社,2015.

［2］　刘素霞,马悦霞.实用神经内科护理手册.北京：化学工业出版社,2019.

［3］　丁淑贞,丁全峰.神经内科临床护理.3 版.北京：中国协和医科大学出版社,2019.

［4］　沈海芬,徐岚神.神经系统疾病护理实践手册.北京：清华大学出版社,2015.

［5］　吴欣娟,李艳梅.神经内科护理工作指南.北京：人民卫生出版社,2016.

［6］　张琳琪,王天有.实用儿科护理学.北京：人民卫生出版社,2018.

［7］　孙钰玮,赵小菲.儿科学.北京：中国医药科技出版社,2017.

［8］　崔琰.儿科护理学.4 版.北京：人民卫生出版社,2007.

［9］　宋瑰琦.临床专科护理实践指导.合肥：中国科学技术大学出版社,2010.

［10］　汪顺贵,刁丽梅,玉倩,等.醒脑静注射液治疗癫痫的研究进展.广西医学,2019,41(2):238-240.

［11］　黎丽丹.醒脑静治疗热性惊厥的疗效观察.临床医学,2015,35(12):45-47.

［12］　郦银芳,张莉.醒脑静注射液辅助治疗小儿热性惊厥疗效观察.中国中西医结合杂志,2014,34(10):1273-1274.

第10章

老年痴呆病患者的护理

第一节　阿尔茨海默病

阿尔茨海默病（Alzheimer disease，AD）是一种以获得性认知功能损害为核心，并导致患者日常生活，社会交往和工作能力明显减退的综合征。患者的认知功能损害涉及记忆、学习、定向、理解、判断、计算、语言、视空间功能、分析及解决问题等能力，在病程某一阶段常伴有精神、行为和人格异常。流行病学调查显示，2018 年世界阿尔茨海默病日的主题为"3 秒钟"，指的是每 3 秒就有 1 例 AD 新发患者。到 2050 年，全球患有 AD 的人数将超过 1.3 亿人。目前，我国 60 岁以上人口已超过 2 亿人，其中 AD 的患者约为 1000 万人。

轻度认知功能障碍（mild cognitive impairment，MCI），指患者具有主观或客观的记忆或认知损害，但其日常生活能力并未受到明显影响，尚未达到痴呆的标准，是介于正常衰老和痴呆之间的一种临床状态。MCI 是认知功能处于正常与痴呆之间的一种过渡状态，年龄＞65 岁老年人群中患病率为 10％～20％。超过 50％的 MCI 患者在 5 年内进展为痴呆，只有少部分 MCI 患者认知功能可保持稳定，甚至恢复正常。因此，早期识别 MCI，对其进行适当干预，对延缓痴呆的发生、发展至关重要。

一、病因

1. 遗传因素　AD 具有家庭聚集性，患者有阳性家族史。AD 患者的一级亲属有极大的患病危险性，是一般人群的 4.3 倍，呈染色体显性遗传及多基因遗传。目前，至少已发现 4 种基因的突变或多型性与 AD 有关，即淀粉样蛋白前体（APP）基因、早老素 1 基因（PS-1）、早老素 2 基因（PS-2）和载脂蛋白（apoE）基因。

2. 脑老化及年龄　年龄是 AD 的一个首要危险因素，随着年龄增长 AD 发病率逐渐增加，80 岁以后 AD 的发病率呈急速上升趋势。目前认为随着年龄增长，各种基因和环境因素作用于机体，导致机体蛋白质稳态丧失，DNA 损伤，溶酶体功能失调，免疫功能障碍等的综合作用导致神经元发生退行性改变，促进 AD 的发生。但是，AD 并非脑老化的必然延续。

3. 性别因素　女性发病率高于男性是 AD 的一个重要的流行病学特征。此外，AD 患者男、女两性间的一些临床症状也有所不同。

4. 炎症作用　在 AD 患者脑中，Aβ 肽可引起炎症反应而致神经元丧失和认知功能障碍。研究证实，Aβ 可激活胶质细胞而引起炎症反应。激活的胶质细胞可通过炎症介质，引起神经毒作用。

5. 铝中毒　流行病学研究显示,饮水中铝含量与痴呆死亡率显著正相关。形态学研究发现,AD 患者脑组织中铝水平较高,并发现铝可致脑组织神经纤维缠结(NF-T)和老年斑(SP)形成。

6. 雌激素水平　新近研究发现,绝经后体内雌激素水平减低与 AD 发病密切相关。雌激素水平减低可能影响机体对糖皮质激素的反应性,从而导致 AD 发病。

7. 头部外伤　有研究认为头部外伤可作为独立的风险因素,有头部外伤者患 AD 的概率是无外伤者的 3.9 倍。头部外伤对大脑产生损害作用,使脑内神经生长因子及其他神经营养因子产生障碍,影响胆碱能神经元功能,从而影响 AD 的发生。

8. 受教育程度低　研究表明受教育程度低患 AD 的概率高,也有研究发现受教育程度高是 AD 发病的保护性因素。其原因可能是受教育程度高者的大脑额、颞叶代谢活跃,血供丰富,可能一定程度上增加神经活动所需要的氧和葡萄糖,可有效预防自由基所导致的神经细胞损伤。

9. 缺乏体育锻炼　缺少体育运动可能会造成新陈代谢减弱、心肺功能减退、肥胖等并发症。中年时适当锻炼的人出现 AD 的概率要低 39%,在中年后适当锻炼出现 AD 的概率要低 32%,积极的体育锻炼可以预防 AD 的发生,有利于转移老年人负面心情,缓解压力。

10. 糖尿病　有研究发现糖尿病患者发生 AD 的风险是非糖尿病患者的 3.18 倍。有研究表明,由胰岛素抵抗引发的高胰岛素血症和高血糖症在患者具有载脂蛋白 E4 等位基因的情况下能加速 AD 的病理过程。

11. 家庭因素　研究表明独居者比有亲友陪伴患 AD 的概率高,婚后丧偶和离异会增加患 AD 的概率,配偶去世使患者感到孤单、寂寞、心情抑郁,可促使 AD 的发生。短期重大打击可导致性格的变化。离婚丧偶的老年人易患 AD,与其遭受变故后,不能及时与他人交流,脑细胞不活跃,易导致认知能力降低。但也有研究显示,丧偶等因素与 AD 并没有关系。

12. 社会因素　主要包括缺乏社会活动和一些负性生活事件。积极参加社会娱乐和智力活动,可减少 67% 的 AD 发生概率。

二、临床表现

AD 的发病进程较长,早期患者的表现较为隐袭,无明显的发病日期,AD 早期常出现情感症状和异常行为,以后逐渐出现幻觉、妄想等精神行为症状和行为问题,所有精神行为症状往往在晚期前达到高峰。智能衰退呈持续进展且无缓解,高级认知功能相继丧失。

1. 记忆力下降　记忆力下降是最早出现的症状,尤其是近期记忆,记住新知识能力受损。在病程的后期,患者的远期记忆、回忆过去已记住的信息能力也受损。

2. 视空间障碍　失认及失用在 AD 早期视空间能力即受损,比其他痴呆的视空间障碍严重。首先表现为顺序、时间的定向障碍,其后出现地点、人物的定向障碍,随疾病进展,可能严重到完全失去定向感。近 1/3 的患者有视觉失认、面容失认、体像障碍、视空间失认、地理失定向等。患者可出现多种失用:结构失用、穿衣失用、意念运动性失用、意念性失用、步行失用、失用性失写等。

3. 语言障碍　语言障碍是 AD 的常见特征性症状。患者初期语言障碍程度轻,找词困难和冗赘、空洞的口语,列举名词受损、命名不能等明显异常。中期错语症明显,词义错语首先出现,对言语不能理解。末期出现失语,患者处于缄默、无语状态。口语理解呈进行性受损,复述功能相对保留至晚期受损。失语性失写和书法退步与自发谈话障碍同时发生。

4. 执行能力下降 高级皮质功能障碍,随疾病进展而出现,较早出现抽象思维、概括、综合分析、判断、计划等能力减退,呈进行性发展。工作及生活能力下降,稍微复杂程序的任务便不能顺利完成,老年痴呆患者可出现能力下降。AD 患者的数学计算能力丧失,加法运算、减法运算以及其他一些数学运算都不能很好地完成。

5. 精神行为问题

(1)行为紊乱:包括激越、异常的运动行为、白天自言自语或大声说话、不洁行为、攻击倾向、食欲和进食障碍。

(2)情感异常:包括抑郁、焦虑、易激惹;精神异常包括妄想(被害妄想、被窃妄想、嫉妒妄想等)、幻觉。

(3)身心异常:包括情感淡漠、睡眠障碍。

阿尔茨海默病根据病情演变一般分为 3 个阶段,主要临床表现见表 10-1。

表 10-1　阿尔茨海默病 3 个阶段的主要临床表现

项目	临床表现
第一阶段(病期 1～3 年)	
记忆力	学习新知识能力损害,远期回忆损害
视空间能力	图形定向障碍,结构障碍
语言	列述一类名词能力差,命名不能
人格	情感淡漠,偶然易激惹或悲伤
运动系统	正常
EEG	正常
CT	正常
第二阶段(病期 2～10 年)	
记忆力	近记忆力及远记忆力明显损害
视空间能力	构图差,空间定向障碍
语言	流利性失语
计算力	失算
运用能力	意念运动性失用
人格	漠不关心,淡漠
运动系统	不安
EEG	背景脑电图为慢节律
CT	正常或脑室扩大和脑沟变宽
第三阶段(病期 8～12 年)	
智力	严重衰退
运动	四肢强直,屈曲姿势
括约肌控制	大、小便失禁
EEG	弥漫性慢波
CT	脑室扩大和脑沟变宽

三、辅助检查

1. 神经心理学评估　现今量表已成为诊断 AD 的工具之一,临床应用较广,可用于帮助诊断,评判病情严重程度,也可判定治疗效果。主要评估工具有简明精神状态检查量表(mani-mental state examination,MMSE)、蒙特利尔认知评估量表(Montreal Cognitive assessment,MoCA)、改良长谷川痴呆量表(Hasegama's dementia scale,HDS-R)、Blessed 痴呆量表、画钟试验 、AD 评定量表认知量表(Alzheimer's disease assessment scale,ADAS-cog)、成套神经心理测验(neuropsychoiogical testbattery,NTB)、Hachinski 缺血指数量表(Hachinski ischemicscale,HIS)等。

2. 影像学检查　对于 AD 患者,CT 或 MRI 显示脑萎缩等结构改变,且进行性加重;PET 可测得大脑的葡萄糖利用和灌流在某些脑区(在疾病早期阶段的顶叶和颞叶,以及后期阶段的额前区皮质)有所降低。目前对于 MRI-PET(即将 PET 与 MRI 结合)的研究越来越多,该技术最大限度地融合了两者的优点,提高了病灶的探测能力,对于中枢神经系统疾病的诊断有重要意义。

3. 脑脊液检查　辅助诊断 AD 的脑脊液检查指标比较多,现临床应用较多的有 β-淀粉样蛋白(β-amyloid,Aβ)和 tau 蛋白。

4. 基因检测　有明确家族史的患者可进行 APP 基因、PSI 基因、PS2 基因检测,突变的发现有助于诊断。

5. EEG　AD 患者脑电图会发生改变,主要是 α 节律变慢,δ、θ 波活动增多,且脑电图减慢的程度和痴呆的严重程度具有相关性。

6. 血液学检测　全血细胞计数、肝功能、肾功能、甲状腺甲状旁腺功能、电解质、血糖、叶酸、维生素 B_{12}、同型半胱氨酸、红细胞沉降率、梅毒螺旋体抗体、重金属、药物毒检测,肿瘤标记物,副肿瘤抗体,免疫全套。

四、治疗

1. 药物治疗

(1)胆碱酯酶抑制药及盐酸美金刚胆碱酯酶抑制药:是治疗轻、中度痴呆的主要药物。目前最主要的胆碱酯酶抑制药为多奈哌齐。研究表明,多奈哌齐对中度痴呆患者的认知功能的改善及日常生活能力的维持较轻度痴呆有更为显著的作用。盐酸美金刚目前主要应用于中、重度痴呆患者,该药物对患者精神症状的改善有较显著作用。多奈哌齐和美金刚作用各有长短,联合用药相对于单用一种药物效果更佳,有助于患者的认知功能、行为障碍、日常生活能力的改善,其不良反应与单药相比并无明显差别,且具有良好的整体耐受性,但这两种药物仅对约 40% 的患者有效。

(2)激素替代疗法:研究表明,女性激素水平变化与痴呆的发病及某些症状有关,围绝经期及绝经后女性,如果采用激素替代治疗则会降低 30% 患 AD 的风险,但如果在绝经后 5 年及以后才加用激素其患病风险不会降低甚至有可能会增高。此方法主要用于痴呆的预防,当患者已发展为痴呆后,可能对其无效。

（3）胰岛素滴鼻：研究表明，痴呆患者的脑组织及脑脊液中胰岛素水平降低，有研究者将胰岛素通过鼻腔给药（滴鼻），可改善 AD 患者脑组织的代谢，能改善认知功能和修复受损的记忆及学习能力，且给药途径方便易行，其安全性及操作性仍在研究中。

（4）抗氧化剂物：氧化应激是痴呆发生发展的一个重要机制，目前抗氧化药物是否能改善痴呆症状尚无定论。研究表明，抗氧化药物可延缓痴呆患者认知功能减退的速度，尤其能延缓日常生活能力的减退。然而，另一项研究发现，任何抗氧化药物（如维生素 E、硒等）都对预防及治疗痴呆没有明显的作用。

2. 非药物治疗　主要有无创大脑刺激技术、认知训练、光疗、音乐疗法、运动疗法及针灸疗法等。

五、护理

（一）护理评估

1. 评估患者认知功能损害的情况。

2. 评估患者有无精神行为症状。

3. 评估患者改变环境后的情绪变化及睡眠情况。

4. 评估患者的用药情况、社会支持、文化程度、情绪以及患者本人和家属对疾病的认识与态度。

（二）主要护理问题及措施

1. 护理问题

（1）自理缺陷：与肢体运动功能丧失及患者认知功能障碍包括记忆力、定向力、视空间功能障碍等有关。

（2）恐惧、焦虑：与精神行为改变有关。

（3）有便秘的危险：与饮食形态改变、卧床活动少，肠蠕动减慢有关。

（4）有下肢静脉血栓形成的危险：与长期卧床有关。

（5）持家能力下降：与不能料理日常生活琐事有关。

（6）社交障碍：与认知能力下降，不愿参加社交活动有关。

（7）行为异常：与精神行为改变有关。

（8）语言沟通障碍：与认知能力、理解能力下降有关。

（9）照顾者角色困难：与照顾者没有相关照护常识以及得不到社会支持有关。

2. 护理措施

（1）培养亲和力：患者对环境的变化非常敏感，如果这种变化中有熟悉的事物，患者才有可能接受新的环境。入院后，应安排熟悉且固定的保姆或家属进行陪护，同时可以携带患者最熟悉和喜欢的物件进行病房布置，减少患者的陌生无助感。护士首先要了解患者的一般情况及喜好，让其家属陪同患者熟悉环境，有助于增加患者的安全感及依从性。鼓励和赞赏是护理者顺利接触阿尔茨海默病患者的必备技巧，护理者要通过鼓励和赞赏患者的每一点进步来提高患者的自信和成就感。

（2）建立辅助支持系统：为了维持患者的适应水平，减少异常行为，可为患者建立辅助支持系统。如用装饰物、图片或文字做出明显、直观、简单、具有吸引力的标记来提醒患者，如患者的服饰有特殊标志；在病室的墙上挂上时钟和日历，提醒时间概念；床头、房间、浴室和如厕等处有适宜患者的提示物，以此帮助患者减轻迷惑感，以免迷失方向。鼓励和赞赏是护理者顺利接触阿尔茨海默病患者的必备技巧，护理者要通过鼓励和赞赏患者的每一点进步，来提高患者的自信和成就感。要把阿尔茨海默病患者与护理者作为一个整体，建立一种互补的护理关系，通过公休座谈会、每周的健康宣教，安排护理者与患者见面座谈，相互了解、沟通，共同修改护理计划。

（3）日常生活护理

1）穿衣：①穿着的衣物件数不要多，按内外、上下顺序排列；②衣服简单宽松、合适、颜色统一，质地不需要熨烫；外衣最后选用双面能穿的；纽扣最好以拉链代替；皮带用弹性松紧带裤腰取代；袜子成双放在一起；鞋子大小合适；③在选择式样上千万不要与之争执，出现错误不要责备。例如，告诉患者这件上衣很适合他，然后再告知穿衣的步骤。

2）如厕：①如厕途中及门上有明显标记；经常强化患者的记忆、认识标记；②固定时间引导患者按时去洗手间；留意观察患者上洗手间前的种种迹象，如局促不安、拽衣服等；③当患者发生失禁时不要责备，记录发生的时间，避免再次发生；④晚上限制患者饮用带有咖啡因的饮品；⑤患者外出前提前做准备，穿衣要简便，容易脱，并随身携带备用衣物以便紧急换用。

3）卫生：①在照顾患者洗脸时，应在后面或旁边进行帮助，因面对面为患者洗脸，常使患者感到强迫或拒绝或不合作；②患者不肯刷牙或不会刷牙，可用棉棒沾盐水擦洗，达到清洁的效果。每日要检查义齿和牙槽是否吻合，每日三餐后要摘下并清洗干净；③头发要剪成短发，使其更易护理及清洁；④指甲应剪短，以免伤人伤己；⑤洗澡时要有人陪伴，不能独自一人。保持固定时间洗澡的习惯，为患者准备好水和洗漱用具，不用泡沫多的洗漱用品，以免滑倒。患者拒绝洗澡或不能洗澡时，可化整为零分步进行或床上擦浴。

4）服药：①患者服药时必须有人在旁陪伴，帮助患者将药全部服下，以免遗忘或错服；②对伴有抑郁症、幻觉或自杀倾向的患者，一定要把药品管理好，放到患者拿不到或找不到的地方；③遇到患者拒绝服药时，采取护理者转移注意，和甜食混合食入、将药研碎拌在饭中吃下等措施，吃下药后让患者张开嘴看看是否咽下，防止患者在无人时将药吐掉；④患者服药后常不能诉说其不适，要细心观察有何不良反应，及时调整给药方案。卧床患者、吞咽困难患者不宜吞服药片，应将药片研碎后溶于水中服用。昏迷患者由胃管注入药物。

（4）饮食护理

1）饮食环境：要求一日三餐应定量，定时并与他人一起进食，保持患者平时的饮食习惯，不要用尖锐的刀、叉进食。吃饭时患者常会把衣服弄脏，这时不要责备他。

2）食物选择：①食物要简单，将食物切成小块儿，软滑的食物比较受欢迎。避免患者同时进食固体及液体食物。多吃水果、蔬菜，补充维生素 C，避免或减少铝制品餐具。适量地食用牡蛎、肉类、蛋类、牛奶等。多食富含卵磷脂的食物，如大豆、蛋黄、动物肝、鱼类、芝麻等用于补充卵磷脂，可改善思维能力，提高记忆力。②对于拒食的患者，要选择营养丰富、清淡宜口的食物,荤素搭配,食物的温度适中,无刺、无骨,易于消化。如果患者不停地想吃东西,可以把用过的餐具放在洗涤盆中,以提醒患者在不久前才进餐完毕。

3)呛咳的预防:晚期阿尔茨海默病患者会忘记进食过程,喂饭时可轻压患者的舌头或口嘴唇,提醒患者吞咽,喂食一定要在患者清醒的状态下,抬高床头或坐起喂食。不要给予黏性食品,也不要汤与饭同时喂,要分开一口一口地喂,速度不宜太快,给予患者足够的时间咀嚼,防止呛咳。

(5)记忆障碍护理:回忆治疗护理是对 AD 患者进行记忆功能障碍护理的一项有效措施,由于疾病等原因使原有的生活习惯丧失时,持续刺激其固有的愉快回忆可使其记忆再生。因此,当 AD 患者记忆并谈论起他的愉快回忆时,语言沟通交流就会变得很顺畅。经常分享记忆可能会使交流连贯,提高患者的生活满意度。也可以通过丰富他们的日常生活提高语言与记忆能力等。多用脑,保持精神愉快,可以延缓患者病情的发展。多鼓励,避免严厉训斥,经常用愉快的语言安慰患者、多点尊重和爱护,能够有效改善患者的记忆状况。

(6)睡眠障碍的护理:患者认知障碍带来的昼夜不分,会出现白天睡觉,夜间不睡、吵闹的现象,且易激惹。可多在日间安排丰富多彩的活动,增加室外活动,感受日光照射,减少或取消午睡,可以改善睡眠紊乱。夜间灯光要暗,营造睡觉的氛围,可听一些轻柔且熟悉的音乐,帮助睡眠。如患者夜间醒来要给予轻声安慰,有助于患者再次入睡。如果患者无法入睡,切勿与之争执,可陪伴一会儿,再安慰患者入睡。

(7)异常行为预防及安全护理

1)激越行为是阿尔茨海默病最常见的异常行为,所以为了预防激越行为的发生,应尽量避免一切应激源,了解患者的生活习惯和喜好,满足患者的需求。在护理患者的过程中,鼓励患者独立完成任务,配合护理,可有效减少激越行为的发生。对于有激越行为的患者,试图转移其注意力,也可有效地减少激越行为发生的概率。不能用强制性的语言,更不能在阿尔茨海默病患者产生激越行为时,把其制服或反锁在房屋内,这样会增大患者的心理压力,使病情更加严重。

2)护理:对阿尔茨海默病患者潜在的健康状况要有所警觉,保证患者的安全,护士应经常不定时地巡视,始终置患者活动于护士的视线内,尤其防止积存药物,错服、误服药物。患者的日常生活用品应放在其看得见、找得到的地方。

3)防走失:为患者佩戴写有姓名和联系电话的黄手环,或带有防止走失的定位手表,防止患者迷路。

(8)心理护理

1)注重沟通:沟通是 AD 护理中的关键环节。护理人员在尊重患者的基础上,以耐心、倾心、主动、热情、诚恳的态度,采用简单、渐进的口令,一步一步指导患者;交流时要面对患者,保持眼神接触,语言节奏适当,可以结合肢体语言甚至书面语言进行交流。首先听取患者的诉说,了解需求,排解疑惑与苦闷。帮助患者调整不良心理状态,消除心理不适感,避免患者产生疑虑,尽可能地减轻患者的孤独感和无助感。

2)多鼓励、增强信心:除语言抚慰患者外,还应当采取暗示、诱导等方法转移他们的注意力。通过回忆过往经历,鼓励患者用乐观的情绪消除哀伤和焦虑;引导其参加适当的团体活动和社交活动,找到自己的社交圈,增加患者生活的乐趣;鼓励患者与家人、朋友沟通,多进行家庭聚会,使其感到亲情感。鼓励患者进行益智训练,如下棋等,锻炼思维能力,增强患者信心。有幻觉甚至严重妄想的患者,他们的表现常常偏激、固执,护理人员更应有耐心。

(9)照料者培训:国内外研究均表明,痴呆照料者依然以家庭成员及近亲属为主。AD照料者存在的问题有①产生焦虑、抑郁、孤独和不知所措的不良情绪,随着阿尔茨海默病患者病情加重会使照料者产生抑郁、心灰意冷、自责内疚、自卑等心理问题;②沉重的经济负担导致家庭关系紧张。AD照料者在AD患者的护理过程中起着重要的作用,我们在关注AD患者的同时也应重视对照料者的综合干预。可通过以下方面进行干预。①加强对照料者阿尔茨海默病的特点及日常护理等的健康宣教。②在治疗、护理阿尔茨海默病患者的同时,要关注照料者的身心健康,帮助他们制订AD患者的诊疗护理计划。③引导照料者调整对患者的期望值,当患者进步时,予以赞许肯定,当患者病情进展时,鼓励照料者不要放弃。④加强照料者的技能培训,如与患者建立积极有效的沟通;日常生活中对患者进行的提醒措施;患者发生突发事件及意外情况如何处理等。⑤建立家庭照料支持体系。建立以家庭为中心的照料支持体系尤为重要。主要照料者要与患者及其他成员建立良好的关系,合理安排休息的时间,有效地进行个人自我放松,患者家属可以轮流照顾患者,以便照料者有适当的时间参加社会活动,从而可以缓解照料者的压力。关注照料者的积极感受,包括照料者的个人成长、荣誉感和主观收获感等。⑥建立社会支持体系。我国为痴呆患者及照料者提供的社会服务十分有限,例如,痴呆患者养老机构、日间照料中心等体系均可帮助照料者。另外,医疗机构定期建立"认知障碍医患联谊会",定期组织聚会、举办讲座,为照料者提供照料技巧培训等活动。这样,照料者在一起可以分享经验,共同提高照料技巧,减少孤独感,得到支持和鼓励。⑦可筹备老年痴呆基金会,减轻家庭困难患者的经济压力。

家庭成员的护理贯穿着AD患者的整个护理过程,尤为重要。世界卫生组织早在20世纪90年代初期就呼吁各国根据不同的文化背景及经济发展状况,对痴呆患者的家庭及照顾者给予足够的关心和社会支持。

六、健康教育

AD患者的照料与医院、社会、家庭息息相关。健康教育应该分层次进行。对于公众,应该宣传痴呆的早期症状,有助于早期诊断和治疗;宣传如何与痴呆患者相处,让痴呆患者时刻得到社会的关爱。对于家庭,应传授居家照料的技能,包括沟通能力、患者异常行为的处置、认知训练、生活管理、卫生护理及安全管理教育等知识培训,同时还应包括照料者自身压力的疏解及如何获得帮助等,以提高患者和家庭的生活质量。家庭成员和医务人员还要特别注意对AD患者的态度,以及突发情况的处置、伦理学等。

1. 生活起居有规律,养成良好的生活习惯,坚持适度的运动和锻炼,注意劳逸结合;多参加适宜的社交活动,引导或协助其保持生活自理,维持现有功能,延缓功能衰退。

2. 保持心情愉快、情绪稳定,避免精神紧张和过度的疲劳。

3. 遵医嘱正确地服用药物,积极治疗高血压、心脏病、糖尿病、高脂血症和肥胖症,定期监测凝血功能,预防患者漏服或误服或多服药物。

4. 定期门诊随访复查血压、血糖、血脂以及检测肝功能、肾功能等。

5. 可定期利用社区服务机构、老人福利院等社会支持系统照顾患者,提高患者的生活质量。

6. 可参加一些益智的脑力操训练。

7. 平时随身携带患者卡片或黄手环,外出时有人陪伴,防止意外。

第二节　血管性痴呆

血管性痴呆(vascular dementia)是指缺血性、出血性脑血管病引起的脑损害导致的痴呆,具有起病较快,病程中痴呆症状波动较大,缓解、加重反复出现,阶梯样发展,且病因复杂、异质性强等特点,是痴呆的第二大病因,血管性痴呆约占老年期痴呆患者的20%。随着年龄增长,血管性痴呆的风险每5.3年增高1倍,略低于阿尔茨海默病(每4.5年增加1倍),男性高于女性。65岁以上人群的患病率为1.1%,卒中人群的年患病率为8.5%;70岁以上人群血管性痴呆年患病率为1.5%～4.8%。对＞75岁的脑卒中患者长期随访并尸检,在阿尔茨海默病高危组中,＞75%痴呆患者的病因是血管因素而不是退行性病变。我国一项针对1980－2004年的调查显示60岁以上人群中血管性痴呆患病率逐渐增高,南方地区低于北方地区,分别为0.6%和11%。

血管性痴呆不是单一的疾病实体而是一大类疾病的总称,临床表现可因血管病变的性质、数量、大小以及部位不同而复杂多样。通常血管性痴呆分为以下6种类型:①多梗死性痴呆;②关键部位梗死性痴呆;③小血管病变引起的痴呆;④低灌注性痴呆;⑤出血性痴呆;⑥混合性痴呆。

一、病因与发病机制

脑小血管病是血管性痴呆的主要病因,导致血管性痴呆的比例为36%～67%,导致脑小血管病的主要危险因素包括高血压、糖尿病、高胆固醇血症、心房颤动、冠状动脉粥样硬化性心脏病、心力衰竭和吸烟等。①高血压是血管性认知障碍(vascular cognitive impairment,VCI)发生及发展的重要危险因素,高血压会显著增加显性及隐性血管事件的发生风险,无论是高血压还是低血压,均与认知能力下降有关,尤其对于老年人。②高血糖是脑血管病的独立危险因素,增加认知功能减退的风险。低血糖会造成定向力、注意力及记忆力下降甚至丧失。研究表明,2型糖尿病患者反复发作的低血糖与中、老年人的认知功能障碍密切相关。③血脂代谢异常,尤其是低密度脂蛋白胆固醇和总胆固醇增高,会导致血管内皮细胞功能损害、动脉粥样硬化、血-脑屏障破坏,出现脑灌注不足影响大脑的新陈代谢,增加痴呆的患病风险。④心脏病与炎症:心肌梗死、瓣膜性心脏病、冠状动脉粥样硬化性心脏病、心肌病、充血性心力衰竭及心房颤动均是血管性痴呆的高危因素。⑤吸烟能造成特定认知域损害,包括事件处理速度、反应力、注意力和记忆力。独居、低教育背景及某些遗传因素也增加血管性痴呆的发生。

血管性痴呆的发病机制包括血管性机制、神经生化、分子机制与遗传机制等多方面。血管性痴呆的病理生理机制包括低灌注、氧化应激和炎症等,出现内皮细胞损伤、血-脑屏障破坏、初始免疫激活,导致脑细胞功能受损,以上均参与认知功能受损。血管病变部位是导致认知障碍或痴呆的重要病理生理机制。此外,脑血管病变导致自动调节及血管-神经功能损害,使脑组织灌流量降低及神经细胞兴奋性下降,对痴呆发生起到重要作用。

二、临床表现

血管性痴呆在神经精神特征上与阿尔茨海默病存在很大重叠,两者均会出现记忆力减退、执行功能障碍、视空间障碍等。但在血管性痴呆中,抑郁和淡漠症状更加明显,而妄想和幻觉则较少。不同病变部位的临床表现如下。

1. 多梗死性痴呆　呈急性起病,阶段性或波动性进展,认知损害经常呈斑片状缺损,认知障碍缺损表现缺乏主动性,抽象思维能力减退,近记忆力与计算力减退,不能胜任以往熟悉的工作,不能正常交往,表情淡漠、焦虑、少语、抑郁或欣快,最终生活不能自理。

2. 关键部位梗死性痴呆　可见脑梗死的局灶性定位体征,如偏瘫、锥体束征、失语症等。认知障碍表现为反应迟钝,记忆力和计算力减退,表情淡漠,寡言少语,不能胜任以往熟悉的工作和正常交往,不认识家门、穿错衣裤和大小便失禁等,最终生活不能自理。

3. 小血管性痴呆　起病隐袭、进展缓慢且逐渐加重。认知障碍特点是:执行功能如时间管理、计划能力、组织能力、任务起始等损害突出,测查时重点关注信息处理速度、词语流畅性和延迟回忆;记忆障碍较轻,回忆损害明显,再认和线索提示再认功能相对保留;行为异常和精神症状表现抑郁、人格改变、情绪不稳、反应迟钝、大小便失禁和精神运动迟缓。

4. 低灌注性痴呆　逐渐出现认知功能障碍,表现为经皮质性失语、记忆减退、失用症和视空间功能障碍等,疾病进展缓慢。

三、辅助检查

1. 神经心理学检查　可帮助评估患者认知功能受损程度、特征及日常生活能力。常用 MoCA、MMSE、Mini-cog 量表、Hachinski 缺血量表、纸牌分类、画钟测查、连线测查、词语流畅性和数字跨度、神经精神问卷等。

2. 神经影像学检查　头 CT 及 MRI 是正确诊断血管性痴呆的基本条件,CT 及 MRI 检查可发现皮质下白质及脑室周围散在的斑片状或融合为大片状病变,以及多发腔隙性梗死;可排除炎症、肿瘤、脑积水等其他病变。MRI 在病变的位置、程度和范围方面显示更加精确。与常规头 CT 和 MRI 相比,功能神经影像,如核磁共振波谱、弥散张力图像、动态增强 MRI、PET 等能进一步显示神经轴索损伤、血-脑屏障破坏、炎症浸润等病变。

3. 实验室检查　对病因诊断及鉴别有意义,包括血糖、血脂、血电解质、肝功能、肾功能,维生素 B_{12}、甲状腺素功能、梅毒血清学、HIV、伯氏疏螺旋体等,以及基因检查。

四、治疗

血管性痴呆是目前唯一可防治的痴呆,主要通过控制脑血管疾病的各种危险因素,治疗脑血管疾病和预防卒中的复发。

1. 血管性痴呆的一级防治　控制脑血管疾病的危险因素,诸如降压治疗、血糖管理、调脂治疗、调整生活方式和戒烟限酒等,减少卒中的发生对预防血管性痴呆有益。

2. 血管性痴呆的二级防治　在严格控制各种危险因素的基础上,及时进行合理的药物治疗。常用药物有胆碱酯酶抑制药、非竞争性 N-甲基-D-天冬氨酸受体拮抗药、改善脑循环药物、脑保护药及脑代谢增强药。患者出现精神行为症状时,如抑郁、焦虑、幻觉、妄想、激越、睡眠倒错、冲动攻击行为等,则应给予相应精神药物治疗。

3. 中医治疗　以辨证论治为主体,治疗上沿用古方或自拟新方,临床上取得了一定疗效。可用活血化瘀类(如银杏、丹参、川芎、姜黄)、清热类(如黄芩、知母、地黄、栀子)、补虚类(如人参、何首乌、刺五加、黄芪)及其他类(如千层塔、葛根、丁香)等诸多单味中药有效成分多途径、多靶点。六味地黄汤加减治疗血管性痴呆可明显改善脑血流量,降低血黏度。临床上采用复方治疗血管性痴呆也取得了一定的进展。针灸疗法不但不良反应小,而且见效快,经济实用。

4. 非药物治疗

(1)高压氧治疗血管性痴呆能延缓脑萎缩速度,改善脑缺氧,提高血氧含量,且治疗越早效果越好,病程短的效果更佳。

(2)利用计算机辅助技术训练模式对血管性痴呆患者进行认知功能的训练,相比传统的人工训练模式显示出明显的优势,且患者不易疲劳,同时节省时间、节约人力,具有一定的趣味性和实用性。

(3)药物联合计算机辅助认知训练,认知功能改善更显著。

(4)行为疗法是以学习理论为指导,按一定治疗程序来消除或矫正患者异常或不良行为的一种心理治疗方法,又称条件反射疗法。对血管性痴呆的非药物治疗已受到重视,心理行为治疗被证实是有效的。行为疗法的技术如塑造、惩罚、激励和榜样等也可以改善痴呆患者的认知功能,提高生活质量。根据病情特点,制订个体化行为干预方案是今后的发展方向(详见阿尔茨海默病)。

五、护理

(一)护理评估

1. 评估患者的意识、瞳孔、生命体征及肢体活动的变化。

2. 观察及评估认知功能损害的情况。

3. 评估患者有无精神行为症状。

4. 评估患者改变环境后的情绪变化以及睡眠情况。

5. 评估患者的用药情况、社会支持、文化程度、情绪,以及患者本人及家属对疾病的认识与态度。

(二)主要护理问题及措施

1. 护理问题

(1)自理缺陷:与肢体运动功能丧失及患者认知障碍(包括记忆力、定向力视空间功能障碍等)有关。

(2)恐惧、焦虑:与精神行为改变有关。

(3)有肢体失用综合征的危险:与肢体瘫痪有关。

(4)有便秘的危险:与饮食形态改变、卧床活动少,肠蠕动减慢有关。

(5)有下肢静脉血栓形成的危险:与长期卧床有关。

(6)思想过程改变:与记忆障碍有关。

(7)持家能力下降:与不能料理日常生活琐事有关。

(8)社交障碍:与认知能力下降,不愿参加社交活动有关。

(9)行为异常:与精神行为改变有关。

(10)语言沟通障碍:与认知能力下降、理解能力下降有关。

(11)照顾者角色困难:与照顾者没有相关照护常识及得不到社会支持有关。

2. 护理措施

(1)一般护理:轻症患者注意生活起居有规律,坚持适当的运动,劳逸结合,每周锻炼150 min;晚期出现认知功能障碍时,要鼓励和引导患者参加朋友聚会、唱歌、跳舞等在室内或固定的场所进行的社交活动,有意识地进行一些益智刺激的活动诸如阅读、猜谜和玩文字游戏等,在保证安全的前提下,鼓励患者参与扫地、洗菜、洗碗等家务劳动;外出时必须有人陪伴,防止受伤和走失。

(2)饮食护理:给予富含蛋白质和维生素的低脂、低盐饮食,多吃蔬菜和水果,每天吃一把坚果,尤其是杏仁和核桃,戒烟酒。进食时尽量保持安静的环境,以免患者分心造成呛咳、窒息;患者不能自行进食时,注意喂饭的速度不宜过快,应给予患者足够的咀嚼时间;若患者拒绝进食不要勉强或强行喂食,可设法转移其注意力,使其平静后再进食;必要时可酌情鼻饲流质饮食,并按鼻饲患者护理。

(3)睡眠护理:养成良好的睡眠习惯,如果有打鼾或在睡眠期有呼吸暂停或喘息,应及时就医。若睡眠日夜颠倒,陪伴者应尽量增加患者的外出及活动时间,室内光线充足或减少午睡的时间。

(4)心理护理

1)关心体贴患者,鼓励患者保持情绪稳定和良好的心态,避免焦躁、抑郁等不良心理,树立信心,积极配合治疗。

2)放镇静和舒缓的音乐以营造轻松和安全的气氛。

3)开导患者,让他们能正确地去面对现实社会,慢慢适应目前的生活状况,改善他们的不良情绪,维持良好的人际关系及认知水平。

4)随时注意他们的情绪变化,保障全天的监护环境,预防他们受伤和造成他人受伤。

5)在患者住院期间要经常有家属的探视和陪护,以消除患者的孤独感。鼓励患者多参加娱乐和社交活动,鼓励其广交朋友,支持其有意义的活动,鼓励社交互动,给予患者一定程度的权力和控制自己的生活。

（5）症状护理

1）对有肢体功能障碍和感觉障碍的患者,应鼓励和指导患者进行肢体功能锻炼,观察肢端的血供情况,尽量坚持生活自理,并注意偏瘫肢体皮肤的护理,防止压疮。

2）通过实施往事记忆提取（reminiscence）、记忆空间定位（reality）、记忆再激发（remo-tivation）"3R"护理,改善血管性痴呆患者的认知功能障碍。

3）对有精神症状的患者,床应加护栏,必要时加约束带固定四肢,以防患者坠床、伤人或自伤。

4）患者外出时应有人陪伴,并在其衣服口袋中放置填写患者姓名、联系电话等个人简单资料的卡片,以及黄手环定位手表,以防丢失。

5）对缺乏生活自理能力的患者,应加强生活护理,协助其沐浴,进食,修饰等,保持皮肤和外阴清洁;同时还应注意观察患者是否有尿频、尿急、尿痛等现象,防止发生尿路感染。

6）对跌倒风险高的患者,应将其安排在舒适、干净、安全的病室,室内物品摆放简单、固定、整齐。床铺加床栏,走廊及厕所等应有扶手。以防患者在活动时跌倒、坠床引起软组织损伤、骨折。

（6）用药护理:告知药物的作用与用法,注意观察药物的疗效与不良反应,发现异常情况及时报告医师处理。对记忆力减退或精神症状的患者应注意督促按时服药或看其服下,同时注意观察药物疗效与不良反应,并及时反馈给医师,以便及时调整给药方案。不能吞咽或昏迷的患者,应由胃管注入药物。应注意观察有无肝、肾功能受损的表现,定时检查肝功能、肾功能。服用多奈哌齐时,建议睡前服用,如果患者有失眠可早餐前服用;服用美金刚时,可空腹服用,偶有幻觉、头晕和疲倦,以及焦虑、肌张力增高、呕吐、膀胱炎和性欲增加等不良反应;对出现精神行为症状患者,应坚持个体化原则,首选口服药,自小剂量开始,缓慢增量,直至症状改善。

六、健康教育

健康教育的对象:患者、陪护者、家属。健康教育形式:医学讲座、宣传板报、赠送宣传画页或小册子,组织看录像。健康教育内容:针对血管性痴呆的病因、诱发因素、临床表现、用药及护理要点等方面。具体内容如下。

1. 指导了解肥胖、吸烟、酗酒,以及饮食因素与脑血管病的关系,改变不合理的饮食习惯,选择低盐、低脂、高蛋白、富含维生素、易消化的食物,多吃新鲜水果、蔬菜和补脑益智的食物,保持均衡营养。

2. 生活起居有规律,养成良好的生活习惯,坚持适度的运动和锻炼,注意劳逸结合;多参加适宜的社交活动,引导或协助其生活自理,维持现有功能,延缓功能衰退。

3. 保持心情愉快、情绪稳定,避免精神紧张和过度的疲劳。

4. 遵医嘱正确地服用药物,积极治疗高血压、心脏病、糖尿病、高脂血症和肥胖症,定期监测凝血功能,预防患者漏服或误服或多服药物。

5. 定期门诊随访复查血压、血糖、血脂及检测肝功能、肾功能等。

6. 可定期利用社区服务机构、老人福利院等社会支持系统照顾患者,提高患者的生活质量。

7. 患者可参加一些益智的脑力操训练。

8. 患者平时随身携带有患者信息的卡片或黄手环,外出时有人陪伴,防止意外。

9. 出院时,指导患者及家属多对患者进行智力和体能训练,协助制订每日锻炼计划,家属对患者进行智力和体能等康复训练,能有效地改善患者的身体健康和心理健康。

参 考 文 献

[1]　沈梅芬. 神经系统疾病护理实践手册. 北京:清华大学出版社,2015.

[2]　杨莘. 神经疾病护理学. 北京:人民卫生出版社,2005.

[3]　杨莘,王玲. 神经疾病特色护理技术. 北京:科学技术文献出版社,2008:200-209.

[4]　贾建平. 中国痴呆与认知障碍诊治指南(2015 年版). 北京:人民卫生出版社,2016.

[5]　尹昊文,刘冠含. 我国阿尔茨海默病发病风险因素的系统评价. 吉林医学,2019,40(6):1231-1234.

[6]　杜蔺,袁晓东. 阿尔茨海默病病因及发病机制研究进展. 山东大学学报(医学版),2017,55(10):21-27.

[7]　廖珏,廖新品. 阿尔茨海默病的研究现状. 黑龙江医学,2012,36(1):16-18.

[8]　丁昊鹏,杨文明. 阿尔茨海默病早期诊断的研究进展. 中国实用神经疾病杂志,2017,20(18):110-113.

[9]　黄滨,韦海楼. 阿尔茨海默病病人的护理进展. 护理研究,2016,30(12):1422-1424.

[10]　贾建军. 老年认知功能障碍的筛查与诊断. 中华老年心脑血管病杂志,2016,18(4):337-338.

[11]　李欢利,胡佩. 阿尔茨海默病患者整体护理研究进展. 护士进修杂志,2016,31(6):510-512.

[12]　娄青,刘淑玲. 阿尔茨海默病照料者现状及护理干预研究进展. 中国城乡企业卫生,2014,29(6):13-15.

[13]　陆思雨,徐斌. 阿尔茨海默病的治疗进展. 武警医学,2019,30(3):268-272.

[14]　岳玲,王涛. 阿尔茨海默病诊断与治疗研究进展. 张江科技评论,2019,1:10-12.

[15]　高天丽,陈克平. 阿尔茨海默病的常见诊断方法. 现代医学,2016,44(3):415-419.

[16]　王荫华. 阿尔茨海默病的临床表现与早期识别. 中国全科医学,2001,4(12):937-939.

[17]　宇佳利,王磊. 多维认知训练干预对认知功能的影响. 中国老年学杂志,2018,38(20):5112-5115.

[18]　王玲. 轻度认知功能障碍的康复训练研究综述. 中国中医药现代远程教育,2018,16(19):155-157.

[19]　刘涛. 阿尔茨海默病人的护理研究. 科技展望,2015,25(16):249.

[20]　王维治. 神经病学. 2 版. 北京:人民卫生出版社,2013.

[21]　Aron SB,Lei Yu,Robert S,et al. Physical activity,common brain pathologies,and cognition in community-dwelling older adults. Neurology,2019,92(8):10.

[22]　Nicolás MV,Alvaro CH,Fabricio ZF,et al. Effect of exercise intervention on functional decline in very elderly patients during acute hospitalization. JAMA Intern Med,2019,179(1):28-36.

[23]　姚辉,钱园园,刘金颖,等. 血管性认知障碍的治疗进展. 医学综述,2019,13:2617-2621.

[24]　Gupta M,Dasgupta A,Khwaja GA,et al. Behavioural and psychological symptoms in poststroke vascular cognitive impairment. Behav Neurol,2014,2014(9):430128.

[25]　廖张元. 血管性痴呆的研究进展. 中国实用神经疾病杂志,2019,22(2):224-227.

[26]　张玉霞. 血管性痴呆患者的护理体会. 世界最新医学信息文摘,2015,15(6):201.

[27]　何云燕. 血管性认知功能损害的护理进展(综述). 中国城乡企业卫生,2010,25(1):61-62.

[28]　张立. 血管性痴呆治疗的研究进展. 医学综述,2015,21(8):1414-1416.

[29]　李建华. 金锦华. 老年血管性痴呆的护理现状及展望. 吉林医学,2012,33(32):7081-7083.

第11章

脊髓疾病患者的护理

第一节　急性脊髓炎

急性脊髓炎(acute myelitis)是指各种感染后引起自身免疫反应所致的急性横贯性脊髓炎性病变,是临床上最常见的一种脊髓炎,以病损平面以下肢体瘫痪、传导束型感觉障碍和大小便障碍为临床特征。任何年龄均可发病,但好发于青壮年。

一、病因

急性脊髓炎病因尚不明了,多数患者发病前有呼吸道、胃肠道病毒感染的病史,可能是某些病毒感染后的一种机体自身免疫反应,而不是病毒感染的直接作用。亦有部分患者发生于疫苗接种之后,可能为疫苗接种引起的异常免疫反应。

二、临床表现

1. 前驱症状和体征　发病前1~2周常有上呼吸道感染、消化道感染症状或预防接种史、外伤、受凉、劳累等为诱因。多急性起病,于2~3 d症状达到高峰。首发症状多为双下肢麻木无力、病变部位神经根痛或病变节段紧束感,进而出现脊髓横贯性损害症状。

2. 典型表现

(1)运动障碍:早期可表现为脊髓休克,出现弛缓性瘫痪。可持续3~4周或更长。随后进入恢复期,肌张力增高,腱反射活跃,病理反射阳性,肌力由远端向近端恢复。脊髓休克期长短取决于脊髓损害严重程度和有无并发症,脊髓严重损伤时,常导致屈肌张力增高,下肢任何部位的刺激或膀胱充盈均可引起下肢屈曲反射和痉挛,伴有出汗、竖毛、大小便失禁等症状,称为总体反射,常提示预后不良。

(2)感觉障碍:病变节段以下所有感觉丧失,在感觉缺失平面的上缘可有感觉过敏或束带感,一般较运动功能障碍的恢复速度慢且恢复程度差。

(3)自主神经功能障碍:早期表现为尿潴留,无膀胱充盈感,呈无张力性神经源性膀胱。因膀胱充盈过度,可出现充溢性尿失禁。随着脊髓功能的恢复,膀胱容量缩小,尿液充盈到300~400 ml即自行排尿,称为反射性神经源性膀胱,出现充溢性尿失禁。病变平面以下出现皮肤干燥、少汗或无汗、皮肤脱屑及水肿、指甲松动、角化过度等皮肤营养功能障碍;病变平面以上可有发作性出汗过度、皮肤潮红、反射性心动过缓等,称为自主神经反射异常。

三、辅助检查

1. 一般临床检查　血常规检测、脑脊液检查、电生理检查。
2. 影像学检查　脊髓 X 线片、MRI、CT、脊髓造影等。

四、治疗

1. 药物治疗　主要给予糖皮质激素、大剂量免疫球蛋白、B 族维生素等药物,感染患者选用抗生素治疗等。
2. 一般治疗　预防并发症的治疗及康复治疗。

五、护理

(一)护理评估

1. 评估神经功能受损情况,检查有无运动神经、感觉神经和自主神经功能障碍。
2. 了解患者的起病情况,是否为急性起病,发病时有何异常感觉。
3. 了解患者发病前数日或 1～2 周有无发热、全身不适或呼吸道感染症状或有无过劳、外伤、受凉或接种疫苗等诱因。
4. 了解患者对疾病的认识及心理状况。

(二)主要护理问题及措施

1. 护理问题

(1)低效型呼吸型态:与高位脊髓病变所致呼吸肌麻痹有关。

(2)排泄异常:与自主神经功能障碍有关。

(3)躯体移动障碍:与脊髓病变所致截瘫有关。

(4)感知觉改变:与脊髓病变感觉障碍有关。

(5)潜在并发症:压疮、肺炎、尿路感染。

2. 护理措施

(1)保持呼吸道通畅

1)脊髓高位损伤或出现呼吸困难时,给予低流量吸氧(鼻导管、吸氧面罩)。

2)呼吸道痰鸣音明显时,鼓励、指导患者有效咳嗽。如咳痰无力,予以吸痰管吸痰,清除痰液。每日按时给予雾化吸入以稀释痰液,减轻或消除肺部感染,利于排痰,同时雾化后及时有效吸痰,减少痰液坠积、结痂。

3)对于舌后坠者,给予口咽通气道固定后,予以吸痰管吸痰,注意口腔清洁。

4)患者出现呼吸困难且呼吸无效时准备好气管插管、呼吸机,及时通知医师。

5)观察呼吸的频率、深度,判断呼吸无效的原因,如是否有呼吸困难,咳嗽是否有力,听诊气管、肺部有无痰鸣音,血氧饱和度的指标等,胸部 X 线片可示肺部感染情况。

(2)排泄异常的护理

1)尿失禁的护理:根据入量(输液、饮水)时间,给予排便用品(尿盆、尿壶、尿不湿)协助排便,并及时撤换,同时在患者小腹部加压,增加膀胱内压,锻炼恢复自主排尿功能。

2)尿潴留的护理:给予留置导尿,根据入量(输液、饮水)时间,适时、规律地夹闭、开放尿管,以维持膀胱充盈、收缩功能;同时排放尿液时可采用一些方法刺激诱导膀胱收缩,如轻敲患者下腹部和听流水声。

3)留置导尿的护理:每日清洁尿道口,定期更换尿袋,观察尿液的颜色、量是否正常;当尿常规化验显示有感染时,可给予0.9%生理盐水500 ml膀胱冲洗或遵医嘱,再留取标本送化验直至结果正常,操作时注意无菌操作原则。

4)便秘的护理:保证适当的高纤维饮食与水分的摄取,依照患者的排便习惯,选择一天中的一餐前给予比沙可啶(bisacodyl)2粒,饭后因有胃结肠反射,当患者觉有便意感时,指导并协助患者增加腹压来引发排便,必要时肛入开塞露1~2支,无效时,可予不保留灌肠,每天固定时间进行,养成排便规律。

5)大便失禁的护理:选择易消化、易吸收的高营养、低排泄的要素饮食,同时指导患者练习腹肌加压与肛门括约肌的收缩,掌握进食后的排便时间规律,协助放置排便用品(便盆、尿垫)。出现臀红、肛周皮肤浸渍者,可给予液体敷料喷涂后轻轻按摩1 min。

(3)做好皮肤护理,预防压疮、烫伤

1)交接班时认真床头交接、检查皮肤,观察有无皮肤发红等情况;每日清洁皮肤,随时保持床单位的平整、干净、干燥。

2)对排便异常患者,及时清理排泄物,温水擦洗,保持会阴、肛周皮肤的清洁、干燥,观察皮肤有无发红、破溃。

3)为患者每1~2小时翻身1次,经常性检查骨凸或受压部位,如脚踝、足跟、膝部、股关节处、肘部等最易受压的部位。患者翻身时要特别注意体位,卧位时,足跟垫起,半卧位时使用楔形垫。

4)正确使用气垫床,通过电动气泵自动交替充气,改变全身受压点,减少压力集中于局部而造成的皮肤受损(注意气垫床并不能替代定时翻身);减压贴平敷于骨凸或因受压发红部位或表浅皮肤破溃处,于7~10 d更换1次,可防止局部摩擦,减少受压,保护外周皮肤。

5)了解患者感觉障碍情况,输液以健侧、上肢为主,输液前、后认真观察输液肢体一侧的上下皮肤情况,避免液体外渗时因患者感觉减退进而造成皮肤损伤;给予患者洗漱时,水温勿过热造成烫伤,应用冰袋降温,时间过长易引起冻伤。自主神经障碍可致无外因皮肤水肿,注意对皮肤的观察和保护。

(4)肢体康复:首先协助做好瘫痪肢体的功能恢复。急性脊髓炎休克期过后,肌力恢复常自远端开始。在脊髓受损初期就与物理治疗师根据患者情况制订康复计划。每次翻身后将肢体位置摆放正确,做被动或主动的关节运动。指导训练患者仰卧时抬高臀部,以便在床上取放大、小便器。给予日常生活活动训练,使患者能自行穿脱衣服、进食、盥洗、大小便、淋浴及开关门窗、电灯、水龙头等,增强患者自我照顾的能力。当患者第一次坐起时,尤其半身瘫痪者,应在起身之前穿弹性袜,以增加静脉血液回流,并逐渐增加坐位的角度,以防产生低血压。

1)肌力锻炼:由专业医护人员使用双手对患者的患肢从上到下进行推拿,并对肩关节、肘关节、腕关节等部位进行揉捏，一只手将患者的腕部托起，另一只手捋其手指，每次 5 min，下肢肌肉、踝关节、膝关节、髋关节等部位使用相同的手法捏拿，每次 20 min，每日 3 次。

2）关节活动度的训练：被动屈伸肢体各关节，同时进行内收和外展活动，注意手法的力度和速度，避免肌肉和韧带受到损伤，将活动范围逐步扩大，每次 20 下，每天 4 次。

3）卧位练习：指导患者在床上进行身体的移动和翻身训练，指导患者通过举杠铃动作锻炼上肢肌肉和背部肌肉。

4）坐位训练：在患者的肌力恢复至 3 级后，指导患者进行坐位平衡训练，从双手支撑到双手离床，由医护人员全程陪护患者进行训练，并予以保护。在进行平衡能力训练时，指导患者坐于椅子上，双手放置在平放后的双腿膝部，保持静态平衡动作，之后进行动态平衡训练，逐渐增加训练难度。

（5）用药护理

1）了解患者使用激素治疗的时间，并观察应用激素治疗后原症状是否好转，及时反馈给医师。应用激素治疗期间注意补钾。大剂量使用激素时，注意有无消化道出血倾向，观察粪便颜色，必要时做粪便隐血试验。

2）对比患者应用激素药物前后症状改变情况，是否产生不良反应。长时间、大剂量使用激素治疗会出现相应的不良临床症状，如面色潮红、情绪激动、入睡困难甚至心率增快等，患者对此不能正确认识，而且不能耐受，因此需要对用药进行详细的指导，以及通知医师给予必要的对症处理。向患者讲明原因，是药物所致，而且随着药物的减量，症状也会减轻，停药后症状也会消失。必须按时使用药物，严禁骤然停药，否则会引发病情加重。

六、健康教育

1. 合理饮食，加强营养，指导患者多食高蛋白、高纤维素的食物，保持大便通畅。
2. 避免受凉、感染等诱因。
3. 肌力开始恢复后加强锻炼，促进肌力恢复。
4. 教会患者及家属预防压疮、肺部感染及泌尿系统感染的方法。
5. 出院后按医嘱复查，出现不适立即随诊。

第二节　脊髓压迫症

脊髓压迫症（compressive myelopathy）是一组椎管内或椎骨占位性病变所引起的脊髓受压综合征，病变进行性发展，可出现脊髓横贯性损害及椎管梗阻，脊神经根和血管可有不同程度受累。

一、病因

急性脊髓压迫症多源于脊柱旁或硬膜外病变，慢性脊髓压迫症多源于髓内或硬膜下病变。

1. 肿瘤　占本病的 1/3 以上,绝大多数起源于脊髓组织及邻近结构。位于髓外硬膜内的以神经鞘瘤最常见;脊髓内肿瘤以神经胶质细胞瘤最常见;硬膜外以转移瘤多见,脊柱恶性肿瘤可沿椎管周围静脉丛侵犯脊髓。

2. 炎症　脊髓非特异性炎症、结核性脑脊髓膜炎、严重椎管狭窄、椎管内反复注药,以及多数椎间盘病变等可导致蛛网膜粘连,或压迫血管影响血液供应,引起脊髓、神经根受损症状;结核和寄生虫等可引起慢性肉芽肿、蛛网膜炎和蛛网膜囊肿等;化脓性炎症血行播散可引起急性硬膜外或硬膜下脓肿。

3. 脊柱病变　脊柱骨折、结核、脱位、椎间盘脱出、后纵韧带骨化和黄韧带肥厚可导致椎管狭窄。

4. 先天性疾病　颅底凹陷症、寰椎枕化、颈椎融合畸形等。

二、临床表现

1. 急性脊髓压迫症　往往迅速产生脊髓横贯性损害,出现脊髓休克,表现为病变平面以下弛缓性瘫痪、各种感觉消失、反射消失、尿潴留等。

2. 慢性脊髓压迫症　慢性脊髓压迫症病情进展缓慢,早期症状和体征可不明显。依其压迫缓慢进展,表现为逐渐由神经根痛、脊髓部分受压至脊髓完全受压的演变过程。整个受压过程中上述表现并非截然分开,常有重叠,界限不清。

(1)神经根症状:病变刺激后根引起自发性疼痛,常为脊髓外压迫性疾病的首发症状。多为自发性呈条带样分布的剧痛;用力、咳嗽、变换体位、负重可使疼痛加重。后根受累时,早期相应节段皮肤初期因刺激而表现为过敏,后期表现为麻木或感觉缺失。病变位于脊髓腹侧或腹外侧者可无根痛,但因前根受累则早期可出现刺激症状,表现为相应支配肌群的肌束颤动,以后出现肌无力和肌萎缩。这些早期症状的分布部位对脊髓受压的定位诊断很有帮助。

(2)感觉障碍:病变累及脊髓丘脑束则出现对侧肢体比病变节段低 2～3 个节段以下的浅感觉障碍,后索受累则出现同侧躯体病变节段以下深感觉障碍。病灶上界可有感觉过敏带。脊髓感觉传导纤维有一定排列顺序,有助于髓内、髓外病变的鉴别。髓外病变感觉障碍自下肢远端向上发展至受压节段,髓内病变早期出现病变节段支配区分离性感觉障碍,累及脊髓丘脑束时,痛温觉障碍自病变节段向下发展,鞍区(S3～S5)感觉保留至最后受累,称为"马鞍回避"。

(3)运动障碍:一侧锥体束受压引起病变以下肢体上运动元性瘫痪。双侧锥体束受压初期双下肢呈伸直样痉挛性瘫痪,晚期呈屈曲样痉挛性瘫痪。脊髓前角及前根受压可引起病变节段支配肌群弛缓性瘫痪,伴肌束震颤和肌萎缩。

(4)反射异常:受压节段后根、前根或前角受累时出现病变节段腱反射减弱或消失,腹壁反射和提睾反射缺失,锥体束受累出现损害平面以下腱反射亢进及病理反射阳性。

(5)自主神经功能障碍:括约肌功能障碍多在髓内病变早期出现,圆锥以上病变早期出现尿潴留和便秘,晚期出现反射性膀胱;圆锥、马尾病变出现大小便失禁。病变节段平面以下的皮肤干燥、脱屑、无汗或少汗、苍白或发绀,可见肢体水肿、趾甲变脆和粗糙。

（6）脊膜刺激症状：多由硬膜外病变引起，表现为病灶对应的椎体自发痛、叩痛、压痛、活动受限，也可以出现颈抵抗和直腿抬高试验阳性等。

三、辅助检查

1. 一般临床检查　血常规检测、脑脊液检查、压颈试验等。

2. 影像学检查　脊柱 X 线片、CT、MRI、脊髓造影等。

四、治疗

1. 手术治疗　应尽快除去病因，解除脊髓受压，急性脊髓压迫力求 6 h 内减压。髓外肿瘤应予以手术切除，髓内肿瘤也应尽可能行全部或大部切除后再行放射治疗。对不能手术切除的髓内肿瘤和恶性肿瘤则可在减压术后进行放射治疗。不宜手术者可在减压术后进行放射治疗。

2. 药物治疗　脊髓急性损伤早期应用大剂量甲泼尼龙静脉注射可改善损伤后脊髓血流和微血管灌注，使脊髓功能得到改善。伤后 8 h 内给药，脊髓功能恢复最明显，伤后 24 h 内给药仍有治疗意义。脊柱结核可在手术的同时行抗结核治疗。给予脊髓损伤患者促胃肠动力药，以改善其结肠和肛门直肠功能障碍，促进排便。

3. 放射治疗、化学治疗　对某些恶性肿瘤或转移癌手术后需采取放射治疗、化学治疗等措施，对不宜手术治疗者也可考虑放射治疗和（或）化学治疗。

五、护理

（一）护理评估

1. 了解患者有无引起脊髓机械性压迫疾病史，如脊柱骨折、肿瘤等；有无引起脊髓浸润性改变疾病史，如脊柱和脊髓的转移癌、脓肿、白血病等；有无引起脊髓缺血性改变疾病史，如椎管内肿瘤、椎间盘突出等。

2. 了解曾经的检查、诊断、治疗方法及治疗效果，目前对治疗和护理的要求等。

3. 了解患者的起病情况，是否为急性起病，发病时有何异常感觉，评估神经功能受损情况，检查有无运动、感觉和自主神经功能障碍。

4. 如为慢性起病，了解有无典型的临床过程及其相应的表现特征。

5. 了解患者对疾病的认识及心理状况。

（二）主要护理问题及措施

1. 护理问题

（1）躯体移动障碍：与脊髓受压所致截瘫有关。

（2）感知觉改变：与脊髓受压、感觉传导通路受损有关。

（3）焦虑：与缺乏疾病相关知识，担心疾病预后或手术有关。

（4）尿潴留：与自主神经功能障碍有关。

（5）疼痛：与手术所致组织损伤有关。

2. 护理措施

（1）一般护理措施：参照本章第一节急性脊髓炎护理措施。

（2）脊髓压迫症手术治疗护理

1）术前护理：①减轻患者焦虑。患者因担心手术效果有恐惧心理，护士应主动热情地接近患者，用通俗的语言耐心细致地向患者介绍本病手术的必要性及手术效果等相关知识，帮助患者建立积极的心境，配合手术治疗。②术前指导。指导患者练习深呼吸和咳痰，并养成定时排大小便的习惯，以减少术后并发症。③介绍引流管及留置尿管的重要性及注意事项。

2）术后护理：①病情观察。监测患者生命体征的变化并及时记录。睡硬板床，以免在更换体位时颤动，加重切口疼痛。②术后体位。术后取仰卧位，以减少切口渗血，1～2 h后改侧卧位，避免切口长时间受压影响血液循环。每1～2 h翻身1次，高颈髓手术后患者一定注意轴线翻身，防止脊髓扭伤引起呼吸障碍。③疼痛管理：护士应评估和记录患者疼痛的程度，必要时遵医嘱给予镇痛药，使用镇痛药后观察记录疼痛治疗的效果。④引流管的护理。术后注意观察切口敷料是否完整，引流管、尿管是否通畅，固定是否合理，可挤压引流管，保持其通畅。注意引流液及尿液的性质与量。⑤肢体活动。严密观察肢体活动与肌力恢复情况和感觉平面下降的位置。如有异常，应考虑为脊髓继发出血引起脊髓受压，应迅速通知医师并及时处理。下肢有明显感觉障碍者忌用热水袋，防止烫伤。⑥并发症的观察与护理。患者术后多留置尿管，嘱患者多饮水，每日饮水量在2500 ml以上，预防泌尿系感染。因患者有不同程度的瘫痪，术后加强体位变换及皮肤护理预防损伤，便秘者可口服通便药物或使用开塞露，必要时遵医嘱给予肥皂水灌肠，保持每2～3d大便1次。

六、健康教育

1. 重点是指导患者如何自我护理，避免出现各种并发症。

2. 心理护理应贯穿整个病程，促进患者以积极的心态主动参与康复训练，最大限度地提高功能训练水平，恢复肢体及器官功能，提高生活质量。

3. 出院后3个月、6个月、1年复查1次，出现不适立即随诊。

第三节 脊 髓 损 伤

脊髓损伤（spinal cord injury）是脊柱骨折的严重并发症，由于椎体的移位或碎骨片突出于椎管内，使脊髓或马尾神经产生不同程度的损伤，多发生于颈椎下部和胸腰段。

一、病因

脊髓损伤的病因主要分为①交通事故：目前交通事故是导致脊髓损伤的首要原因；②高处坠落：楼房建设施工坠落、自杀，可造成颈髓损伤，胸椎、腰椎骨折伴脊柱脊髓损伤；③工矿事故及自然灾害：矿山作业被掉下的重物砸伤肩背部，地震建筑物倒塌砸伤；④体育意外；⑤生活中损伤；⑥锐器伤；⑦火器伤。

二、临床表现

脊髓损伤可因损伤部位和程度不同而表现不同。

1. 脊髓损伤　胸腰段脊髓损伤使下肢的感觉与运动功能产生障碍,称为截瘫。表现为受伤平面以下弛缓性瘫痪,运动、反射及括约肌功能丧失,有感觉丧失平面及大小便不能控制。2～4 周后逐渐演变成痉挛性瘫痪:表现为肌张力增高,腱反射亢进,并出现病理性锥体束征。颈段脊髓损伤后,双上肢也有神经功能障碍,为四肢瘫痪,简称"四瘫"。上颈椎损伤时四肢均为痉挛性瘫痪,下颈椎损伤时由于脊髓颈膨大部位和神经根的毁损,上肢表现为弛缓性瘫痪,下肢仍为痉挛性瘫痪。

2. 脊髓圆锥损伤　表现为会阴部皮肤鞍状感觉缺失,括约肌功能丧失致大小便不能控制和性功能障碍,双下肢的感觉和运动仍保留正常。

3. 马尾神经损伤　表现为损伤平面以下弛缓性瘫痪,有感觉和运动功能障碍及括约肌功能丧失,肌张力降低,腱反射消失。

4. 呼吸衰竭　是颈脊髓损伤的严重并发症。颈脊髓损伤后,肋间肌完全麻痹,患者可出现呼吸衰竭而死亡。

三、辅助检查

1. 一般临床检查　血常规检测、体感诱发电位、颈静脉加压试验等。

2. 影像学检查　脊柱 X 线片、CT、MRI、脊髓造影等。

四、治疗

1. 非手术治疗

(1)固定和制动:一般先采用枕颌带牵引或持续颅骨牵引,以防因损伤部位移位而产生脊髓再损伤。

(2)减轻脊髓水肿和继发性损害

1)激素治疗:地塞米松 10～20 mg 静脉滴注,连续应用 5～7d 后,改为口服,每日 3次,每次 0.75 mg,维持 2 周左右。

2)脱水:20％甘露醇 250 ml 静脉滴注,每日 2 次,连续 5～7d。

3)甲泼尼龙冲击疗法:只适用于受伤 8 h 以内者。剂量为 30mg/kg,1 次给药,15 min静脉注射完毕,休息 45 min,在以后 23 h 内以 5.4 mg/(kg·h)剂量持续静脉滴注。

4)高压氧治疗:一般伤后 4～6 h 应用。

2. 手术治疗　目的是解除对脊髓的压迫和恢复脊柱的稳定性,目前还无法使损伤的脊髓恢复功能。一般而言,手术后截瘫指数可望至少提高 1 级,这对完全性瘫痪者而言作用有限,但却可能改善不完全性瘫痪者的生活质量。因此,对后者更应持积极态度。

五、护理

(一)护理评估

1. 术前评估

（1）健康史和相关因素

1）受伤史：详细了解患者受伤的时间、原因和部位，受伤时的体位、症状和体征，搬运方式，现场及急诊室急救的情况，有无昏迷史和其他部位的合并伤。

2）既往史与服药史：患者既往的健康情况，有无脊柱受伤或手术史，近期有无因其他疾病而服用激素类药物，应用剂量、时间和疗程。

（2）身体情况

1）全身状况：①生命体征与意识。评估患者的呼吸、血压、脉搏、体温及意识情况。包括呼吸形态、节律、频率、深浅，呼吸道是否通畅，患者能否有效咳嗽和排除分泌物；有无心动过缓和低血压；有无出汗，患者皮肤的颜色、温度；有无体温调节障碍。对伴有颅脑损伤的患者，可用格拉斯哥昏迷量表评估患者的意识情况。②排尿和排便情况。了解患者有无尿潴留或充溢性尿失禁；了解尿液的颜色、量和比重；有无便秘和大便失禁。

2）局部状况：评估受伤部位有无皮肤组织破损、局部肤色和温度，有无活动性出血及其他复合性损伤的迹象。

3）感觉和运动情况：患者的痛觉、温觉、触觉和位置觉的丧失平面及程度，肢体感觉、活动和肌力的变化，双侧有无差异。有无腹胀和麻痹性肠梗阻征象。

4）辅助检查：评估患者的影像学检查和实验室检查结果有无异常，以助判断病情和预后。

（3）心理和社会支持情况：患者因意外损伤、活动受限和生活不能自理产生情绪和心理状态的改变，故应评估患者和亲属对疾病的心理承受能力和对相关康复知识的认知程度。

2. 术后评估

（1）术后恢复情况：术后感觉、运动和各项功能恢复情况。

（2）术后并发症情况：有无呼吸、泌尿系统感染和压疮发生。

（3）功能锻炼情况：如患者是否按计划进行功能锻炼及有无活动障碍引起的并发症出现。

（二）主要护理问题及措施

1. 护理问题

（1）低效性呼吸形态：与脊髓损伤、呼吸肌无力、呼吸道分泌物存留有关。

（2）躯体活动障碍：与脊髓损伤、肌无力、制动有关。

（3）体温过高或体温过低：与脊髓损伤、自主神经系统功能紊乱有关。

（4）便秘：与脊髓神经损伤、液体摄入不足、饮食和活动受限有关。

（5）焦虑：与对疾病治疗缺乏信心、担心预后有关。

（6）潜在并发症：肺部感染、压疮、尿路感染。

2. 护理措施

（1）术前护理

1）心理护理：应加强与患者的沟通，关心支持患者，帮助患者提高自我护理能力，让患者和家属参与制订护理计划，帮助患者建立有效的社会支持系统，包括家庭成员、亲属、朋友、医务人员和同事等。

2)病情观察:密切观察生命体征,必要时每小时监测 1 次,及时记录;颈部脊髓损伤时,患者自主神经系统功能紊乱,往往出现高热(40℃以上)或低温(35℃以下);详细观察肢体感觉、运动及反射等功能的恢复情况,肢体有无抽搐和麻痹平面的变化;留置导尿管,监测尿量,准确记录出入量。

3)维持有效呼吸:观察患者呼吸频率、幅度、呼吸形态,听诊呼吸音,判断有无呼吸困难和呼吸道梗阻存在;鼓励患者深呼吸和有效咳嗽,对于肋间肌麻痹的患者鼓励腹式呼吸;对于痰液黏稠者,给予雾化吸入,必要时吸痰或经纤维支气管镜清理呼吸道,保持呼吸道通畅,防止感染;给予氧气吸入,根据血气分析结果及时调整吸氧浓度;床边备好急救物品和药品,对于高位脊髓损伤的患者,应早期气管切开,减少呼吸道梗阻,防止肺部感染。

4)用药护理:常用甲泼尼龙、地塞米松等药物减轻水肿,使用时应严格遵医嘱按要求输液,同时必须使用心电监护仪和输液泵,密切观察患者的生命体征变化,观察患者有无消化道出血、心律失常等并发症。

5)颈脊髓损伤后,自主神经系统功能紊乱,受伤平面以下毛细血管网舒张而无法收缩,皮肤不能出汗,对气温的变化丧失了调节和适应能力。室温>32℃时,闭汗使患者容易出现高热(>40℃);若未有效保暖,大量散热也可使患者出现低温(<35℃),这些都是病情危险的征兆。患者体温升高时,应以物理降温为主,如冰敷、酒精擦浴或温水擦浴、冰盐水灌肠等,必要时给予输液和冬眠药物降温。对低温患者以物理复温为主,调节室内温度,使用升温仪等。尽量避免使用热水袋、电热毯等,以免烫伤。

6)排便护理:脊髓损伤后,肠道的神经功能和膀胱一样受到破坏而发生失调,一般结肠蠕动减慢,而活动减少和饮水减少也是便秘的原因。脊髓损伤 72 h 内患者易发生麻痹性肠梗阻或腹胀。护士应指导患者多食富含膳食纤维的食物、新鲜水果和蔬菜,多饮水。在餐后 30 min 做腹部按摩,从右到左,沿大肠行走的方向,以刺激肠蠕动。对顽固性便秘者可遵医嘱给予灌肠、中药通便或缓泻药。部分患者通过持续的训练可逐渐建立起反射性排便,方法是用手指按压肛门周围或扩张肛门,刺激括约肌,反射性地引起肠蠕动,当反射建立后用手指按压肛门时即可有大便排出。

(2)术后护理

1)体位:瘫痪肢体保持关节于功能位,防止关节屈曲、过伸或过展。可用矫正鞋或支足板固定足部,以防足下垂。

2)病情观察:脊髓受手术刺激易出现水肿反应,术后严密观察躯体及肢体感觉、运动情况,当出现瘫痪平面上升、肢体麻木、肌力减弱或不能活动时,应立即通知医师并及时处理。

3)引流管护理:观察引流量与引流液的颜色,保持引流通畅,以防积血压迫脊髓。

4)并发症的观察和护理:①压疮。脊髓损伤患者长期卧床,皮肤感觉下降,自主神经功能紊乱,骨隆突部位易发生缺血坏死。最常发生部位为骶尾部、股骨大粗隆、髂嵴和足跟等处。截瘫患者一旦发生压疮很难愈合,压疮每日渗出大量体液,消耗蛋白质,又是感染进入的门户,可因消耗衰竭和脓毒症而死亡,因此预防压疮是脊髓损伤者护理的一项重点。②肺部感染。由于患者脊髓损伤,咳嗽反射减弱或消失,且长期卧床,呼吸道引流不畅,痰液、分泌物沉积在肺部引起坠积性肺炎,人工气道患者也容易发生肺部感染。应鼓励患者加强深呼吸和有效咳嗽训练,叩击背部,定时翻身,加强痰液排出。③尿路感染。脊髓损伤患者因膀胱功能障碍、尿潴留、长期留置尿管或体液摄入不足,易发生尿路感染。鼓励患者多饮水,保持会阴部清洁,加强导尿管管理,防止尿液反流,管道密闭、无菌。

5)功能锻炼:指导协助患者进行功能锻炼,对于瘫痪肢体应每日做被动的全范围关节活动和肌肉按摩,以防肌萎缩和关节僵硬,减少截瘫后并发症。对于未瘫痪部位,可以通过举哑铃和握力器等方法增强上肢力量,通过挺胸和俯卧撑等增加背部力量,为今后的自理生活做准备,增强患者的信心和对生活的热爱。

六、健康教育

1. 指导患者出院后继续康复锻炼,并预防并发症的发生。

2. 指导患者练习床上坐起,使用轮椅、拐杖或助行器等移动工具,练习上下床和行走方法。

3. 指导患者及家属应用清洁导尿术进行间歇导尿,预防长期留置导尿管而引起泌尿道感染。

4. 告知患者需定期返院检查,进行物理治疗有助于刺激肌肉收缩和功能恢复。

第四节　脊髓积水空洞症

脊髓积水空洞症(syringomyelia)是脊髓中央管、脊髓实质或脑干压力下积水而扩张,分别构成脊髓积水、脊髓空洞症和延髓空洞症等。主要包括 2 种病理类型:脊髓积水症(hydromyelia)和脊髓空洞症(syringomyelia),前者指有液体蓄积而扩大的脊髓中央管,后者指脊髓实质内被液体充填的异常腔隙,由于临床上难于区分这两种病理类型,故可将这组疾病统称为脊髓积水空洞症。

一、病因

病因包括继发性和特发性 2 种。①继发性脊髓积水空洞症:指继发于阿诺德-基亚里畸形(Arnold-Chiari 畸形)、颅底凹陷、脑积水、丹迪-沃克畸形(Dandy-Walker 畸形)、蛛网膜炎、脊髓血管畸形和脊髓髓内肿瘤等的脊髓积水症或脊髓空洞症;②特发性脊髓积水空洞症:指未发现任何确切病因的脊髓积水空洞症。

二、临床表现

1. 先天性脊髓积水症　多为阿诺德-基亚里畸形合并脊髓积水症,其年发生率为8.4/10 万,女性多见,常在 20～30 岁起病,病程缓慢,以始于上肢的痛触觉分离性感觉障碍,以及骨间肌、蚓状肌和前臂肌萎缩为特征,主要表现包括以下几个方面。

(1)脊髓积水症表现

1)感觉障碍：由于脊髓积水腔最先发生于颈髓下段和胸髓上段，故表现为手部和前臂尺侧部的单侧或双侧痛温觉减退或消失，触觉及深部感觉正常或接近正常；随着疾病进展，这种节段性分离性感觉障碍可扩展至双侧上肢及躯干上部，甚至整个躯干和下肢，并可出现痛温觉障碍区内的自发性剧痛或其他感觉异常。病变晚期，可引起病变水平以下的痛觉、温觉、触觉和深感觉障碍，以及各种感觉异常。

2)运动障碍：表现为受累节段支配肌的肌无力、肌萎缩、肌束颤动、肌张力减退、腱反射减弱或消失等。手部肌肉常早期受累，尤以双手骨间肌、蚓状肌和鱼际肌萎缩最为明显，严重者呈"鹰爪"手。

3)神经营养障碍及其他症状：可出现皮肤发绀、粗糙、角化过度，指甲无光泽、易脆裂，初期多汗，后期少或无汗，以及出现霍纳综合征。疾病晚期可出现神经源性膀胱及大小便失禁。

(2)延髓积水症表现：存在延髓积水时，可出现吞咽困难、呐吃、咽喉肌无力和颚垂歪斜，舌肌萎缩、颤动和伸舌歪斜，面部呈三叉神经中枢型感觉障碍，以及眩晕、眼球震颤和步态不稳。

(3)枕大孔区压迫症状：合并存在颅底凹陷和小脑扁桃体下疝时，可导致枕大孔区功能障碍。①颈神经根症状表现为颈枕部不适、疼痛与活动受限；②小脑症状表现为共济失调、眼球震颤、肌张力低和腱反射减退；③后组脑神经症状表现为吞咽困难、发音不清、转颈和耸肩无力，以及舌肌萎缩。

2. 脊髓空洞症　脊髓空洞症的临床表现类似于脊髓积水症，包括可因伴发延髓空洞而引起延髓功能障碍，但有以下区别：①先发症状的定位并非多在颈胸段，而是视原发病灶的部位而定，常与之相符或高于原发灶部位；②典型的痛触觉分离性障碍少见，而括约肌功能障碍常见；③通常无阿诺德-基亚里畸形和颅底凹陷等颅颈交界处畸形表现，但有脊髓髓内肿瘤和脊髓损伤等病损的病史与特点。

三、辅助检查

1. 一般临床检查　血常规检测、诱发电位及肌电图等。
2. 影像学检查　头颅 CT、MRI 等。

四、治疗

1. 继发性脊髓空洞症　首先应消除引起脊髓空洞的病因。如合并脑积水应行脑室腹腔分流术；合并颅颈交界区畸形，如小脑扁桃体下疝，行颅后窝、颅颈交界区减压术。根据临床症状、小脑扁桃体下疝程度、脊髓空洞程度、脑脊液流动情况，减压可分为单纯骨性减压、硬膜下减压和蛛网膜下减压。合并椎管内肿瘤的脊髓空洞，大多由髓内肿瘤引起，如室管膜瘤、星形细胞瘤，应行肿瘤切除术。随着肿瘤的切除，大多数患者的空洞也会随之减小。

2. 特发性脊髓空洞症　可行脊髓空洞切开引流术，于脊髓最膨隆处切开，到达空洞腔，切开并排放液体，于空洞腔内放置一细硅胶管，可向蛛网膜下隙及腹腔分流。

3. 晚期病例　脊髓空洞巨大或神经萎缩退变明显者,手术治疗效果有限。可同时辅以神经营养、血管扩张药物、以及尝试物理治疗、针灸等方法,延缓症状进展。

五、护理

(一)护理评估

1. 评估患者活动状况,肢体感觉运动障碍的程度。

2. 评估患者的一般情况、营养状况和对手术的耐受力。

3. 观察患者意识、瞳孔、生命体征变化。

4. 了解患者对疾病的认识及心理状况。

(二)主要护理问题及措施

1. 护理问题

(1)躯体活动障碍:与脊髓病变有关。

(2)焦虑:与对疾病治疗缺乏信心、担心预后有关。

(3)潜在并发症:肺部感染、压疮、尿路感染。

2. 护理措施

(1)术前护理

1)心理护理:向患者及家属解释手术的必要性,手术的具体方法及注意事项。注意沟通的方式、方法以取得患者的信任。鼓励患者表达自身的感受,给予心理疏导,教会患者放松的方法,针对患者具体情况进行针对性心理护理。介绍手术成功的病例,增强患者的信心,减轻患者的恐惧及忧虑情绪。

2)评估患者营养状况及脊髓功能:脊髓功能包括步态和排尿2个方面,注意患者有无感觉障碍,肌力下降,步态不稳,排尿障碍。给予高热量、高蛋白、高维生素、低脂、易消化、少渣饮食,改善患者的体质,增强其抗病能力。

3)术前准备工作:协助完成术前各项检查,备血,备皮,抗生素皮试,术前8 h禁食、禁水,术前睡眠差者采用心理安慰及心理疏导,给予温水泡脚等方法促进睡眠,心理紧张者遵医嘱给予口服或肌内注射镇静药,保证患者睡眠。术晨监测生命体征,如有异常如发热、血压升高或女性患者出现月经来潮,及时与医师联系酌情延期手术。昏迷患者或行气管切开的患者应吸净呼吸道分泌物。有尿失禁或尿潴留排尿效果不佳者给予导尿,有呼吸道感染的患者给予敏感抗生素治疗雾化吸入等,待感染控制后再行手术。

4)患者的术前指导:指导患者练习床上使用大、小便器及卧位进食,吸烟患者讲明吸烟的危害性,鼓励患者戒烟以减少对呼吸道的刺激,避免剧烈咳嗽、用力排便、打喷嚏,以免致使颅内压突然增高导致脑疝,教会患者如何进行深呼吸和有效咳嗽。

(2)术后护理

1)病情观察:严密监测生命体征、意识、瞳孔、四肢活动及肢体的感觉情况,体温升高患者,可使用物理降温,感觉障碍的患者禁用冰袋以防冻伤,可使用温水或酒精擦浴,高热不退时,怀疑是否感染,注意肢体感觉功能恢复情况,出现肌力下降,应复查CT如排除血肿形成,考虑水肿所致。

2）切口及引流情况：若有渗血、渗液，应及时通知医师，更换敷料，必要时进行缝合，观察有无脑脊液漏、切口有无感染。创口有渗血、周围皮下出现瘀青应警惕血肿的发生。观察引流管是否通畅，避免打折和受压，观察引流液的量、颜色和性质。切口感染多发生于手术后 3～5 d，注意保持伤口敷料清洁、干燥，遵医嘱给予抗生素，术后出血多发生在 24～48 h，表现为呼吸抑制、意识障碍加深、生命体征紊乱，避免颅内压增高因素可减少出血风险，一旦出血应立即手术。

3）呼吸道护理：保持呼吸道通畅，有气管插管或口咽通气道的患者及时排出痰液，注意观察呼吸频率、节律和深浅度、血氧饱和度，给予低流量氧气吸入，血氧饱和度维持在 95％以上，呼吸抑制的患者遵医嘱给予呼吸兴奋药，必要时使用呼吸机维持呼吸，按时翻身叩背、排痰机机械辅助排痰，痰液黏稠患者给予雾化吸入，超声波药物渗透化痰药如沐舒坦等。

4）留置尿管护理：留置导尿患者按留置导尿患者护理常规进行护理，定时夹闭尿管，待患者有尿意时再打开以训练膀胱反射功能，促进患者排尿功能恢复，待排尿功能恢复后方能拔出尿管。

5）饮食的护理：患者清醒可尽早给予流质饮食，未见呕吐及不适者可逐渐过渡至普食；昏迷患者尽早放置胃管，鼻饲患者按鼻饲患者护理常规进行护理。鼻饲饮食可由营养科根据患者所需热量进行配制，以保证患者营养摄入。

6）体位及枕部的固定：枕大池成形术行颅后窝减压甚至咬除 C_1～C_3 颈椎椎板易导致脊柱稳定性下降，要保持颈部制动，予以佩戴合适的颈托，防止因头颈部扭曲导致脊椎脱位压迫脊髓，引起脊髓功能障碍，颈部的稳定性是术后恢复的关键，向患者与家属说明颈部制动的重要性，术后平卧，头部应垫软枕，枕头的高度以患者的一拳宽为宜，枕头过高可导致患者颈部前曲，枕头过低导致患者颈部向后过伸，侧卧位时枕与患者肩宽同高，使颈部与躯干保持呈直线，并在侧卧位时在肩背部与腰部垫以支撑物，头、颈、脊柱的轴线应始终保持一致。护士在巡视病房的过程中应注意患者的体位是否正确。卧位时保持肢体功能位，防止关节畸形。若有吞咽功能障碍应取侧卧位，以免误吸。

7）康复训练：肌力减退者给予肢体被动锻炼，防止肌肉萎缩。术后给予肌肉按摩，活动上下肢及手指关节。清醒后即可进行上下肢轻微屈伸，以后逐渐让患者进行上下肢屈伸、内旋、外展等关节活动范围内的功能练习。如发现感觉缺失、肌力下降系神经功能障碍表现，应立即报告医师，病情允许者进行行走训练，戴好颈托，鼓励患者活动。

六、健康教育

1. 注意休息，避免劳累和不良情绪。

2. 注意预防感冒、感染及胃肠炎的发生，避免其诱发病情加重、病程延长及预后不良。

3. 保持消化功能正常，多进食高蛋白、高能量及富含维生素、磷脂和微量元素的饮食。

4. 适当进行日常运动锻炼，劳逸结合，避免过度功能锻炼。

5. 出院后 3 个月、6 个月、1 年复查 1 次。出现不适立即随诊。

第五节　脊髓血管病

脊髓血管病(vascular disorders of the spinal cord)是一组因供应脊髓的动、静脉血液循环障碍,导致脊髓运动、感觉和括约肌功能障碍的疾病。由于脊髓的结构特点,关键结构致密,微小病变常导致严重后果,虽然远较脑血管病少见,但一旦发生常有严重后果,临床上可表现为脊髓缺血和脊髓出血病变,脊髓血管畸形可表现为出血或缺血。

一、病因

心血管疾病或手术引起的严重低血压,以及脊髓动脉粥样硬化、动脉炎、肿瘤、蛛网膜粘连等;脊髓血管畸形和动脉瘤的破裂;自发性出血;外伤等。

二、临床表现

1. 缺血性脊髓血管病

(1)脊髓短暂性缺血发作:以肢体远端无力和间歇性跛行为特点。因血液供应不足导致短暂性脊髓缺血,在行走之后下肢无力更加明显,大多在数小时内完全恢复,易反复发作,部位相对固定。反复发作后可导致腱反射亢进和病理反射阳性,随后症状可缓解,体征可消失或长期存在。反复发生脊髓缺血可导致永久性损害。

(2)脊髓动脉血栓形成:动脉硬化导致脊髓动脉血栓形成是主要原因,其他原因如梅毒性血管炎、结核性血管炎、脊髓血管畸形等也可致病。缺血性脊髓血管病表现为脊髓前动脉综合征和脊髓后动脉综合征。

1)脊髓前动脉综合征:双侧椎动脉分支汇合成一条脊髓前动脉,该动脉血栓形成的首发症状为肩颈部突发的剧烈神经根痛,烧灼样或刀割样,多为一过性,也可起源于双足,很快向小腿、大腿和下腹部扩展。瘫痪在数小时或数天内达到高峰,病变平面以下肢上运动神经元瘫痪,呈感觉障碍分离性,痛觉、温度觉缺失而位置觉、振动觉存在(脊髓后索未受累及),早期可有脊髓休克和自主神经功能障碍。脊髓缺血在不同节段表现不一。

2)脊髓后动脉综合征:脊髓后动脉成对纵行,侧支循环良好,不易产生血管闭塞。脊髓后动脉供应脊髓后1/3区域,病变主要影响后索,表现为神经根痛、感觉性共济失调、深感觉障碍和腱反射消失,运动障碍和自主神经功能障碍。

3)中央动脉综合征:脊髓前动脉和脊髓后动脉分水岭区缺血可引起,颈髓受累者常见于合并颈椎病的老年患者,病变相应节段水平下运动神经元瘫痪,多无感觉障碍和锥体束损害。

2. 出血性脊髓血管病　包括硬脊膜外出血、硬脊膜下出血、髓内出血和脊髓蛛网膜下腔出血。前两者主要表现为脊髓受压的症状,患者出现截瘫及感觉障碍,症状迅速加重且范围进行性扩大。髓内出血的特点为急性剧烈背痛,数分钟或数小时后迅速出现损害水平以下运动障碍、感觉障碍及括约肌功能障碍。脊髓蛛网膜下腔出血表现为急骤的颈背痛、脑膜刺激征和截瘫。

3. 脊髓血管畸形　大多为动、静脉畸形,分为 4 种类型:硬脊膜动静脉瘘、髓内动静脉畸形、青年型动静脉畸形和髓周动静脉瘘。病变多见于胸、腰段。缓慢起病者多见,亦可为间歇性病程,有缓解期。部分患者以运动障碍为主,兼有上、下运动神经元受累的体征。突然发病者为畸形血管破裂所致,多以急性疼痛为首发症状,出现脑膜刺激征、不同程度的截瘫、根性或传导束性感觉障碍,括约肌功能障碍早期为大小便困难,晚期失禁,少数患者以脊髓蛛网膜下腔出血为首发症状。

三、辅助检查

1. 一般临床检查　血常规检测、脑脊液检查等。
2. 影像学检查　脊髓 CT、脊髓 MRI、脊髓血管造影等。

四、治疗

1. 药物治疗　应用甘露醇等减轻脊髓水肿。维持血压,低血压者应纠正血压,应用血管扩张药及促进神经功能恢复的药物。对症处理和支持治疗、加强护理、避免压疮和尿路感染是必要的。脊髓出血急性期应绝对卧床休息,疼痛时给予镇静、镇痛药。

2. 手术治疗　硬膜外血肿或硬膜下血肿,应紧急手术清除血肿,解除对脊髓的压迫,手术越早,效果越好。畸形血管可以采用显微手术切除。由于血管介入科学的发展,栓塞简单易行,且可以在造影诊断的同时进行,可作为首选方法。栓塞的异常动脉不能是脊髓的供血动脉,同时要求闭塞恰好在瘘口处和静脉起始端,以防止再通的发生。

五、护理

(一)护理评估

1. 评估患者活动状况,肢体感觉、运动障碍的程度。
2. 评估患者的一般情况、营养状况和对手术的耐受力。
3. 观察患者意识、瞳孔、生命体征变化。
4. 了解患者对疾病的认识及心理状况。

(二)主要护理问题及措施

1. 护理问题

(1)躯体活动障碍:与脊髓病变有关。

(2)感知觉改变:与脊髓病变感觉障碍有关。

(3)排泄异常:与自主神经功能障碍有关。

(4)焦虑:与对疾病治疗缺乏信心、担心预后有关。

(5)潜在并发症:压疮、尿路感染。

2. 护理措施

(1)术前护理

1)病情观察:每小时监测脉搏、体温、血压、瞳孔和呼吸,并详细记录。同时严密观察患者四肢肌力、肌张力、感觉平面与大小便功能变化。

2)个体化护理:脊髓血管疾病患者入院时均有不同程度的感觉障碍、肢体无力和排尿、排便异常,有多种护理问题,应加强安全防范措施,避免发生跌倒、烫伤、坠床等意外。长期卧床的患者加强皮肤护理,防止压疮发生;尿潴留患者给予导尿,严格无菌操作,预防泌尿系感染。

3)术前准备:协助完成术前各项检查,备血、备皮,抗生素皮试,术前 8 h 禁食、禁水,术前睡眠差者采用心理安慰及心理疏导,给予温水泡脚等方法促进睡眠,心理紧张者遵医嘱给予口服或肌内注射镇静药,保证患者睡眠。术晨监测生命体征,如有异常如发热、血压升高或女性患者出现月经来潮,及时与医师联系酌情延期手术。昏迷患者或行气管切开的患者应吸净呼吸道分泌物。有尿失禁或尿潴留排尿效果不佳者给予导尿,有呼吸道感染的患者给予敏感抗生素治疗、雾化吸入等,待感染控制后再行手术。

(2)术后护理

1)股动脉穿刺及体位护理:患者术后应卧床,术侧肢体伸髋制动 24 h,避免关节屈曲,防止过度活动造成大出血。股动脉穿刺部位血肿易发生于术后 6 h 内,因此动脉导管鞘拔除后穿刺点应按压 30 min 后再给予弹性绷带加压包扎、沙袋压迫穿刺点 6 h。严密观察穿刺部位有无渗血或血肿、穿刺肢体皮表温度、足背动脉搏动、皮肤颜色、下肢有无疼痛或感觉异常、是否形成水肿等,发现问题应及时报告医师处理。

2)特殊用药护理:对脊髓静脉高压综合征患者,术后应遵医嘱给予抗凝(应用法华林 0.2 mg/d 口服,首次剂量加倍)与抗血小板(拜阿司匹林 100 mg/d)治疗。因此类患者由于长期脊髓表面正常引流静脉,在直接接收经瘘口漏入的血流后导致脊髓表面正常引流静脉压力增高,且静脉扩张、纡曲、静脉动脉化,在瘘口突然栓塞或灼闭后使静脉压力突然下降,且由于静脉已形成纡曲扩张,易致脊髓表现正常引流静脉血栓形成而继续影响脊髓实质静脉回流,致脊髓实质水肿、淤血、凝血等,从而影响脊髓功能恢复,因此需抗凝、抗血小板治疗持续 7~14 d。最常用的抗凝药物为华法林钠片,应用过程中应注意监测血小板活化功能、血栓弹力图及出凝血时间。

3)下肢动脉与深静脉血栓:注意观察足背动脉搏动、下肢有无疼痛肿胀及肤色、肤温情况,注意左右对比动态观察。弹力袜最常用于预防深静脉血栓。对于高危患者,可采用早期穿弹力袜、早期下肢康复治疗、使用间歇充气压力泵等措施预防下肢血栓。如血栓形成,应抬高患肢,禁止按摩,避免患肢输液,根据医嘱进行治疗,必要时放置腔静脉滤网防止血栓脱落致急性肺栓塞。

4)腹胀护理:术后易引起迟缓性肠胃麻痹、胃肠功能紊乱,导致患者腹胀严重,必要时给予增强胃肠蠕动药物,保持排便通畅。指导患者按摩腹部以促进肠蠕动,必要时口服缓泻药,使用肛管排气。加强饮食指导,进食易消化、营养丰富的食物,少吃多餐,忌坚硬、刺激、易胀气的食物,忌烟酒。

5)肢体功能障碍护理:使患者的双下肢关节经常保持功能位,防止关节变形而失去正常功能,每日给予肌肉按摩,每 2 小时 1 次,每次 20 min,以小腿、大腿及上臂的肌肉为主,以促进血液循环,防止肌肉萎缩。而后患肢经常进行被动的反复运动训练,以避免肢体挛缩,随着病情稳定及肌力的增加,协助患者做主动运动。通常患者肢体运动障碍与感觉障碍同时存在,所以我们除加强肢体功能训练外还需加强皮肤护理以预防压疮。我们应保持床单位平整、干燥、无碎屑及皮肤清洁,保持病室温度适宜。使用正确有效的解压辅助工具,如海绵衬垫、气垫床及身体受压部位专用垫或减压贴等,每 2 小时翻身 1 次,翻身时严禁拖、拉、拽等。

6)膀胱功能护理:脊髓血管疾病易导致膀胱及括约肌出现功能性的障碍,导致尿潴留和尿路感染,严重者甚至造成患者死亡。对患者施行膀胱功能康复训练可以帮助患者建立脊髓性膀胱自主排尿功能,提高患者生活质量,降低死亡率。因此,对脊髓血管疾病患者来说,加强膀胱功能康复训练对患者生活质量的意义重大。膀胱功能的康复护理一般包括留置导尿管、间歇性导尿及手法挤压式排尿,目前手法挤压排尿最为实用,在膀胱充盈,膀胱的底部到达脐上方两横指距离时,即可通过手法按摩进行排尿,由操作者使用单手于患者的下腹部由外向内进行按摩,需均匀用力,先轻后重,等到膀胱收缩为球状时,将膀胱底部单手托住,并向前下方对膀胱进行挤压以排尿。排尿结束后,由操作者把左手置于右手背部进行加压排尿,尿液再次外流后,松手并再次加压,务必将尿液排尽。针对尿失禁的患者,需稍加大用力,加压方向指向会阴部。

7)康复训练:介入手术后,患者的下肢感觉、运动功能逐渐恢复,适当进行功能锻炼可有助于功能恢复,鼓励患者进行膝关节、踝关节的活动和肢体肌肉等长收缩,促进血液循环,保持关节和肌力的正常活动度。早期注意良肢位的摆放,以对抗痉挛,防止关节脱位、挛缩,逐步进行关节被动运动、主动运动、床上锻炼、离床锻炼及生活自理能力训练等。康复期内患者卧床时应保持良好的功能位置,防止畸形和关节挛缩。定时变换患者体位,防止形成压疮。

六、健康教育

1. 注意休息,避免劳累和不良情绪。

2. 加强营养,进食高维生素、高蛋白、高热量的食物,多吃新鲜蔬菜和水果以促进肠蠕动。

3. 适当进行日常运动锻炼,劳逸结合,避免过度功能锻炼。

4. 出院后 3 个月、6 个月、1 年复查 1 次。出现不适立即随诊。

第六节　运动神经元疾病

运动神经元疾病(motor neuron disease)是指选择侵犯脊髓前角细胞和下位脑干运动神经核以及大脑运动皮质锥体细胞的一组进行性变性疾病。好发于 30 岁以上,男性多见。本病是一种慢性致残性神经变性病,预后较差,发病后生存期短者数月,长者 10 余年,一般 3～5 年,常死于肺部感染及呼吸肌麻痹。

一、病因

病因尚不明确,可能与遗传、免疫、中毒、慢性病毒感染及恶性肿瘤有关。

二、临床表现

1. **肌萎缩侧索硬化** 通常的发病症状是肌肉无力、肌肉痉挛、肌束颤动及萎缩，最初先有一侧手部无力，肌肉萎缩，手指僵硬变形，渐波及前臂、上臂、肩部及对侧。在女性病例中，肩胛带肌肉的早期萎缩可能被丰富的皮下脂肪组织所掩盖，临床检查时只能发现肌无力而看不到明显的肌萎缩，通常两肩低垂很显著，并丧失正常的轮廓。若呼吸肌受累，可出现气急。在另一些病例中，双下肢强直性无力为首发症状，双下肢沉重而易疲乏，且肌肉挛缩十分显著，这种症状可出现在上肢尚未发生萎缩与无力之前数月。在少数病例中，可以缓慢进展的强直性轻偏瘫作为发病症状。括约肌障碍少见且出现得较晚。一般无客观的感染障碍，主观的感觉障碍如麻木与发凉感常见。随着时间的延长，无力症状扩展到躯干及颈部，最后累及面部及延髓支配的肌肉。即使病程很长，病情很重，患者的神志始终保持清醒。仅少数病例可出现精神症状、痴呆。此外，本病的一个重要征象是早期出现持久的腱反射亢进，包括下颌反射在内。上肢肌张力不高或减弱，腱反射增高，可有病理反射。下肢肌张力增高，腱反射亢进，病理反射阳性。延髓麻痹通常发生在本病的晚期，有时也成为疾病的首发症状，可见发音含糊、声嘶、返呛、吞咽困难、咳嗽无力、舌肌萎缩与震颤、舌动不灵、下颌反射亢进、流涎及强哭、强笑等。

2. **进行性脊髓肌萎缩** 多在 30 岁左右起病，起病隐袭，大多数病例均先侵犯脊髓颈膨大的前角细胞，患者出现一侧或两侧手肌无力，大鱼际肌、小鱼际肌、骨间肌及蚓状肌萎缩。肌萎缩可向上蔓延至前臂、上臂及肩胛带肌。可有明显的肌束颤动。腱反射减弱或消失。此型病程进展慢。

3. **原发性侧索硬化** 病变主要侵犯双侧锥体束。出现四肢运动障碍，以双下肢更为明显，呈痉挛性瘫痪，表现为双下肢肌力减退，肌张力增加，腱反射亢进，出现病理反射，晚期可有尿失禁。如病变主要影响皮质延髓束则可引起吞咽困难及声嘶，称为假性延髓麻痹(假性球麻痹)，与延髓麻痹的主要区别是没有舌肌萎缩及肌纤维震颤。咽反射存在，下颌反射亢进，并有强哭、强笑等现象。

4. **进行性延髓麻痹** 多中年后发病，患者表现为言语障碍及咀嚼、吞咽困难，说话带鼻音，声嘶，严重者言语十分困难，后者表现进水、进食费力，呛咳，以致不能进食。此型较其他几型病程短且严重。检查可见舌肌活动障碍，呈地图样萎缩(舌面高低不平、有沟纹)和肌纤维震颤。软腭、声带瘫痪，咽反射迟钝或消失。有时见咀嚼肌及面肌瘫痪、萎缩。

三、辅助检查

1. **一般临床检查** 血常规检测、脑脊液检查、神经电生理检查、肌肉活检等。
2. **影像学检查** 头颈 MRI 等。

四、治疗

本病是一种慢性致残性神经变性病，目前尚无有效治疗方法，以支持治疗及对症治疗为主，保证足够营养，改善全身状况。呼吸困难时可吸氧、气管插管或气管切开；吞咽困难时可经胃管鼻饲;肌肉痉挛者可给予地西泮、巴氯芬、氯唑沙宗治疗,也可用针灸、按摩、物理治疗及被动运动等改善肢体状况,防止关节僵硬和肢体挛缩等;应用神经营养因子治疗本病尚在临床研究之中。

五、护理

(一)护理评估

1. 健康史

(1)了解有无家族发病史:询问患者其家属及亲戚中是否有人患此病。

(2)了解发病过程:是否为中年以后隐袭起病,并呈进行性加重趋势。

2. 身体状况　评估神经功能受损情况。根据查体评估患者的肌力及营养状况,评估感觉功能,询问患者的自我感觉,检测是否有异常变化。

3. 心理-社会状况　因本病缺乏有效的治疗和病程进行性恶化,应评估患者是否有恐死、绝望感,对疾病的恢复表现出失望等情绪。

(二)主要护理问题及措施

1. 护理问题

(1)躯体活动障碍:与运动神经元病变有关。

(2)有失用综合征的危险:与运动障碍、肌萎缩有关。

(3)自我形象紊乱:与躯体运动障碍或肢体萎缩变形有关。

(4)焦虑:与对疾病治疗缺乏信心、担心预后有关。

(5)潜在并发症:肺部感染、压疮、尿路感染等。

2. 护理措施

(1)一般护理:早期或轻症患者适当运动或锻炼,鼓励患者做力所能及的工作,注意劳逸结合;重症患者应卧床休息,并根据病情采取适当的卧位,如有呼吸困难时应抬高床头,有肢体瘫痪时应保持肢体于功能位置;同时还应密切观察病情的进展,重症患者仔细观察呼吸、血压,比较肌无力有无加重,如患者出现构音不清、饮水呛咳、吞咽困难、咀嚼无力等,应立即报告医师,并备好抢救器械及药物,如负压吸引器、开口器、气管切开包、呼吸机、心电监护仪等,随时做好抢救准备。

(2)饮食护理:给予高营养、易消化的食物,保证机体足够的营养,多食瘦肉、豆制品、鱼虾、新鲜蔬菜和水果。

(3)症状护理:①对手指不灵活的患者,应协助做好生活护理,对双上肢活动困难的患者应喂食,帮助患者进行主动和被动的肢体功能训练,手的精细动作训练如对指、小指对掌、拇指对掌等,加强各指关节活动,辅以肌肉按摩,每日数次,防止关节僵硬和肢体挛缩;②对有吞咽困难的患者,应予以鼻饲,并按鼻饲要求予以护理。

(4)用药护理:应观察药物的疗效和不良反应。如地西泮可有嗜睡、头晕、乏力等不良反应,静脉注射地西泮可引起呼吸抑制,应缓慢注射,并观察呼吸情况,而大剂量长期服用地西泮可产生耐受性、依赖性和成瘾性。

(5)心理护理:由于本病缺乏有效的治疗和病程进行性恶化,患者常有恐死、绝望感,对疾病的恢复表现出失望等情绪,护士应根据患者不同的心理,给予心理疏导,体贴关心患者,取得患者的信任,帮助患者积极配合治疗和功能锻炼,鼓励患者做力所能及的事情,获得与疾病抗争的信心。

六、健康教育

1. 保持乐观的生活态度,心情愉快,积极参与力所能及的公益活动。

2. 合理饮食,保证营养,多食瘦肉、豆制品、鱼虾、新鲜蔬菜和水果。

3. 加强肢体功能锻炼,注意循序渐进,不能操之过急。

4. 告知家属,患者做锻炼时应有人陪伴,辅以拐杖等以防跌倒,地面防滑、防湿,穿防滑鞋以免发生意外。

5. 按时服药,并在医嘱下减量或停药,注意药物不良反应。

参 考 文 献

[1] 郭艳芹,郭晓玲.神经病学.北京:中国医药科技出版社,2016.

[2] 魏秀红,张彩虹.内科护理学.北京:中国医药科技出版社,2016.

[3] 王辉.急性脊髓炎患者的临床护理分析.饮食保健,2018,5(3):174-175.

[4] 李杨,梁晓坤.内外科护理学.北京:中国协和医科大学出版社,2012.

[5] 王丽.临床基本技能学.哈尔滨:东北林业大学出版社,2005.

[6] 李秀荣.脊髓压迫症患者的护理.世界最新医学信息文摘(电子版),2013,1:337-339.

[7] 徐启武.脊髓脊柱外科学.上海:上海科学技术出版社,2009.

[8] 王正国.脊柱脊髓损伤.中华创伤杂志,2019,35(1):1.

[9] 梁桂仙,宫叶琴.外科护理学.北京:中国医药科技出版社,2016.

[10] 肖榕晋.浅谈脊髓损伤患者发康复护理措施.饮食保健,2019,6(26):217.

[11] 韦鹏翔.中国中西医实用神经外科学.北京:中国医药科技出版社,2015.

[12] 吕传真.神经病学.3版.上海:上海科学技术出版社,2015.

[13] 钟善全,叶军.神经病学.北京:中国医药科技出版社,2014.

[14] 李震中,董梅,吴冰洁等.实用现代医学(下册).北京:知识产权出版社,2013.

[15] 王忠诚.王忠诚神经外科学.2版.武汉:湖北科学技术出版社,2015.

[16] 张家玲.神经电生理检查在运动神经元病中的应用及可行性研究[J].中外医疗,2018,37(2):51-52,57.

[17] 杨洋.运动神经元病的临床治疗进展.医疗装备,2019,32(4):203-204.

[18] 丁淑贞,丁全峰.神经内科临床护理.北京:中国协和医科大学出版社,2016.

第12章

中枢神经系统肿瘤患者的护理

第一节 脑 膜 瘤

脑膜瘤主要是因为颅内蛛网膜细胞或蛛网膜颗粒的组织病变导致形态的改变,称为脑膜瘤。脑膜瘤发病率占颅内肿瘤的19.2%,居第2位,男、女比例约为1:2。发病高峰年龄在45岁,儿童少见。脑膜瘤通常为生长缓慢、边界清楚的良性病变,有颅内脑膜瘤和异位脑膜瘤之分。好发部位有头皮、颅骨、眼眶、鼻窦、腮腺、颈部、三叉神经半月节、硬脑膜外层等。这里主要讨论颅内脑膜瘤。

一、病因

脑膜瘤的病因迄今不完全清楚。由于蛛网膜细胞的分裂率很低,因此,脑膜瘤的发生须有外因,如病毒感染、放射照射、外伤、遗传因素或内源性因素,如激素、生长因子等。

二、临床表现

临床表现可归纳为颅内压增高症状与局灶症状两大类,两者可先后或同时出现,或仅有其一。

1. 颅内压增高症状

(1)头痛:开始以阵发性头痛渐进性加重,后期为持续性头痛阵发性加重。

(2)呕吐:常呈喷射性,多在头痛剧烈时出现。严重者不能进食,食后即吐。儿童患者呕吐较成人常见。

(3)视盘水肿:是颅高压的重要客观体征。视盘水肿早期没有视觉障碍,视野检查仅可见生理盲点扩大。当视盘水肿持续存在数周或数月以上,视盘逐渐变得苍白,视力开始减退,视野向心性缩小,这是视神经继发萎缩的表现。这时即使手术解除了颅高压,视力仍可能进行性减退,甚至发展到失明。

(4)其他:颅内压增高除以上三征外,尚可引起复视、智力减退、情绪淡漠、大小便失禁、意识障碍及库欣反应。

2. 局灶症状

(1)嗅沟脑膜瘤和前颅底脑膜瘤:肿瘤早期常无症状,一旦出现下列表现,肿瘤多长得非常大。

1)精神症状:缓慢进展的额叶精神症状。

2)慢性高颅内压征:头痛、恶心和呕吐等。

3)失嗅:可单侧或双侧,具有诊断意义。

4)视力障碍:一侧视神经乳头原发性萎缩,对侧视盘水肿。

(2)鞍结节脑膜瘤:依其发展可分为4个时期。

1)初期和症状前期:由于瘤体小,无症状表现。

2)当肿瘤体积增大压迫视神经和视交叉时可有视力减退、视野缺损等。

3)肿瘤继续增大压迫其他结构时,可出现尿崩、嗜睡、眼肌麻痹、沟回发作、不全瘫痪、脑积水和颅内压增高等。

4)最后视觉通路受压严重,视力完全丧失,颅内压增高明显,甚至引起脑干症状。

(3)蝶骨嵴脑膜瘤:蝶骨嵴分为外侧部、中部和内侧部。

①内侧型蝶骨嵴脑膜瘤:早期症状明显,可出现脑神经受压表现,如视力下降等。

②中部蝶骨嵴肿瘤:引起的局灶症状较少,颅内压增高症状较常见。

③外侧型蝶骨嵴脑膜瘤:症状出现较晚,早期仅有头痛而缺乏定位体征。一部分患者可以表现为颞叶癫痫发作,如肿瘤侵犯颞骨可出现颧颞部骨质隆起。

(4)颅中窝脑膜瘤和鞍旁脑膜瘤:按肿瘤与脑膜的附着部位分为4种。

1)鞍旁脑膜瘤:与中部蝶骨嵴脑膜瘤的症状相似。

2)眶上裂脑膜瘤:与内侧型蝶骨嵴脑膜瘤的症状相似。

3)岩尖脑膜瘤:起病时常有患侧三叉神经分布区的感觉异常,疼痛或感觉减退。随着病情的发展,出现三叉神经运动功能减退,随后可有嚼肌群萎缩。

4)颅中窝外侧脑膜瘤:较少有局灶症状。

(5)矢状窦旁和大脑镰脑膜瘤:按肿瘤与矢状窦或大脑镰附着部位分为前、中、后3种。

1)前组:最常见的症状是头痛和精神状态改变。

2)中组:最常见的症状为癫痫和进展性单侧肢体偏瘫。

3)后组:最常见症状为头痛、视觉症状、局灶性癫痫或精神状态改变。

(6)大脑凸面脑膜瘤:大脑凸面脑膜瘤的症状并不典型,从精神症状到运动障碍、感觉障碍、视野缺损均可出现。癫痫的发生率较高并常为首发症状。头痛、呕吐等颅内压增高症状见于绝大多数患者,相当多的患者视盘水肿后继发萎缩导致视力减退。

(7)桥小脑角脑膜瘤:肿瘤和小脑、脑干以及脑神经的关系与听神经瘤相似,可出现患侧听力障碍,有周围性面神经瘫痪、面部感觉障碍、吞咽发音困难、共济失调、对侧锥体束征等桥小脑综合征。

(8)斜坡脑膜瘤:以脑神经障碍为主,三叉神经和听神经最常受累。颅内压增高症状、眼球震颤和共济失调都很常见。

三、辅助检查

1. 一般临床检查　血常规、尿常规、粪便常规、肝功能、肾功能、出凝血时间、心电图等。

2. 影像学检查　头部 X 线片、CT、MRI、DSA 等。

四、治疗

1. 外科手术　为本病首选方法。能做到全切除者应争取做根治性手术，以减少复发。

2. 立体定向放射外科　包括伽马刀、X 刀和粒子刀。适用于术后肿瘤残留或复发、颅底和海绵窦内肿瘤。以肿瘤最大直径＜3 cm 为宜。优点是安全、无手术风险，但是长期疗效还有待观察。

3. 栓塞疗法　包括物理性栓塞和化学性栓塞 2 种，前者阻塞肿瘤供血动脉和促使血栓形成，后者则作用于血管壁内皮细胞，诱发血栓形成，从而达到减少脑膜瘤血供的目的。两法均作为术前的辅助疗法，且只限于颈外动脉供血为主的脑膜瘤。根治性手术一般在栓塞 1 周后进行。

4. 放射治疗　可作为血供丰富脑膜瘤术前的辅助治疗。

5. 药物治疗　用于复发、不能手术的脑膜瘤。

五、护理

(一)护理评估

1. 术前评估

(1)了解患者的一般资料、现病史、既往史、用药史等。

(2)评估患者的生命体征、意识状态、瞳孔、肌力及肌张力、感觉功能、深浅反射及病理反射等。

(3)评估患者是否有颅内压增高、有无神经系统功能障碍。

(4)了解患者营养状况及重要脏器功能。

(5)了解脑血管造影、CT、MRI 等检查的结果。

(6)评估患者及家属对手术治疗有无思想准备，对疾病的认识及手术治疗的方法、目的和预后有无充分了解。

(7)了解患者及家属的心理状况，有无焦虑、恐惧不安等情绪。

2. 术后评估

(1)评估手术方式、麻醉方式及术中情况。

(2)评估患者生命体征如体温、脉搏、血压、意识状态、瞳孔等有无异常，术后肢体肌力、感知觉恢复情况。

(3)了解切口部位情况，敷料有无渗血、渗液，切口有无疼痛，患者是否有恶心、呕吐等术后不适。

(4)了解引流管放置的位置、目的及引流情况。

(5)观察患者有无并发症的迹象。

(二)主要护理问题及措施

1. 护理问题

(1)自理能力缺陷：与肿瘤压迫导致肢体瘫痪及开颅手术有关。

(2)知识缺乏：与缺乏疾病相关知识有关。

(3)潜在并发症：颅内出血、颅内压增高、颅内积液、假性囊肿、脑脊液漏等。

2.护理措施

(1)一般护理措施

1)让患者处于安静的环境中，绝对卧床休息，尽量减少活动。保持病房安静，限制探视，避免各种导致患者情绪激动的因素，保证患者足够的睡眠。

2)解释患者头痛的原因，遵医嘱积极给予脱水、降颅内压治疗。

3)保持大便通畅，避免过度用力。避免患者便秘，可应用开塞露或甘油灌肠剂灌肠。习惯性便秘者给予导泻药。

4)指导患者合理饮食，给予高热量、高蛋白、易消化、富含纤维的食物。

5)对各种神经功能障碍的患者进行专项护理：①对失语患者选择有效沟通方法，如手势法、实物图片法、文字书写法，给予患者和家属心理支持；②视听觉障碍、面瘫、偏瘫的患者，加强生活护理，预防意外损伤；③以癫痫为首发症状者，应安放床档，应用抗癫痫药物，备好压舌板、吸氧装置等急救用物。

6)脑膜瘤患者都表现出轻重不等的临床症状，患者心理压力大，盼望早日得到治疗的心情迫切，但对脑膜瘤外科手术方法不了解。基于这种情况，护士应耐心细致地介绍治疗方法的优点、目的，术中和术后配合的方法和重要性，联合家属给予患者心理疏导，以减轻或消除患者紧张、焦虑及恐惧的心理反应，树立战胜疾病的信心。

(2)外科手术护理

1)术前护理：①按一般术前护理常规。②根据医嘱在术前协助患者做好备皮、备血、皮试准备，在患者左上肢留置安全型静脉留置针，建立静脉通道。③术前一晚禁食、禁水，术前禁食10～12 h，禁饮4～6 h，以免术中发生误吸等。④对由于术前过度紧张而影响睡眠的患者，可遵医嘱给予患者助眠药物，帮助患者安稳入睡。⑤术日晨留置尿管。

2)术中护理：①护士与医师、麻醉师共同核对患者后，协助麻醉师全身麻醉，以手术方案为依据与麻醉师和医师安置好患者的体位，充分显露手术视野并保证患者舒适、安全。抬高患者头部5°～15°，稳定三钉颅骨固定头架，将术者手托固定好，在患者腋下、髋部、膝部及足踝部选择合适厚度的海绵垫垫入，以防止由于长时间受压而导致压疮的发生。双眼用金霉素眼膏涂布并用眼贴膜覆盖，用棉球堵塞外耳道。为防止术后发生感染，遵医嘱实施切皮前30 min给患者静脉应用抗生素。②术中密切观察患者的心律、血压、呼吸等生命体征的变化，保持平衡血容量，必要时静脉输入红细胞、血浆、胶体液及乳酸林格液，准确使用甘露醇，降低颅内压。观察患者尿量及皮肤颜色变化。③保证手术台上所有用具及药物的供应，密切观察各项设备，保证运行正常。④器械配合要点：了解患者病情，掌握肿瘤生长部位、大小、形态及相关的解剖知识，根据手术方案准备相应器械；配合医师手术，及时、准确传递手术器械；协助医师安装各个仪器设备(如蛇形拉钩、手术显微镜)并保持所有医疗器械及器械台的清洁、卫生，严密观察手术视野，及时用生理盐水冲洗手术视野；保存好术中所切的标本。

3)术后护理：①基础护理。床铺应保持平整、清洁、干燥；每2 h给患者翻身1次，如行动不便进行床上擦浴,用温水擦洗身体;加强口腔护理,预防口腔感染;保持会阴部清洁,加强泌尿系统感染预防护理。②体位。搬动患者时或为其翻身时,应有人扶持头部,使头颈部成一条直线,防止头颈部过度扭曲或震动。全身麻醉未醒者取去枕平卧位,头偏向一侧;清醒后取头高位,抬高头部 15°～30°,有利于患者的颅内静脉回流,降低颅内压和减轻脑水肿;幕上开颅术后患者应健侧卧位,避免切口受压;幕下开颅术后早期宜去枕侧卧位或侧俯卧位;体积较大的肿瘤切除后,因颅腔留有较大空隙,24～48 h 手术区应保持高位,以免突然翻动时脑和脑干移位,引起大脑上静脉撕裂、硬膜下出血或脑干功能衰竭。③饮食。全身麻醉患者清醒后可进少量水,如无呛咳,禁食 6 h 后可进流质饮食,以后从半流食逐渐过渡到普食。饮食以高蛋白、高热量、高纤维素、易消化为宜。吞咽困难、饮水呛咳者,应严格禁食、禁饮,采用鼻饲供给营养,待吞咽功能恢复后逐渐练习进食。④伤口护理及引流管护理。保持伤口敷料清洁、干燥,观察有无渗血、渗液等情况;头枕无菌小巾,每日更换。根据病情调节引流袋放置的高度,保持引流管通畅,妥善固定,勿打折、扭曲;观察引流液的性质、量和颜色,若引流速度过快、量过多或颜色鲜红,应及时通知医师;拔出引流管后发现脑脊液漏时应立即通知医师并配合处理。⑤康复期护理。肢体偏瘫患者可采用运动或理疗的措施促进患者早日生活自理,指导患者用健康的肢体给瘫痪肢体按摩,以促进肢体的血液循环,防止肌肉萎缩,并保持肢体于功能位置,防止足下垂,可以定做防足下垂工具,并配合针灸等治疗,提高患者生活质量。

(3)并发症的预防和护理

1)中枢性高热:给予持续体温监测,如果体温升高,遵医嘱给予适当的降温措施。

2)应激性溃疡:观察患者是否有上腹部不适、呕吐、呃逆、咖啡色胃内容物及黑粪;如有出血,患者应禁食,并留置胃管行胃肠减压。同时,全身或局部应用止血药物,如经胃管注入冰盐水加止血药,必要时遵医嘱输血,防止贫血、失血性休克的发生。

3)颅内出血:是脑膜瘤患者手术治疗后最常见、最严重的并发症,一旦处理不及时可导致脑疝的发生,危及患者生命安全。故而术后护理过程中,应密切观察患者生命体征、各项临床指标和意识状态的变化情况。如患者出现瞳孔异常、头痛、呕吐等情况应警惕其颅内压升高。一旦发现患者出现异常情况,应及时联系医师进行处理。

4)颅内压增高及脑水肿:主要原因是周围脑组织损伤、肿瘤切除后局部血流改变,术中牵拉所致脑水肿。脑水肿常发生于术后 3 d 左右。术后密切观察生命体征、意识、瞳孔、肢体功能和颅内压的变化,遵医嘱给予甘露醇和地塞米松等,以降低颅内压,改善脑水肿,保护脑组织。同时,保持大便通畅,防止用力排便,必要时给予通便药物。

5)电解质紊乱:脑膜瘤患者由于在术后一定时间内无法正常进食,且需长时间应用脱水药等药物,导致其存在酸碱平衡失调和水、电解质紊乱等情况。护理上,术后应及时对患者进行血气分析和电解质复查,确定患者是否存在酸碱平衡失调、水和电解质紊乱的情况,并根据患者实际情况调整输液计划,以便于及时纠正电解质紊乱。

6)颅内积液或假性囊肿:在残留的创腔内放置引流管,以引流手术残腔内的血性液体和气体,使残腔逐步闭合,减少局部积液或形成假性囊肿。护理时应注意妥善放置引流瓶。术后早期,创腔引流瓶置于头旁枕上或枕边,高度与同步创腔保持一致,以保证创腔内一定的液体压力,避免脑组织移位。术后 48 h 内,不可随意放低引流瓶,以免创腔内液体被引出致脑组织迅速移位,撕破大脑上静脉,引起颅内血肿。48 h 后,可将引流瓶略放低,以较快引流出创腔内的液体,使脑组织膨出,减少局部残腔。引流管放置 3～4 d,待血性脑脊液转清即可拔除引流管,以免形成脑脊液漏。

六、健康教育

1. 休息与活动:患者适当休息,坚持锻炼(如散步打太极拳等),劳逸结合。

2. 心理指导:鼓励患者保持积极、乐观的心态,尽早独立生活。

3. 合理饮食:进食高蛋白、富含纤维素和维生素、低脂肪、低胆固醇饮食,少食动物脂肪、腌制品;限制烟酒、浓茶、咖啡、辛辣等刺激性食物。

4. 神经功能缺损或肢体活动障碍者进行辅助治疗(高压氧、针灸、理疗、按摩等),加强肢体功能锻炼,在患者进行辅助治疗时,应有家属看护,避免意外发生。

5. 用药指导:遵医嘱按时、按量服药,不可突然停药、改药及增减药量,尤其是涉及抗癫痫、抗感染、脱水及激素治疗,以免加重病情。

6. 原有症状加重,如头痛、头晕、恶心、呕吐、抽搐、不明原因持续高热等应及时就医。

7. 术后 3～6 个月后门诊复查 CT 或 MRI。

第二节　垂体腺瘤

垂体腺瘤是常见的良性肿瘤,人群发生率一般为 1/10 万,在颅内肿瘤中仅低于脑胶质瘤和脑膜瘤,占肿瘤的 10％～12％,垂体瘤好发于青壮年,对患者生长、发育、劳动能力、生育功能有严重损害。垂体瘤主要从以下几个方面危害人体:①垂体激素过量分泌引起一系列的代谢紊乱和脏器损害;②肿瘤压迫使其他垂体激素水平低下,引起相应靶腺的功能低下;③压迫蝶鞍区结构,如视交叉、视神经、海绵窦、脑底动脉、下丘脑、第三脑室,甚至累及额叶、颞叶、脑干等,导致相应功能的严重障碍。少数肿瘤因血供丰富易发生出血,成为垂体卒中。腺瘤有多种分类方法,可以根据内分泌功能(通过免疫染色)、常规病理染色的光学显微镜下表现及电子显微镜表现分类,可分为功能性腺瘤和非功能性腺瘤。根据腺瘤大小可分为:①微腺瘤,直径＜1 cm 的垂体瘤。现在约 50％的垂体瘤确诊时直径＜1 mm,增加了术中寻找的难度。②大腺瘤,肿瘤直径＞1 cm。

一、病因

由于垂体腺瘤的形成涉及多方面因素的影响,其成因还没有得到较系统的解释。目前关于垂体腺瘤发病机制的研究主要集中在 2 个方面:一是垂体腺瘤起源于异常生理调节的结果,如下丘脑激素的异常调节、生长因子及其受体的激活等;二是垂体腺瘤起源于癌基因的激活或抑癌基因的丧失。

二、临床表现

1. 肿瘤占位表现

(1)头痛,颅内压增高。

(2)视力视野障碍,视神经萎缩。

(3)其他:尿崩、精神症状、海绵窦综合征、脑脊液鼻漏等。

2. 激素分泌过多的表现

(1)垂体泌乳素腺瘤(PRL 型):月经紊乱、闭经、泌乳、阳痿。

(2)垂体生长激素腺瘤(GH 型):巨人症、肢端肥大症。

(3)促肾上腺皮质激素腺瘤(ACTH 型):库欣综合征,女性多于男性,脂肪代谢紊乱和分布异常,向心性肥胖,满月脸,水牛背,锁骨上脂肪垫,脂肪堆积在躯干的胸部、腹部、臀部、四肢相对瘦小,动脉粥样硬化。

(4)促甲状腺素细胞腺瘤(TSH 型):甲状腺增大、甲状腺功能亢进或甲状腺功能减退症状。

三、辅助检查

1. 一般临床检查:血常规、尿常规、粪便常规、肝功能、肾功能、出凝血时间、心电图等,对于术前打鼾严重的患者,需要睡眠监测,以明确是否有通气障碍及低氧情况。

2. 影像学检查:头颅 X 线片、MRI、CT、血管造影检查。

3. 视野检查。

4. 基础内分泌检查:皮质醇和 24 h 尿游离皮质醇、游离 T_4、血清促甲状腺激素、催乳素、促性腺激素和性激素、胰岛素样生长因子及空腹血糖。

5. 特殊内分泌检查:大、小剂量地塞米松抑制试验,晚 11 时唾液皮质醇试验、美替拉酮试验、CRH 兴奋试验、岩下窦取血。

四、治疗

1. 手术治疗　内分泌功能活跃的垂体瘤一般首选手术治疗,术后常规放射治疗。内分泌功能不活跃的垂体瘤手术治疗仍然是首选治疗,可以减轻肿瘤的占位效应。手术治疗大致可分为经额颞开颅和经鼻蝶入路两种。

2. 放射治疗　多与手术配合治疗。

3. 药物治疗　对于泌乳素肿瘤患者,可以服用溴隐亭治疗,有效降低泌乳素水平,缩小肿瘤。但需要长期服用。

五、护理

(一)护理评估

1. 术前评估

(1)了解患者的一般资料、现病史、既往史、用药史等。

(2)评估患者意识、瞳孔、生命体征变化、肢体活动、视力、视野、言语、疼痛评估、自理能力、压疮、跌倒/坠床、营养评估风险。

(3)了解脑血管造影、CT、MRI 等检查的结果。

(4)评估患者及家属对手术治疗有无思想准备,对疾病的认识,以及手术治疗的方法、目的和预后有无充分了解。

(5)了解患者及家属的心理状况,有无焦虑、恐惧不安等情绪。

2. 术后评估

(1)评估手术方式、麻醉方式及术中情况。

(2)评估患者生命体征如体温、脉搏、血压、意识状态、瞳孔等有无异常,术后视力及肢体肌力、感知觉恢复情况。

(3)评估患者术后尿量情况,注意观察尿量及化验指标,防止电解质紊乱,评估是否发生了尿崩危险。

(4)了解切口部位情况,敷料有无渗血、渗液,切口有无疼痛,患者是否有恶心、呕吐等术后不适。

(5)了解引流管放置的位置、目的及引流情况。

(6)观察患者有无并发症的迹象。

(二)主要护理问题及措施

1. 护理问题

(1)水、电解质紊乱:与术后恶心、呕吐、尿崩症有关。

(2)知识缺乏:与缺乏疾病相关知识有关。

(3)潜在并发症:脑脊液鼻漏、颅内感染等。

2. 护理措施

(1)一般护理措施

1)按本章第一节一般护理常规。

2)进行视力、视野检查,视力、视野障碍的患者,外出时应由专人陪护,防止摔伤。

(2)外科手术护理

1)术前护理:①按本章第一节外科手术术前护理常规。②完善术前内分泌检查,激素水平测定,皮质醇节律测定的抽血时间为 5 pm、12 n、8 am,嘱患者禁食,抽血后放冰块中送检。

③经口鼻蝶窦入路者,检查鼻腔有无感染,术前剪鼻毛。如患者有蝶窦炎,应遵医嘱及时应用抗生素治疗,嘱患者练习张口呼吸。④长期服用降压药、抗癫痫药物的患者,根据医嘱禁食、不禁药。

2)术中护理:按本章第一节外科手术术中护理常规。

3)术后护理:①按本章第一节外科手术术后护理常规。②饮食指导。指导患者多食含钾、钠高的食物,如橙汁、咸菜,禁食含糖量高的食物,以免引起渗透性利尿,遵医嘱补充各种电解质。③尿量观察。测每小时尿量,记录 24 h 出入量,观察患者有无尿崩症与脑性盐耗综合征。④视力、视野观察。注意同术前比较有无变化,术后复查视力、视野检查。⑤伤口观察。鼻腔填塞纱条,观察有无脑脊液鼻漏。⑥做好宣教。禁止用手抠鼻,避免擤鼻涕、打喷嚏,禁止自行拔出纱条,如纱条脱出应及时通知医师给予处理,不得自行将纱条填回鼻腔,禁止用卫生纸填塞鼻腔,防止逆行感染及脑脊液鼻漏的发生。⑦术后 7～10 d

拔出鼻腔填塞的纱条,拔出纱条后嘱患者平卧 2 h,观察渗血、渗液情况,遵医嘱给予鼻腔冲洗液,指导患者正确进行鼻腔冲洗。⑧用药指导。遵医嘱给予抗生素、激素、抑制尿量的药物,根据尿量情况调节输液的量和加入电解质等。⑨并发症(脑脊液鼻漏)的预防和护理。采取头高卧位,观察漏出液的量及颜色;保持鼻腔清洁,忌用棉球填塞鼻腔或擤鼻涕;预防感冒,避免脑脊液逆流,引起颅内感染;早期应用抗生素预防感染;避免用力咳嗽、打喷嚏,保持大便通畅。

六、健康教育

1. 如需服用激素,应遵医嘱服用,逐渐减量,不可骤停。

2. 如尿量增多需要服用抗利尿药,有药物依赖者停药后易反跳,多尿期间应复查电解质,观察有无电解质紊乱。

3. 饮食指导:术后可以多吃橙子、南瓜、猕猴桃之类富含钾和维生素的水果和蔬菜,帮助补充电解质,尽快促进伤口愈合和神经功能恢复,建议术后 3 个月不吃利尿食物,如冬瓜、西瓜、浓茶、咖啡等,如无异常,3 个月后正常饮食即可。因垂体瘤术后有可能出现迟发性低钠,可以多食咸一些的食物,避免辛辣刺激性食物。

4. 定期复查 CT 或 MRI。

第三节　星形细胞瘤

星形细胞瘤(astrocytoma)又称为星细胞瘤,是指以星形胶质细胞所形成的肿瘤,是最常见的神经上皮性肿瘤。占颅内肿瘤的 13%～26%,占胶质瘤的 21.5%～51.6%。可发生在任何年龄,发病高峰在 31～40 岁,故多见于青壮年,男、女发病比例为 2:1。星形细胞瘤可发于中枢神经系统的任何部位,一般成人多见于大脑,儿童多见于幕下。瘤体呈浸润性生长,多数肿瘤切除后有复发可能,且复发后肿瘤可演变成间变性星形细胞瘤或多形性胶质母细胞瘤。

一、病因

病因尚不明确,可能与身体代谢异常有关。

二、临床表现

1. 脑积水和(或)脑水肿　肿瘤的不断生长占据颅腔内空间,肿瘤阻塞脑脊液循环通路造成脑积水和(或)脑水肿。

2. 颅内压增高

(1)脑脊液的吸收障碍等均可造成颅内压增高,引起头痛、呕吐等。

(2)视力、视野改变、癫痫、复视、头颅扩大。

三、临床分级

根据 WHO 系统可分为 4 级,Ⅰ级代表包括毛细胞型星形细胞瘤在内的边界更加清楚的特殊类型胶质瘤,更为典型的星形细胞瘤被分为Ⅱ～Ⅳ级(表 12-1)。

表 12-1　星型细胞瘤分级

命名	标准
Ⅱ:弥漫性星形细胞瘤	仅有细胞学异型性
Ⅲ:间变性星形细胞瘤	存在间变和有丝分裂活动
Ⅳ:胶质母细胞瘤	包括微血管增生和(或)坏死

四、辅助检查

1. 一般临床检查　血常规、尿常规、肝功能、肾功能、心电图。
2. 影像学检查　头颅 CT、MRI 等。

五、治疗

1. 手术治疗　对于边界清晰的星形细胞瘤可采用手术切除。
2. 药物治疗　通常手术切除肿瘤后需辅以化学药物治疗,以巩固手术治疗效果。

六、护理

(一)护理评估

1. 术前评估

(1)了解患者的健康史及基础生命体征,评估患者的意识状态、瞳孔、肌力及肌张力、感觉功能、深浅反射及病理反射等。

(2)评估患者是否有脑积水、颅内压增高、神经系统功能障碍。

(3)了解患者营养状况及重要脏器功能。

(4)了解 CT、MRI 等检查的结果。

(5)评估患者及家属对手术治疗有无思想准备,对疾病的认识,以及手术治疗的方法、目的和预后有无充分了解。

(6)了解患者及家属的心理状况,有无焦虑、恐惧不安等情绪。

2. 术后评估

(1)评估手术方式、麻醉方式及术中情况。

(2)评估患者生命体征如体温、脉搏、血压、意识状态等有无异常,术后视力、视野、肢体肌力、感知觉恢复情况。

(3)观察患者有无并发症的迹象。

(二)主要护理问题及措施

1. 护理问题

(1)生命体征变化的可能:与颅内压增高有关。

(2)舒适的改变:与头痛有关。

（3）焦虑：与担心疾病预后或手术有关。

（4）潜在并发症：脑水肿、脑出血。

2. 护理措施

（1）一般护理措施

1）按本章第一节一般护理常规。

2）进行视力、视野检查，视力、视野障碍的患者，外出时应由专人陪护，防止摔伤。

（2）外科手术护理

1）术前护理：①按本章第一节外科手术术前护理常规。②长期服用降压药、抗癫痫药物的患者，根据医嘱禁食、不禁药。

2）术中护理：按本章第一节外科手术术中护理常规。

3）术后护理：①按本章第一节外科手术术后护理常规。②留置头部引流管的患者根据病情调节引流袋放置的高度，保持引流管通畅，妥善固定，勿打折、扭曲；观察引流液的性质、量和颜色，若引流速度过快、量过多或颜色鲜红，应及时通知医师；保持敷料清洁、干燥，有渗出时通知医师更换。拔出引流管后发现脑脊液漏应立即报告医师并协助处理。③术后应观察患者有无癫痫发作，癫痫通常发生在术后脑水肿反应较重时，遵医嘱常规给予抗癫痫药物。癫痫发作时应注意患者安全，避免患者受伤。④并发症的护理。

脑水肿：密切监测患者意识、瞳孔变化，观察患者是否有头痛、恶心、呕吐等症状，患者出现上述症状时应高度怀疑发生了脑水肿，应报告医师，并遵医嘱给予脱水药如甘露醇治疗，如患者伴有头痛可给予镇痛药，伴有恶心、呕吐时给予镇吐药等。

在观察患者基本生命体征时，除患者出现剧烈头痛外，如果患者意识逐渐发生变化，甚至伴有肢体麻木、一侧肢体偏瘫等症状时，则可能发生了颅内出血，应立即报告医师并配合治疗。

七、健康教育

1. 注意有无头晕、头痛、呕吐等颅内高压症状，如果出现，应及时就医。

2. 成人患者戒烟忌酒，养成良好的生活习惯。

3. 注意休息，保证睡眠，避免过度劳累。

4. 适当增加户外活动，但应注意保暖，以防感冒。

5. 清淡饮食，忌辛辣刺激性食物，多吃高蛋白、高热量的食物。

6. 伴有高血压、癫痫患者，遵医嘱按时服药。

7. 定期复诊，如有不适应随时就诊。

第四节　松果体肿瘤

松果体肿瘤在儿童中多见（占儿童脑肿瘤的 3%～8%），成人所占比例不到 1%。此处可发生 17 种以上类型的肿瘤。生殖细胞瘤是最常见的肿瘤（在欧美人群的松果体肿瘤中占 21%～44%，日本人中占 43%～70%），其次是星形细胞瘤、畸胎瘤和松果体母细胞瘤,很多肿瘤含多种细胞类型。生殖细胞肿瘤、室管膜瘤和松果体细胞肿瘤易于通过脑脊液转移("脱落转移")。

一、病因

病因尚不明确。

二、临床表现

病程长短取决于肿瘤的组织学类型、位置和体积大小。一般病程较短,多在 1 年以内,自 10 d 至 2.5 年,平均约为 6 个月。肿瘤的发展过程所产生临床症状主要有 2 个方面。

1. 颅内压增高　脑积水典型症状与体征为头痛、呕吐、嗜睡、记忆力障碍、婴儿头围异常增大和癫痫发作。

2. 邻近结构受压征

(1)眼征:肿瘤压迫四叠体上丘可引起眼球向上下运动障碍、瞳孔散大或不等大等。

(2)听力障碍:肿瘤体积较大时可压迫四叠体下丘及内侧膝状体而出现双侧耳鸣和听力减退。

(3)小脑征:肿瘤向后下发展可压迫小脑上脚和上蚓部,故出现躯干性共济失调及眼球震颤。

(4)丘脑下部损害症状:表现为尿崩、嗜睡和肥胖。

(5)内分泌混乱:性征发育不良或停止、性早熟,男孩表现为声音变粗、长阴毛、阴茎增大;女孩表现为乳腺发育、月经提早。

三、辅助检查

1. 一般临床检查:血常规、尿常规、肝功能、肾功能、心电图。

2. 影像学检查:头颅 CT、MRI。

3. 肿瘤标志物检查。

四、治疗

1. γ刀立体手术治疗　由于该部位肿瘤位置深,周围解剖结构复杂,邻近重要脑功能区及深部血管,开颅手术风险极大,γ刀可作为首选治疗。

2. 外科开颅手术　松果体肿瘤体积巨大,压迫导水管引起严重脑积水者需在伽马刀治疗前行开颅手术,以解除颅高压症状。手术方法有 2 种可以选择:①第三脑室造口术,在脑室 3 镜辅助下,将第三脑室底前的终板池打开,解除脑脊液流通梗阻;②脑室腹腔分流术,安装分流管将脑脊液引入腹腔。

3. 放射治疗　松果体肿瘤恶性程度高,易在脑和脊髓腔中播散,故明确诊断后应进行全脑及脊髓放射治疗。

五、护理

(一)护理评估

1. 术前评估

(1)了解患者的健康史及基础生命体征,评估患者的意识状态、视力、听力、婴儿头围,是否有癫痫发作、尿崩、内分泌紊乱等症状。

(2)评估患者是否有共济失调、眼球震颤、神经系统功能障碍。

(3)了解患者营养状况及重要脏器功能。

(4)了解 CT、MRI 等检查的结果。

(5)评估患者及家属对手术治疗有无思想准备,对疾病的认识,以及手术治疗的方法、目的和预后有无充分了解。

(6)了解患者及家属的心理状况,有无焦虑、恐惧不安等情绪。

2. 术后评估

(1)评估手术方式、麻醉方式及术中情况。

(2)评估患者生命体征如体温、脉搏、血压、意识状态等有无异常,术后视力、视野、听力、共济失调、眼球震颤、感知觉恢复情况。

(3)观察患者有无并发症的迹象。

(二)主要护理问题及措施

1. 护理问题

(1)生命体征变化的可能:与颅内压增高有关。

(2)舒适的改变:与头痛有关。

(3)水、电解质紊乱:与术后恶心、呕吐、尿崩症有关。

(4)有受伤的危险:与共济失调有关。

(5)知识缺乏:与缺乏松果体肿瘤相关康复知识有关。

(6)焦虑:与担心疾病预后或手术有关。

(7)潜在并发症:急性脑积水、硬脑膜外血肿、视力障碍、认知障碍、感染等。

2. 护理措施

(1)一般护理措施

1)按本章第一节一般护理常规。

2)术前密切观察患者是否有颅内压增高、脑积水症状。颅内高压是松果体肿瘤的首发症状,同时由于松果体肿瘤位于中线部位,易堵塞中脑导水管,形成梗阻性脑积水。患者表现为在短期内出现进行性头痛、呕吐、生命体征变化、意识改变甚至呼吸停止。因此应密切观察患者神志、瞳孔及生命体征变化。如患者出现剧烈头痛、频繁呕吐并伴有意识、瞳孔的改变时,应立即通知医师急查 CT 明确诊断。如单纯颅内压增高者,遵医嘱使用脱水药物及视病情采取有效护理措施。如患者脑积水严重者,需紧急床边行侧脑室外引流术。待术后脑积水症状缓解后,择期手术治疗。

3)进行生活护理及安全护理:由于肿瘤压迫,多数患者伴有肌张力降低、视力减退、共济失调等症状,应加强生活护理及安全防范措施,床头柜不宜放置暖水瓶或热水杯等,防止患者烫伤;若患者外出需有专人陪同,防止外伤的发生。

4)如患者伴有癫痫,应加强观察及护理,指导患者遵医嘱规律服药,不擅自减量、停药,同时床头备压舌板。观察患者有无癫痫的先兆及表现,及时通知医师并处理。患者癫痫发作时专人守护,将患者头偏向一侧,解开衣扣,以软物垫塞上下磨牙之间,以防舌咬伤,加床档,防止坠床,保持呼吸道通畅,如有呕吐物应及时清除。加大吸氧流量,遵医嘱给予地西泮 10 mg 缓慢静脉注射,并注意观察患者呼吸情况。肢体抽搐时要保护大关节,切不可强行按压肢体,以防脱臼和骨折。密切观察抽搐发作时的情况,并详细记录。抽搐后让患者安静休息,减少对患者的刺激,一切动作要轻,避免声光刺激。

(2)外科手术护理

1)术前护理:①按本章第一节外科手术术前护理常规。②术前除了手术常规的检查项目外,松果体肿瘤患者均需检查血清或脑脊液中与生殖细胞瘤相关的标记物。标记物的检查不仅有助于诊断,而且治疗过程中定期检查可以监测肿瘤对治疗的反应,还可在MRI 检查之前发现肿瘤复发。③术前行视力、视野检查,以便与术后情况做对比。

2)术中护理:按本章第一节外科手术术中护理常规。

3)术后护理:①按本章第一节外科手术术后护理常规。②引流管护理。保持引流管通畅,固定良好,避免打折、扭曲、受压等。加强引流管的二次固定,可有效减少脱管情况;引流管位置应高于侧脑室前角 15 cm,防止引流过度或未达到引流效果,以免颅内压下降过快或过慢。保持患儿情绪稳定,防止大哭、大闹、烦躁等情绪变化引起引流量的波动。当患儿烦躁时,约束四肢,注意约束部位皮肤。搬动患儿时,先将引流管夹闭,妥善固定后由医师调节引流管高度,并开放引流管。每日定时观察引流液的量和颜色,当 24 h 引流量＞300 ml 时或引流液颜色突然变化呈鲜红色,高度怀疑术后出血的可能,应立即通知医师并配合处理。定期观察引流管伤口敷料包扎情况,保持敷料干净、整洁并定时更换。拔管前先夹闭引流管 24～48 h,观察患者是否有不适情况,如恶心、呕吐、意识变化,如有异常应立即报告医师,拔管后密切观察患儿的病情变化。③并发症的护理。

急性脑积水:护士应严密观察患者术后病情变化,防止脑疝形成。术后定时巡视病房,密切观察患儿有无颅内高压症状。当患者出现剧烈头痛,呕吐,意识由清醒转为嗜睡、昏睡甚至昏迷时高度怀疑急性脑积水甚至脑疝形成,应立即报告医师,遵医嘱给予 20％甘露醇快速静脉滴注,并配合患者进行相关检查。

硬脑膜外血肿:由于术中大量脑脊液丢失及术后脑脊液的释放速度过快,以致颅内压过低,出现硬脑膜外血肿。术后密切观察患者神志、瞳孔及生命体征的变化,观察脑脊液的颜色、量和性状,如 24 h 脑脊液丢失量≥450 ml,应及时报告医师处理。

同向视野偏盲:由于术中枕叶牵拉或受压时间过长,导致枕叶内侧面视觉皮质损伤或术中枕内静脉被离断致枕内静脉损伤所致。术后安慰患者,做好心理护理,告知患者及家属视神经的恢复需要时间,同时做好患者的安全护理。

瞳孔的观察:松果体肿瘤由于术中损伤中脑顶盖区,可并发或加重 Parinaud 综合征,表现为不能上视,两侧瞳孔散大、光反应及调节反应消失。因此,术后瞳孔改变应与意识结合起来观察。

认知功能障碍:经胼胝体-穹窿间的手术入路,胼胝体损伤后造成患儿认知功能障碍,记忆力减退,定向力及左右协调能力减弱。在护理上,鼓励家属和患儿沟通,观看既往照片及视频,帮助患儿恢复记忆,同时加强相关功能训练。

感染:护理人员应严密监测患者术后体温的变化,一旦患者出现发热症状,就要采取降温措施。当患者体温<38.5 ℃时,一般采用温水擦浴或酒精擦浴;当体温>38.5 ℃时,除上述措施外,还可采取冰毯机降温、药物降温,并使用有效抗生素。

六、健康教育

见本章第一节。

第五节　脑胶质瘤

脑胶质瘤是指起源于脑神经胶质细胞的肿瘤,是最常见的原发性颅内肿瘤。WHO中枢神经系统肿瘤分类将脑胶质瘤分为Ⅰ～Ⅳ级,Ⅰ、Ⅱ级为低级别脑胶质瘤,Ⅲ、Ⅳ级为高级别脑胶质瘤。我国脑胶质瘤年发病率为5～8/10万,5年病死率在全身肿瘤中仅次于胰腺癌和肺癌。

一、病因

脑胶质瘤发病机制尚不明了,目前确定的2个危险因素是:暴露于高剂量电离辐射和与罕见综合征相关的高外显率基因遗传突变。此外,亚硝酸盐食品、病毒或细菌感染等致癌因素也可能参与脑胶质瘤的发生。

二、临床表现

胶质瘤在颅内播散及对局部脑实质的影响,改变了某些神经元或纤维束的功能,产生相应的神经症状和体征,临床将其分为一般性和局灶性两类。

1. 一般性神经症状和体征

(1)头痛:大多是由于颅内压升高,压迫、牵扯遍布颅内的硬脑膜和血管上的痛敏神经末梢而产生的,因而通常为双侧的、弥散的,而非局灶性。

(2)呕吐:因颅内压增高引起,呕吐多出现在清晨,不伴恶心,呈喷射性。

(3)精神症状:表现为性格改变、淡漠、言语及活动减少、认知障碍、注意力不集中、记忆力减退、计算和推理障碍、对事物不关心、不知整洁等。

(4)眼底视盘水肿:多为双侧性,且多有视网膜出血,日久还会导致神经萎缩、视力下降。

(5)癫痫:与肿瘤的组织学特性、生长速度和部位有关。

2. 局灶性神经症状和体征

(1)额叶胶质瘤:额叶前部肿瘤以头痛或精神症状为首发症状,额部后部肿瘤以局灶性癫痫或肢体力弱为首发症状。

(2)颞叶胶质瘤:可引起对侧同向偏盲、精神运动性癫痫发作,或者先有嗅觉性先兆或复杂结构形象的视幻觉性抽搐发作。

(3)顶叶胶质瘤:可能产生全身性抽搐或局限的感觉性癫痫发作。

(4)枕叶胶质瘤:通常可引起视野对侧象限性缺损或偏盲,但黄斑区视力保存。

(5)皮质下胶质瘤:肿瘤侵犯内囊引起对侧偏瘫,侵犯丘脑可产生对侧皮肤感觉缺损,侵犯基底核,可出现手足徐动征及不自主震颤。

(6)脑干胶质瘤:主要表现为脑神经麻痹和脑干长束症状和体征。

(7)丘脑及丘脑周围区胶质瘤:早期表现为颅内压增高,患者还可出现病变对侧半身运动和(或)深浅感觉障碍,精神障碍,病变对侧同向偏盲,四叠体受压和下丘脑受损症状。

(8)小脑胶质瘤:早期出现颅内压增高,相继出现视力下降、复视、视盘水肿和出血等。

三、辅助检查

1. 一般临床检查:血常规、尿常规、肝功能、肾功能、心电图。

2. 影像学检查:头颅 CT、MRI、PET 等。

3. 肿瘤标志物检查。

四、治疗

1. 手术治疗　脑胶质瘤手术治疗原则是最大范围安全切除,手术可以缓解临床症状,延长生存期,并获得足够肿瘤标本用以明确病理学诊断和进行分子遗传学检测。脑胶质瘤手术治疗方式主要可分为肿瘤切除术和病理活检术。

2. 放射治疗　放射治疗主要是利用放射线对各种组织、器官的正常细胞群和肿瘤细胞群的不同修复能力的差别来进行的,即在正常组织能够耐受的情况下,最大限度地杀灭肿瘤细胞。

3. 药物治疗　化学治疗是通过使用化学治疗药物杀灭肿瘤细胞的治疗方法,对于高级别脑胶质瘤,由于其生长及复发迅速,进行积极有效的个体化化学治疗会更有价值。其他药物治疗手段还包括分子靶向治疗、生物免疫治疗等,目前均尚在临床试验阶段。鼓励有条件及符合条件的患者,在不同疾病阶段参加药物临床试验。

4. 免疫治疗　主要是通过增强机体自身的免疫防御系统来达到抑制肿瘤生长或杀灭肿瘤的目的。

五、护理

(一)护理评估
见本章第一节护理评估。

(二)主要护理问题及措施
1. 护理问题

(1)意识障碍:与脑水肿所致大脑功能受损有关。

(2)自理能力缺陷:与肿瘤压迫导致肢体瘫痪及开颅手术有关。

(3)有皮肤完整性受损的危险:与偏瘫、感觉障碍有关。

(4)知识缺乏:与缺乏脑胶质瘤相关康复知识有关。

(5)焦虑:与担心疾病预后或手术有关。

(6)潜在并发症:中枢性高热、颅内出血、颅内压增高等。

2. 护理措施　按本章第一节护理常规。

六、健康教育

1. 胶质瘤多呈浸润性成长,手术难以完全切除,继续行化学治疗、X 刀、γ 刀。

2. 鼓励患者与家属正确对待,并注意观察有无复发的症状。

3. 如去颅骨骨瓣患者,术后要注意局部保护,外出要戴帽子,尽量少去公共场所,以防发生意外。

第六节　颅 咽 管 瘤

颅咽管瘤是由外胚叶形成的颅咽管残余组织肿瘤,为颅内最常见的先天性肿瘤。好发于垂体前上方边缘,肿瘤内层由复层鳞状上皮所覆盖。一些颅咽管瘤也可以原发于第三脑室。几乎所有的颅咽管瘤均有实性和囊性部分;囊内液体多样,但通常含有胆固醇结晶。颅咽管瘤不会发生恶性病变,但治愈困难的特点使得它们具有恶性肿瘤的生物学行为,占所有脑肿瘤的 2.5%～4.0%,约 50%发生于儿童。发病高峰年龄为 5～10 岁。

一、病因

目前颅咽管瘤的起源,较为统一的意见认为是与 Rathke 囊相关,Rathke 囊是胚胎第 2 周左右原始口腔顶上出现的向上突起,位于脊索前端。Rathke 囊与原始口腔相连部分逐渐变细形成的管道称为颅咽管。正常情况下颅咽管一般在胚胎 7～8 周逐渐退化,Rathke 囊在 8 周左右由简单的表皮结构迅速增殖形成垂体腺部,包括前叶和结节部,漏斗形成垂体神经部及后叶。正常人的垂体,尤其是结节部,有残余的鳞状表皮细胞,目前多数意见认为颅咽管瘤起源于此。

二、临床表现

1. 内分泌功能紊乱　肿瘤压迫垂体和下丘脑可引起多种内分泌代谢紊乱和下丘脑功能障碍。

(1)尿崩症:肿瘤破坏视上核或神经垂体,可引起尿崩症,发生率为 20%。表现为尿量增多,每天可达数千毫升甚至 10 000 ml 以上,因而大量饮水,儿童夜间易溺床。

(2)垂体功能低下症状:腺垂体功能减退常见,约 50%的患儿有生长延迟,约 10%的患儿出现明显的矮小症伴性发育不全。成年女性有月经失调或停经、不育和早衰现象。

男性出现性欲减退、毛发脱落、血压偏低、新陈代谢低下等。

(3)肥胖性生殖无能综合征:肥胖,儿童性器官发育不全、成人性欲消失、妇女停经、泌乳障碍、第二性征消失等。

(4)体温调节失常:临床多表现为体温较低(35～36 ℃),少数患者可有寒战现象;下丘脑前部受影响可致中枢性高热,体温达 39～40 ℃。

2. 视力、视野改变

(1)视野缺损:常见的为双颞侧偏盲。

(2)视力减退。

3. 颅内压增高症状　头痛、恶心、呕吐、视盘水肿等症状。

三、辅助检查

1. 一般临床检查:血常规、尿常规、粪便常规、肝功能、肾功能、凝血时间、心电图等。

2. 影像学检查:头部 X 线片、MRI、CT 检查。

3. 视野检查。

4. 基础内分泌检查:皮质醇和 24 h 尿游离皮质醇、游离 T_4、TSH、催乳素、促性腺激素和性激素。

四、治疗

1. 手术治疗:包括经颅手术和经鼻内镜手术。

2. 放射治疗。

3. 化学治疗。

五、护理

(一)护理评估

1. 术前评估

(1)了解患者的健康史及基础生命体征,评估患者有无尿崩、垂体功能障碍、内分泌功能障碍、电解质紊乱及体温异常等情况。

(2)评估患者是否有无颅内压增高、视力障碍、神经系统功能障碍。

(3)了解患者营养状况及重要脏器功能。

(4)了解 X 线片、CT、MRI 等检查的结果。

(5)评估患者及家属对手术治疗有无思想准备,对疾病的认识,以及手术治疗的方法、目的和预后有无充分了解。

(6)了解患者及家属的心理状况,有无焦虑、恐惧不安等情绪。

2. 术后评估

(1)评估手术方式、麻醉方式及术中情况。

(2)评估患者生命体征如体温、脉搏、血压、意识状态等有无异常,术后视力、肢体肌力恢复情况。

(3)观察患者有无并发症的迹象。

(二)主要护理问题及措施

1. 护理问题

(1)生命体征变化的可能:与颅内压增高有关。

(2)舒适的改变:与头痛有关。

(3)视力障碍:与肿瘤压迫有关。

(4)焦虑:与担心疾病预后或手术有关。

(5)潜在并发症:颅内出血、尿崩症、电解质紊乱等。

2. 护理措施

(1)一般护理措施

1)按本章第一节一般护理常规。

2)进行视力、视野检查。有视力减退、视野偏盲、眼睑下垂、复视和斜视者注意安全护理,防止摔伤,放置床档,外出时应由专人陪护。

(2)外科手术护理

1)术前护理:①按本章第一节外科手术术前护理常规。②长期服用降压药的患者,根据医嘱禁食、不禁药。③除常规检查外,还需进行激素水平测定。

2)术中护理:按本章第一节外科手术术中护理常规。

3)术后护理:①按本章第一节外科手术术后护理常规。②观察鼻腔渗出,有无活动性出血及头痛情况,向医师了解术中情况(出血情况、有无脑脊液鼻漏),以及出现病情变化应及时通知医师。③向患者做好宣教,禁止用手抠鼻,避免擤鼻涕、打喷嚏、剧烈咳嗽,禁止自行拔除纱条,如纱条脱出应及时通知医师并由医师给予处理,不得自行将纱条填回鼻腔,禁止用卫生纸填塞鼻腔,防止逆行感染。④术后 7～10 d 拔出鼻腔填塞的纱条,去除纱条后嘱患者平卧 2 h,观察渗血、渗液情况。发生脑脊液鼻漏时嘱患者卧床休息,避免下地活动,观察渗出液的性质、量并及时通知医师。⑤遵医嘱定时抽取血标本,进行血生化的检查,观察有无水、电解质失调的症状及体征,及时发现高钠血症及低钠血症。定期监测激素水平,若血生化正常,患者有乏力等临床症状时,可能是激素补充不足或激素减量过快,造成激素水平低下。⑥术后对视力、视野进行再评估,以掌握手术后的颅内变化。一般在患者术后精神状况好时检查,如果视力、视野比术前有所下降,通常为手术损害所致;如果发生突然性的变化,考虑颅内是否出血,应及时通知医师并协助处理。⑦术后应观察患者有无癫痫发作,癫痫通常发生在术后脑水肿反应较重时,遵医嘱常规给予抗癫痫药物。癫痫发作时应注意患者安全,避免患者受伤。

(3)并发症的护理

1)颅内出血:密切监测患者意识、瞳孔变化,观察患者是否有头痛、恶心、呕吐等症状,如患者出现上述症状时,应立即报告医师配合处理。

2)尿崩症:术后准确记录患者的尿量、尿比重、饮水量,观察患者液体出入量是否平衡,观察患者体重是否明显变化,观察患者是否有脱水症状。对于尿崩症患者,应给予足够的液体补充,同时遵医嘱给予抗利尿药。

3)电解质紊乱:及时补充液体,防止电解质紊乱,同时要确定电解质类型,根据具体情况及时补充。

六、健康教育

1. 注意休息,避免重体力劳动。

2. 加强营养,增强体质。预防感冒,避免进食辛辣刺激性食物,多进食蔬菜、水果,保持大便通畅。

3. 遵医嘱按时按量服药。

4. 监测尿量,如果出现多尿、烦渴、多饮症状,应及时处理。

5. 遵医嘱定期检查血生化及内分泌激素水平。

6. 预防脑脊液鼻漏:注意休息,避免重体力劳动。尽量避免剧烈咳嗽、用力擤鼻涕、弯腰、低头和下蹲的动作。如发现鼻腔流出无色清水样液体时需警惕是否为脑脊液鼻漏,应立即来院就诊。

7. 有视力减退、视野偏盲者注意安全,活动时需有人陪同。

第七节　髓母细胞瘤

髓母细胞瘤(medulloblastoma)是中枢神经系统的一种高度恶性小细胞瘤。髓母细胞瘤是颅后窝常见的肿瘤之一,多发生于儿童,亦可发生于新生儿,在成人甚至老年人偶见。70%的髓母细胞瘤于19岁以下发病,3～7岁为本病的高发年龄段,是儿童最常见的原发性脑瘤,占儿童颅脑肿瘤的20%～30%,占新生儿颅内肿瘤的11.5%。成人髓母细胞瘤非常少见,占成人中枢神经系统肿瘤的0.4%～1.0%,其中80%在21～40岁发病,50岁以上者罕见,文献报道年龄最大的为84岁。本病多见于男性,男性发病率为女性的2～3倍。

一、病因

目前该病的病因不明确,据文献报道可能与遗传和病毒感染等因素有关。研究发现,JC病毒颅内注射会导致仓鼠小脑内形成类似于髓母细胞瘤表型的肿瘤。另有研究证实,反用逆转录病毒转染SV40大T抗原至胚胎神经元,也可形成类似髓母细胞瘤的恶性表型。通过免疫组化和测序等方法发现在髓母细胞瘤标本中能检测到高频率的SV40大T抗原或JC病毒DNA序列,表明病毒感染与髓母细胞瘤的发生学有较明确的关系。但到目前为止,缺乏对病毒感染的直接证据和理论依据。

二、临床表现

髓母细胞瘤的典型临床症状主要表现为梗阻性脑积水和小脑功能障碍两个方面,75%以上的患者表现为清晨发作性头痛、呕吐及视盘水肿,少数患儿表现为小脑共济失调和颈部僵直的症状。有的患儿会出现"落日征"。

三、辅助检查

1. 一般临床检查　血常规、尿常规、粪便常规、肝功能、肾功能、凝血时间、心电图等。

2. 影像学检查　头颅 MRI、MRA、CT、血管造影检查。

四、治疗

1. 手术治疗　对于髓母细胞瘤的治疗，手术切除为髓母细胞瘤首当其冲的有效治疗措施之一。

2. 化学治疗　单独使用化学治疗手段治愈率低，可作为放射治疗后辅助治疗手段；大剂量化学治疗后肿瘤复发的再次治疗，可以采用再次大剂量化学治疗合并自体骨髓移植及局部放射治疗，此种治疗方法适用于肿瘤原位复发的病例，能有效提高治疗效果。

3. 放射治疗　髓母细胞瘤术后放射治疗最为有效。

4. 基因治疗　与脑胶质瘤一样，基因治疗也可用于髓母细胞瘤的治疗。

5. 其他治疗　对于髓母细胞瘤来说，以外科手术、放射治疗、化学治疗等为主的综合治疗可以达到延缓肿瘤复发、延长患儿生命的目的。

五、护理

(一)护理评估

1. 术前评估

(1)了解患者的基本资料、既往史、家族史、过敏史、生活状态、康复功能、有无烟酒嗜好、有无大小便异常、生活是否能自理等一般情况。

(2)评估患者意识、生命体征变化、肢体活动、瞳孔、运动、感觉功能、肌力及肌张力、疼痛评估、自理能力、压疮、跌倒/坠床、营养风险。评估患者有无进行性颅内压增高及脑疝症状，有无神经系统定位症状和体征，是否影响患者的自理能力，是否有发生意外伤害的风险。

(3)了解脑血管造影、CT、MRI 及血清内分泌激素等的检查结果。

(4)评估患者及家属对手术治疗有无思想准备，对疾病的认识，以及手术治疗的方法、目的和预后有无充分了解。

(5)了解患者及家属的心理状况，有无焦虑、恐惧不安等情绪。

2. 术后评估

(1)评估手术方式、麻醉方式及术中情况。

(2)评估患者生命体征如体温、脉搏、血压、意识状态、瞳孔等有无异常，术后视力及肢体肌力、感知觉恢复情况。

(3)评估患者术后是否有神经功能异常。

(4)了解切口部位情况，敷料有无渗血、渗液，切口有无疼痛，患者是否有恶心、呕吐等术后不适。

(5)了解引流管放置的位置、目的及引流情况。

(6)观察患者有无并发症的迹象。

(二)主要护理问题及措施

1. 护理问题

(1)有受伤的危险：与神经系统功能障导致的视力障碍、肢体运动感觉障碍、语言功能障碍有关。

(2)自理能力缺陷：与神经系统功能障碍、手术有关。

(3)有体液不足的危险：与呕吐、高热、应用脱水药等有关。

(4)自我形象紊乱：与神经系统功能障碍、手术有关。

(5)知识缺乏：与缺乏疾病相关知识有关。

(6)焦虑、恐惧、预感性悲哀：与脑肿瘤的诊断、担心手术效果有关。

(7)潜在并发症：颅内压增高及脑疝、颅内出血、感染、中枢性高热、癫痫发作等。

2. 护理措施

(1)一般护理措施

1)按本章第一节一般护理常规。

2)病情观察：髓母细胞瘤位于颅后窝，由于颅后窝容积小，并且处于脑脊液循环的重要通路，容易突发枕骨大孔疝，引起呼吸、循环功能障碍，危及生命。由于儿童的表达能力差、情绪变化快、耐受力差等特点，患儿的病情变化不易被察觉。因此，需加强巡视，密切观察病情变化。如果患儿出现哭闹、精神差、表情淡漠、反应迟钝或出现剧烈头痛、频繁呕吐、体温升高、脉搏减慢、血压升高等变化，则提示颅内高压，需立即通知医师并紧急处理，积极进行术前准备，急诊行侧脑室钻孔持续外引流术或开颅肿瘤切除术。

3)心理和生活护理：由于患儿年龄普遍偏小，对医院及医护人员存在恐慌心理，所以要加强与患儿沟通交流，取得患儿及其家属的信任感。对于年龄较小的患儿可以给予抚摸、轻拍、搂抱等方式，从而提高患儿的安全感。同时可采取父母陪护，对其父母做好疾病相关知识的宣教，最大限度地给予患儿父母心理支持，鼓励患儿父母树立信心，调整好心态，以最佳的心理状态接受患儿手术。责任护士应善于从患儿的变化中发现问题，如患儿出现疼痛、啼哭等不适应采取相应的措施，防止意外发生。护士应具备高度责任心，通过对患儿的病情观察以及相应护理，结合询问患儿家属的意见，制订出全面的护理计划，实施系统、科学的干预措施，积极采纳合理意见。

(2)外科手术护理

1)术前护理：①按本章第一节外科手术术前护理常规。②服用抗癫痫药物的患儿，根据医嘱禁食、不禁药。

2)术中护理：按本章第一节外科手术术中护理常规。

3)术后护理：①按本章第一节外科手术术后护理常规。②引流护理。脑室外引流装置最高点应高于侧脑室 15～20 cm，以维持正常颅内压，保持引流通畅。引流期间每日更换引流袋，在更换引流装置时要严格无菌操作，防止颅内感染。记录 24 h 引流量，并控制引流速度，禁忌引流速度过快或总量过多。因患儿处于高颅压状态，引流过快容易导致幕上压力骤降，可引起小脑幕裂孔上疝或肿瘤卒中。保持引流装置高度适宜，引流早期可将引流装置最高点高于双侧内耳门连线 20～25 cm,待颅内压力逐渐下降达平衡后,再将其放于正常高度(高出双侧内耳门连线 15～20 cm)引流期间注意严密观察引流液的颜色、性质以及量,并且准确记录,遵医嘱及时给予夹闭和开放引流管,一般引流管保留时间不应超过 7 d,拔管前先试行夹闭 1 d,夹闭过程中需密切观察患儿的意识、瞳孔及生命体征,如再次出现颅高压征象时应及时打开引流装置并告知医师。③呼吸道护理。髓母细胞瘤切除手术较大,且患儿年龄偏小,手术麻醉时间过长,气管插管拔除后容易发生喉头水肿,可引起急性呼吸道梗阻,呼吸骤停。此为肿瘤多压迫脑干,术中牵拉延髓呼吸中枢,术后会出现呼吸衰竭而危及生命。因此,术后应特别注意观察患儿的呼吸频率、节律、深度及血氧饱和度。因呼吸道分泌物过多、咳嗽反射减弱、排痰不畅导致的呼吸道梗阻,应立即清除口鼻分泌物,加大氧流量。如痰液黏稠不易吸出或有吸气性呼吸困难等喉痉挛表现,应行气管插管、纤维支气管镜取痰,必要时尽早气管切开以保持呼吸道通畅,及时清除分泌物。观察患者是否有呼吸困难、烦躁不安等呼吸道梗阻的情况,定时协助患者翻身、拍背,必要时遵医嘱给予雾化吸入,呕吐时头转向健侧以免误吸,防止肺部感染。④并发症护理。感染性高热及中枢性高热,首先要判断发热类型,确定是血性刺激热、中枢热,还是感染性高热。因术后头皮切口、上呼吸道、肺部、泌尿系或颅内感染等引起的属于感染性高热。因丘脑下部受损导致丘脑功能紊乱,术后高热多呈稽留热,属中枢性高热表现。观察术区敷料包扎是否完好,切口处有无红肿、渗出,避免压迫手术切口或引流管。根据患儿病情选择合理的降温措施。感染性高热多遵医嘱给予药物降温,并记录降温效果。中枢性高热多采取温水擦拭,冰袋、冰帽、冰毯等物理降温。血性刺激、皮下积液所致的高热可给予物理降温,必要时药物降温,腰椎穿刺或抽取皮下积液并适度加压包扎治疗。鼓励患儿多饮水,给予高蛋白、高营养、易消化的流质饮食,记录 24 h 出入量。

六、健康教育

1. 向家长讲解髓母细胞瘤的基本知识,使其了解本病的预后较差,但只要坚持积极治疗,可以延缓病情进展,提高生活质量。

2. 消除或避免加重病情的各种因素,如过度兴奋、剧烈运动等。有规律的作息,保证睡眠充足。

3. 指导家长正确护理患儿,遵医嘱服药,定期复查,有不适时随时就诊,使患儿保持积极的情绪。

4. 吞咽功能康复、语言康复和肢体康复都需要较长时间,鼓励患儿及家长树立信心,克服急于求成心理,循序渐进,坚持锻炼。

第八节　脑 转 移 瘤

脑转移瘤(brain metastatic tumors)是指来源于中枢神经系统以外的肿瘤细胞转移到脑组织的颅内常见恶性肿瘤。20％～40％的恶性肿瘤将发生脑转移,大部分患者的发病年龄为 50～70 岁。最易发生脑转移的肿瘤有肺癌、乳腺癌、胃癌、肠癌以及黑色素瘤。脑转移瘤是临床上最常见的脑肿瘤,约占全部脑肿瘤的 50%。在部分肿瘤患者中,15% 的患者以脑转移病灶作为首发症状,且脑转移灶是唯一可发现的转移灶。脑转移的途径通常为血源性,但也可通过局部转移。

一、病因

一般由原发身体其他部位的肿瘤细胞转入颅内。

二、临床表现

1. 由于肿瘤占位效应,部分患者以头痛最常见,发生率约为 50%。其次为恶心、呕吐。

2. 局灶性神经功能缺陷:①肿瘤或瘤周水肿压迫脑实质所致,如无感觉障碍的单瘫;②脑神经受压所致。

3. 癫痫发作:发生率约为 15%。

4. 精神状态改变:抑郁、嗜睡、淡漠、意识错乱。

5. 提示短暂性脑缺血发作(肿瘤性暂性脑缺血发作)或卒中的症状,可能是因为:①肿瘤细胞堵塞血管;②瘤内出血,转移性黑色素瘤、绒毛膜癌和肾细胞癌尤其多见,也可由血小板计数减少引起。

三、辅助检查

1. 一般临床检查　血常规、尿常规、粪便常规、肝功能、肾功能、出凝血时间、心电图等。

2. 影像学检查　头颅 MRI、CT、PET 检查;胸部、腹部和盆腔 CT;放射性同位素骨扫描。

3. 其他检查　腰椎穿刺;肿瘤标志物检查;男性前列腺抗原检查。

四、治疗

1. 治疗原则

(1)采取综合治疗,优于单一治疗,有助于提高疗效。

(2)根据病程及病情确定是先治疗脑转移瘤还是原发肿瘤。

(3)定期随访原发癌肿的器官及其他器官,观察原发癌肿和转移灶的治疗情况,并监测新转移灶,若出现新脑转移,根据情况选择治疗方案。

2. 治疗措施

(1)手术治疗。

(2)放射治疗。

(3)化学治疗。

(4)类固醇激素治疗。

五、护理

(一)护理评估

1. 术前评估

(1)了解患者的基本资料及病史,评估患者的生活自理情况。

(2)评估患者生命体征、意识、肢体活动、疼痛、营养等情况。评估患者原发肿瘤与脑转移瘤症状,有无神经系统定位症状和体征,是否影响患者的自理能力,是否有发生意外伤害的风险。

(3)了解脑血管造影、CT、MRI 等的检查结果。

(4)评估患者及家属对手术治疗有无思想准备,对疾病的认识,以及手术治疗的方法、目的和预后有无充分了解。

(5)了解患者及家属的心理状况,有无焦虑、恐惧不安等情绪。

2. 术后评估

(1)评估手术方式、麻醉方式及术中、术后情况。

(2)评估患者生命体征如体温、脉搏、血压、意识状态、瞳孔等有无异常,术后头痛、恶心、呕吐情况。

(3)评估患者术后是否有神经功能异常。

(4)观察患者有无并发症的迹象。

(二)主要护理问题及措施

1. 护理问题

(1)有受伤的危险:与神经系统功能障碍导致的视力障碍、肢体运动、感觉障碍有关。

(2)有体液不足的危险:与呕吐、高热、应用脱水药等有关。

(3)知识缺乏:与缺乏疾病相关知识有关。

(4)焦虑、恐惧、预感性悲哀:与脑肿瘤的诊断、担心手术效果有关。

(5)潜在并发症:反射性反应、放射性脑水肿、癫痫发作、白细胞降低、感染等。

2. 护理措施

(1)一般护理措施

1)按本章第一节一般护理常规。

2)保持局部皮肤干燥、清洁,避免挠抓、擦洗、热敷等,穿舒适、全棉、柔软衣服,可戴布帽以防日光照射。

3)心理护理:放射治疗的患者,多因肿瘤,心理沮丧,肿瘤转移到脑部,使者更加恐惧和焦虑,对生活失去信心,加之对放射治疗比较陌生,易产生紧张、恐惧心理,对治疗结果持怀疑态度,因此做好心理护理非常重要。护士应向患者及家属介绍放射治疗的原理、治疗过程中的注意事项、可能出现的治疗反应。说明放射治疗是一种射线的照射,具有无痛苦、无创伤、无出血、无感染等优点;其次,介绍成功治疗的病例,以增加其信心。医护人员应认真做好每项治疗和操作,以提高患者的信心,帮助患者战胜疾病。

(2)放射治疗护理

1)术前护理:①按一般护理常规。②术前检查有无白细胞计数减少、贫血等情况,了解患者的凝血功能、乙型病毒性肝炎、艾滋病情况等,以便做好防护及消毒工作。③放射治疗前注意休息,做好照射术野的准备,需剃头发。④术前遵医嘱给予 20% 甘露醇快速静脉滴注,以减轻脑水肿,治疗前 30 min 给予泮托拉唑 40 mg 静脉滴注以缓解胃肠道反应。

2)术中护理：①配合医师安置立体定位框架，上头架之前，询问患者有无戴义齿或金属饰物，如有要全部取下。②磁共振定位。详细告知患者在检查时的注意事项，嘱患者用棉花堵上耳朵。将患者身体位置摆放合适，嘱其保持头部不动。定位后，将患者送回观察室休息等待下一步的治疗。③调换靶点时动作宜轻，避免不必要的搬动。严格执行治疗计划和查对制度，应将患者置于舒适的位置。放射治疗期间，通过对讲机与其保持联系，并密切监视屏幕，随时观察了解患者反应、肢体活动等情况。一旦出现意外，应及时终止治疗。

3)术后护理：①皮肤护理。放射治疗部位局部皮肤要保持清洁、干燥，禁止任何化学或物理的刺激，如冷、酸、摩擦、碘油、热、碱、紫外线照射、外贴橡皮膏药和外伤等。照射野皮肤用温水和柔软毛巾轻轻沾洗，禁止用力擦洗。禁用刺激性和含金属的洗涤与护肤用品及碘伏、乙醇等刺激性药物。放射野皮肤血液循环不良时对辐射的抵抗力降低，故应注意头皮保暖。②饮食护理。指导患者摄取营养丰富的食物，鼓励患者进食高热量、高蛋白、高维生素、清淡易消化饮食，多吃新鲜蔬菜和水果。放射治疗期间鼓励患者多饮用绿茶，以减轻射线对正常组织的辐射损伤。摄入有利于排毒和解毒的食物，如绿豆、赤小豆、冬瓜、西瓜等促使毒物排泄。避免食用含有致癌因子的食物如腌制品、发霉食物、烧烤烟熏类及含有食品添加剂、农药中度污染的农作物。有颅高压症状时，限盐和饮水，避免颅内压增高。③并发症护理。

放射性反应：放射性反应一般发生在治疗后 12～24 h，患者表现为头痛、恶心、呕吐、眩晕、呃逆及一过性的呼吸困难。放射性反应是不可避免的，患者在放射治疗前要进行充分的休息，护理人员做好患者的解释工作，指导患者清淡饮食，避免噪声、强光刺激，可有效预防放射性反应的发生，反应明显者可给予脱水药、激素治疗。

放射性脑水肿：脑转移瘤放射治疗过程常见并发症为放射性脑水肿，是由于放射治疗后脑微细血管结构及循环损伤，管壁通透性改变引起周围脑组织水肿。因此，护理方面除了遵医嘱及时进行脱水、激素治疗外，应密切观察患者神志、瞳孔、生命体征等变化，尤其注意语言及肢体情况，必要时心电监护、吸氧，进一步了解有无头痛、头痛发作时间及伴发症状，有无视力改变或视物模糊等症状。为预防使用激素而引起消化道出血，监测大便隐血情况，同时给予消化道黏膜保护药，饮食注意避免辛辣、刺激性食物，宜低盐饮食，补充含钾高的食物。另外，脑神经对放射线非常敏感，尤其照射额叶、枕叶时更为明显。因此放射治疗期间应注意保护眼球。

癫痫：放射治疗后病灶严重水肿可引起局限性癫痫，这种癫痫一般可随水肿的消退而停止发作。护理上，术前、术中做好患者的心理护理，术后水肿症状严重者遵医嘱给以脱水药、激素及抗癫痫药治疗。与家属一起给患者营造一个安静的休息环境，指导患者合理膳食，加强锻炼，使患者身心以最佳状态顺利度过放射治疗期。

白细胞降低的护理：肺癌脑转移瘤患者均可出现不同程度的骨髓抑制，表现为血白细胞下降，而在患者进行放射治疗后，白细胞下降得更低。护理上，在治疗过程中，定期查血象对于白细胞过低的患者，遵医嘱给予升白细胞的药物或遵医嘱给予粒细胞刺激因子皮下注射，观察患者血常规的变化，并加强营养支持。放射治疗期间保持病房清洁，定时进行病房内空气消毒,每日通风 30 min,保持空气清新。注意保暖,防止着凉,适当活动,避免劳累。严格控制探视人员,各项操作严格按照无菌操作原则。如出现上呼吸道感染症状如鼻塞、流涕、咽痛、咳嗽等不适,及时报告医师,必要时给予抗感染及对症治疗。

六、健康教育

1. 保持稳定的心态,重建良好的生活规律,按时休息,注意劳逸结合。

2. 保护头部射野皮肤,避免肥皂擦洗,勿在太阳下暴晒,外出活动需戴遮阳帽。

3. 加强营养,注意身体锻炼,注意防寒保暖,避免受凉。

4. 出院后遵医嘱服药,1 个月后复查。

5. 告知患者及家属注意放射治疗后局部或全身可能出现不适反应,如出现其他异常情况,应及时就诊。

第九节　三叉神经鞘瘤

三叉神经鞘瘤(trigeminal neurinoma)是起源于三叉神经半月神经节的鞘膜细胞的肿瘤,绝大多数为良性,恶性者少见,一般按肿瘤生长的方向分为 3 型:颅中窝型肿瘤主要向颅中窝生长;颅后窝型肿瘤主要向颅后窝生长;哑铃型肿瘤向颅中窝、颅后窝两方向生长。其中哑铃型肿瘤最常见,占 20%～66%,发生率占颅内肿瘤的 0.2%～1.0%,占颅内神经鞘瘤的 5%左右。

一、病因

一般由原发于身体其他部位的肿瘤细胞转入颅内。

二、临床表现

1. 一般症状　是最早出现的症状,占 55%,表现为一侧不典型的三叉神经痛或麻木,以后逐渐出现咀嚼肌无力及收缩。

2. 局灶症状

(1)颅中窝型三叉神经鞘瘤:可出现动眼神经麻痹、视力障碍、同侧眼球突、幻嗅和颞叶癫痫发作,晚期可影响脑脊液循环而产生脑积水症状。

(2)颅后窝型三叉神经鞘瘤:可出现展神经和面神经、听神经症状,表现有复视、周围性面瘫、面肌痉挛及进行性耳聋。

(3)晚期可有小脑症状、后组脑神经症状及颅内压增高症状。

(4)哑铃型三叉神经鞘瘤常引起对侧轻瘫、颅内压增高及小脑症状和动眼神经、展神经麻痹。

三、辅助检查

1. 一般临床检查　血常规、尿常规、粪便常规、肝功能、肾功能、凝血时间、心电图等。

2. 影像学检查 头颅 CT、MRI 检查。

四、治疗

手术切除是主要治疗方法。颅后窝型三叉神经鞘瘤取枕下入路,颅中窝型三叉神经鞘瘤与哑铃型三叉神经鞘瘤可取颞部入路。由于三叉神经鞘瘤多数巨大,所以,肿瘤全切除率在 70%～85%。小型三叉神经鞘瘤也可行立体定向放射外科治疗,恶性三叉神经鞘瘤难以完全切除,术后辅以放射治疗。

五、护理

(一)护理评估

1. 了解患者的基本资料、既往史、家族史、过敏史、生活状态、营养状态、有无烟酒嗜好、有无大小便异常、生活是否能自理等一般情况。

2. 评估患者的生命体征、意识状态、瞳孔、肌力及肌张力、运动感觉功能等。

3. 询问患者的起病方式,注意患者有无进行性颅内压增高及脑疝症状,有无神经系统定位症状和体征,如精神症状、癫痫发作、运动障碍、感觉障碍、失语、视野改变、视觉障碍、内分泌功能紊乱、小脑症状、各种神经功能障碍等,是否影响患者的自理能力及容易发生意外伤害。

4. 了解辅助检查结果:主要 CT、MRI、DSA 检查结果及血清内分泌激素的检测。

5. 心理和社会状况评估:了解患者文化程度或生活环境、宗教信仰、家庭成员,患者在家中的地位和作用,经济状况及费用支付方式。了解患者及家庭成员对疾病的认识和期望值,了解患者的个性特点,有助于对患者进行针对性的心理指导和护理支持。

(二)主要护理问题及措施

1. 护理问题

(1)焦虑、恐惧、预感性悲哀:与脑肿瘤、担心手术效果有关。

(2)有受伤的危险:与神经系统功能障碍导致的视力障碍、肢体运动感觉障碍、语言功能障碍有关。

(3)自理能力缺陷:与神经系统功能障碍、手术有关。

(4)有体液不足的危险:与呕吐、高热、应用脱水药等有关。

(5)潜在并发症:颅内压增高及脑疝、颅内出血、感染、中枢性高热、癫痫发作等。

(6)自我形象紊乱:与神经系统功能障碍、手术有关。

(7)知识缺乏:与缺乏所患疾病相关康复知识有关。

2. 护理措施

(1)按本章第一节护理常规。

(2)术后并发症护理:患者术后可能会出现头、面部疼痛、面瘫及听力下降等临床症状,护士应及时通知医师密切观察,同时安慰患者并教会患者面肌功能训练,达到早日恢复的效果,训练分额、眼周、鼻、口周 4 个部位进行面功能训练,每天 4 次,每次 5 min,每个动作重复 5 次。

六、健康教育

1. 注意休息,避免劳累,加强营养,增强体质,预防感冒。

2. 有高血压病史的患者积极控制血压。

3. 戒烟戒酒,选择适宜饮食,避免进食辛辣刺激性食物,多进食新鲜蔬菜和水果,保持大便通畅。

4. 遵医嘱按时按量服药。

5. 出院后定期复查,出现不适应立即随诊。

参 考 文 献

[1] 王忠诚. 神经外科学. 湖北:湖北科学技术出版社,2005.

[2] 周良辅. 现代神经外科学. 上海:复旦大学出版社,2001.

[3] 赵继宗. 颅脑肿瘤外科学. 北京:人民卫生出版社,2004.

[4] McDermott MW, Wilson CB. In:Youmans(ed) Neruological Surgery(the 4thed). W. B Saunders Co. Philadelphia,1996.

[5] 李乐之,路潜. 外科护理学.5 版. 北京:人民卫生出版社,2012.

[6] 张桥保. 脑动脉瘤、脑膜瘤、胶质瘤治疗体会. 江西:江西中医药大学学报,2019,6(3):26-29,71.

[7] 金姿含.41 例脑膜瘤患者的围术期护理. 全科护理,2018,16(35):4406-4407.

[8] 陈秋云,林丽英. 脑膜瘤患者围手术期护理研究. 按摩与康复医学,2018,9(12):76-77.

[9] 郭丽伟. 探讨脑膜瘤切除术后早期并发症的护理对策. 实用临床护理学电子杂志,2017,2(30):161-164.

[10] 林卓美. 脑膜瘤患者手术治疗的护理体会. 中国实用医药,2015,10(23):222-223.

[11] 梁芳,戚晓秦,王宏利,等. 窦旁脑膜瘤 90 例手术治疗及术后观察处理体会. 陕西医学杂志,2014,43(9): 1145-1146.

[12] 黄素梅,陆小妮,罗前颖.80 例脑膜瘤切除术围手术期护理体会. 九江学院学报(自然科学版),2014,29 (1):96-98.

[13] 杨惠清,赵欣,张梦莹,等. 枕骨大孔区脑膜瘤的围手术期护理. 局解手术学杂志,2014,23(1):108-109.

[14] 魏建华. 脑膜瘤手术的术中配合及护理分析. 中国民族民间医药,2013,22(19):80.

[15] 马玉芬. 张毅. 垂体瘤护理手册. 北京:中国协和医科大学出版社,2017.

[16] 周崧,江基尧. 垂体腺瘤的分子病因学研究进展. 中华神经医学杂志,2007,6(8):856-858.

[17] Kondziolka D,Lunsford LD,Martinez AJ. Unreliability of contemprary neurodiagnostic imaging in evaluating suspected adult supratentorial (low-grade) astrocfytoma. J Neurosurg,1993,79:533-536.

[18] 王耿焕,沈和平,褚正民,等. 成人幕上脑叶毛细胞型星形细胞瘤的诊断和治疗. 中华神经外科杂志, 2014,9(5):473-474.

[19] Regis J,Bouillot P,Rouby-Volot F,et al. Pineal region tumors and the role of steqreotactic biopsy:review of the mortality,morbidity and diagnostic rates in 370 case. Neurosurgery,1966,39:907-914.

[20] Youssef AS,Keller JT,van Loveren HR. Novel application of computer-assisted cisternal endoscopy for the biopsy of pineal region tumors:cadaveric study. Acta Neurochir(Wien),2007,149:399-406.

[21] 刘苗苗,范艳竹,吴红霞. 儿童经胼胝体-穹窿间入路切除松果体区肿瘤的术后护理对策. 中国医药导刊, 2017,19(3):313-314.

[22] 邹爱国. Poppen 入路切除松果体区肿瘤的手术护理配合. 当代护士(上旬刊),2017,6:102-103.

[23] 孙彩红,陈蕾.核磁共振及神经功能导航下行松果体区肿瘤切除术的护理.护理实践与研究,2012,9(9)：68-69.

[24] 赵欣,张月红,赵艳艳.Poppen 入路显微手术治疗松果体区肿瘤 32 例的护理.中国误诊学杂志,2011,11(33)：8303-8304.

[25] 王晓艳,邱炳辉,邓瑛瑛,等.133 例松果体区肿瘤患者的术后护理.现代临床护理,2011,10(7)：21-22.

[26] 范燕娜,石卫青,俞美定.松果体区肿瘤患者的护理.解放军护理杂志,2010,27(20)：1566-1567.

[27] 唐烁帆,陈少明.松果体区肿瘤患者放射治疗的护理.南方护理学报,2002,5：47-48.

[28] Packer RJ,Nicholson HS,Vezina LG,et al. Brainstem gliomas. Neurosurg Clin Norh Am,1992.

[29] 万经海,徐震纲.颅底肿瘤外科学.北京：人民卫生出版社,2018.

[30] 格林伯格.神经外科手册.8 版.南京：江苏凤凰科学技术出版社,2017.

[31] 黄怀忠,吕胜青,周政.髓母细胞瘤的诊治研究新进展.国际神经病学神经外科学杂志,2010,37(3)：241-246.

[32] 沈元婷.84 例儿童第四脑室髓母细胞瘤手术后的观察及护理.中国城乡企业卫生,2014,29(1)：86-88.

[33] 罗玉茹,李天豪.儿童髓母细胞瘤患者的围术期护理.心理医生,2018,24(36)：238-239.

[34] Johnson JD,Young B. Demographics of brain metastasis. Neurosurgery Clinics of North America,1996,7(3)：337.

[35] Mintz AP,Cairncross JG. Treatment of a single brain metastasis：the role of radiation following surgical resection. Jama,1998,280(17)：1527-1529.

[36] Voorhies RM,Sundaresan N,Thaler HT. The single supratentorial lesion. An evaluation of preoperative diagnostic tests. Journal of Neurosurgery,1980,53(3)：364-368.

[37] 史俊霞.多学科团队协作护理模式在脑转移瘤手术患者中的应用效果研究.全科口腔医学电子杂志,2019,6(1)：123-127.

[38] 张炜,张霞.头部伽马刀治疗脑转移瘤 1205 例的护理体会.第三军医大学学报,2011,33(11)：1122-1127.

[39] 宋方方.伽玛刀治疗脑转移瘤期间护理体会.外科研究与新技术,2016,5(1)：66-68,72.

[40] 杨满红.常规放疗联合三维适形放疗治疗肺癌脑转移瘤的护理研究.中国医药指南,2012,10(8)：338-339.

[41] 孙甜甜,王玲.脑转移瘤射波刀治疗的临床护理.实用临床医药杂志,2012,16(4)：1-2,9.

[42] 朱利峰,何占彪,王宏伟,等.伽马刀治疗脑转移瘤 274 例并发症的预防与护理体会.内蒙古医学院学报,2010,32(S4)：122-123.

[43] 祁艺,张国荣,王宏伟,等.浅谈对脑转移瘤患者实施人性化护理体会.内蒙古医学杂志,2010,42(7)：861-862.

[44] 刘玉光.简明神经外科学.济南：山东科学技术出版社,2010.

[45] 周玉萍,杨前美,彭登琼.巨大三叉神经鞘瘤患者手术前后的护理.华西医学,2001,16(2)：179-180.

第13章

先天性脑疾病患者的护理

第一节 脑 性 瘫 痪

脑性瘫痪(cerebral palsy)简称脑瘫,是指围生期获得性非进行性脑病导致的先天性运动障碍及姿势异常性疾病或综合征。患病率约为每 1000 活产儿中有 2.0～3.5 个。临床表现复杂多样,多在数月后家人试图扶起患儿站立时发现,严重者生后即有征象。主要表现为运动障碍,伴或不伴有感知觉和智力缺陷。1862 年 Litter 首先描述本病,故也称为 Litter 病,1964 年 Ingram 首先使用脑性瘫痪这一概念。

依据 2006 版国际脑性瘫痪定义的原则,我国于 2014 年通过的脑性瘫痪的定义是:脑性瘫痪是一组持续存在的中枢性运动和姿势发育障碍、活动受限症候群,这种症候群是由于发育中的胎儿或婴幼儿脑部非进行性损伤所致。脑性瘫痪的运动障碍常伴有感觉、知觉、认知、交流和行为障碍,以及癫痫和继发性肌肉、骨骼问题。

一、病因

脑性瘫痪的病因复杂,包括遗传性和获得性。获得性脑性瘫痪又包括产前病因、围生期病因及产后病因,许多患儿找不到明确的病因。据 Ellenberg 统计,分娩过程损伤占 60%～65%,产前原因占 30%～40%,产后原因约占 12%。

1. 产前病因 包括胚胎期脑发育畸形、先天性脑积水、母亲妊娠早期重症感染(特别是病毒感染)、严重营养缺乏、外伤、中毒(如妊娠高血压综合征)及放射线照射等,遗传因素在发病中的作用不明显。

2. 围生期病因 包括宫内外窒息、产程过长及各种产伤等。

3. 产后病因 包括各种感染外伤、中毒、颅内出血及重症窒息等。

二、临床表现

脑性瘫痪的临床表现各异,病情轻重不一,严重者出生后数日出现症状,表现为吸吮困难、肌肉强硬,大多数患儿出生数月后家人试图扶起时才发现。

三、临床分型

脑性瘫痪的临床分型复杂,以往多采用 Minear 临床症状分型,特点是定义明确、应用方便。分为①痉挛型(spastic):最多见,占脑性瘫痪的 50%～70%,包括双侧瘫(diplegic)、下肢为主型、四肢瘫型(quadriplegic)、偏瘫型(hemiplegic)、双侧偏瘫型(double hemiplegic);②运动障碍型(dyskinetic):包括多动型(hyperkinetic)或舞蹈手足徐动型(choreoathetoid)、肌张力障碍型(dystonic);③共济失调型(ataxic);④混合型(mixed)。据 Nelson(1978)统计,痉挛性双下肢瘫占 32%,偏瘫占 29%,四肢瘫占 24%,运动障碍型和共济失调型仅占 14%。

1. 痉挛型脑性瘫痪　患儿最初常表现为肌张力降低、腱反射减弱,数月后出现明显无力及痉挛,下肢较上肢明显,无力首先累及内收肌,腱反射活跃。患儿腿部运动僵硬、笨拙,用双手在腋窝下抱起患儿时无蹬腿动作,仍保持腿部伸直或屈曲状态,大多数患儿跖反射呈伸性反应。

2. 运动障碍型脑性瘫痪　患儿最初常表现为两侧肢体活动不同,如只用一侧手取物或抓东西,往往未引起重视,直至 4～6 个月才意识到问题严重性。下肢受损通常在婴儿学习站立或走步时发现,患儿可自行坐起和行走,但较正常婴儿晚数月;可有语言缓慢,应注意有无精神发育迟滞及双侧运动异常。35%～50%的患儿发生抽搐,可持续终身,可为全身性发作,发作后可有 Todd 麻痹。

3. 共济失调型脑性瘫痪　患儿最初表现为肌张力减低和活动减少,患儿长大想坐、立和行走时出现明显的小脑功能障碍,如坐姿不稳,伸手取物动作不协调,步态笨拙而经常跌倒,走路时躯干不稳伴头部略有节律的运动(蹒跚步态)等。

四、辅助检查

1. 直接相关检查

(1)影像学检查:MRI、CT 和 B 超是脑性瘫痪诊断有力的支持,MRI 在病因学诊断上优于 CT。

(2)凝血机制的检查:影像学检查发现不好解释的脑梗死可做凝血机制检查,但不作为脑性瘫痪的常规检查项目。

2. 伴随症状及共患病的相关检查　70%的脑性瘫痪患儿有其他伴随症状及共患病,包括智力发育障碍(52%)、癫痫(45%)、语言障碍(38%)、视觉障碍(28%)、严重视觉障碍(8%)、听力障碍(12%)及吞咽障碍等。

(1)脑电图:合并有癫痫发作时进行脑电脑检查,脑电脑背景波可帮助判断脑发育情况,但不作为脑瘫病因学诊断的常规检查项目。

(2)肌电图:区分肌源性瘫痪或神经源性瘫痪,特别是对上运动神经元损伤还是下运动神经元损伤具有鉴别意义。

(3)脑干听、视觉诱发电位:疑有听觉损害者,行脑干听觉诱发电位检查;疑有视觉损害者,行脑干视觉诱发电位检查。

(4)智力及语言等相关检查:有智力发育、语言、营养、生长和吞咽等障碍者进行智商或发育商及语言量表测试等相关检查。

(5)遗传代谢病的检查:有脑畸形和不能确定某一特定的结构异常,或有面容异常高度怀疑遗传代谢病,应考虑遗传代谢方面的检查。

五、治疗

脑性瘫痪迄今尚无有效治疗方法,可采取适当措施帮助患儿改善运动功能,如物理疗法、康复训练、药物和手术治疗等。痉挛型脑性瘫痪、运动过度型脑性瘫痪、手足徐动型脑性瘫痪、肌张力障碍型脑性瘫痪及共济失调型脑性瘫痪应采取物理疗法、康复训练与药物相结合,必要时手术治疗。

1. 物理疗法及康复训练　采用物理疗法、康复训练结合按摩促使肌肉松弛,改善步态姿势和下肢运动功能。支具和矫治器可控制无目的动作,改善姿势和防止畸形。手指训练有利于完善进食、穿衣、写字等生活自理功能。

2. 药物治疗　作用有限,不良反应大,可根据症状适当选择。

3. 手术治疗　①选择性脊神经后根切断术(selective posterior rhizotomy,SPR),痉挛型脑性瘫痪无严重系统疾病、脊柱畸形及大小便障碍,首选 SPR 加康复训练;②矫形外科手术:对内收痉挛、肌腱挛缩和内翻马蹄足可行矫形手术,恢复肌力平衡,松解痉挛软组织和稳定关节。对手足徐动和共济失调患者,SPR 及矫形手术均不适宜。

六、护理

(一)护理评估

1. 健康史　了解患儿出生前后的情况、营养代谢、睡眠形态及日常生活情况。

2. 症状与体征　动作是否协调,是否存在自理、言语、感觉、情绪和行为等障碍。

3. 社会与心理评估　患儿家庭经济状况、支持系统、家长文化程度及是否存在焦虑。

(二)主要护理问题及措施

1. 护理问题

(1)有受伤的危险:与肢体不协调有关。

(2)焦虑:与担心疾病预后有关。

(3)潜在并发症:感染。

2. 护理措施

(1)一般护理

1)预防感染:减少患儿到公共场所;杜绝接触感染者,限制探视人数,室内保持空气新鲜,阳光充足,病室要定时开窗通风、紫外线消毒等。并根据天气变化及时增减衣物,防止受凉和发热。

2)饮食护理:根据患儿的年龄及进食困难程度实施护理,为患儿制订高热量、高蛋白及富有维生素、容易消化的进食计划,鼓励多活动,以使其适应高代谢的需求。

3)皮肤护理:由于运动障碍造成活动受限,皮肤要避免长时间受压。给予穿着舒适衣服,保持清洁卫生。

(2)安全的设备及安全的环境:脑性瘫痪患儿运动功能及平衡反应能力差,较正常儿童易于摔倒致伤,再加上智力低下,营造一个安全的环境很重要。

1)病床要求:小床要高护栏,约 80 cm,间隙要<5 cm ;大床要加床档,防止患儿坠床

摔伤。

2)轮椅要求:要经常检查轮椅的性能是否处于良好使用状态,患儿坐在轮椅上必须加安全约束带。

3)训练场所要求:要有扶手及软地毯。

(3)提高和改善患儿的运动功能

1)评估患儿的运动功能情况。

2)采取正确的卧位:①侧卧位。适合于各种脑性瘫痪患儿,痉挛型脑性瘫痪患儿侧卧时,痉挛状态可有所改善。②俯卧位。俯卧位是脑性瘫痪患儿经常采用的体位,此姿势有利于抬头及保持身体各部分对称,但对肌张力极低的软瘫患儿,俯卧位时有发生呼吸道堵塞、窒息的危险,应注意避免。

(4)正确的抱姿

1)对以伸展为主的痉挛型脑性瘫痪患儿身体多处在僵直状态,抱起前,先使其对称地坐起来,让患儿的髋部向前适当屈曲,协助者双手握住患儿两腋下控制患儿的双肩,使之旋前。肩胛带拉伸,双臂稍上举。协助者双手插入患儿两腿之间,使患儿保持两腿分开,以便抱起。再根据患儿的情况给予不同的支持,如有无抓握能力、躯干控制如何,给予不同的帮助。

2)对以屈曲为主的痉挛型脑性瘫痪患儿,抱时姿势尽量使其肢体伸展,头部、上肢、躯干、髋部和膝部均保持伸展状态。

3)对于手足徐动型患儿,除上述原则外,应着重控制患儿的不自主运动,使患儿保持姿势和体位的稳定性。使患儿的膝关节、髋关节充分屈曲,可以使其头部和躯干伸展,为患儿提供较好的稳定性,同时也控制了患儿的不自主运动。

(5)纠正不良的姿势

1)"W"形坐姿:指患儿两腿过度屈曲似跪的姿势,臀部坐落在屈曲的两大腿之间。这种姿势的支撑面积大,易获得身体的稳定性。但长期采用这种姿势,会加重或导致两腿屈曲性痉挛,甚至诱发髋关节半脱位。

2)圆背坐姿:患儿腰背肌或下肢伸肌张力异常,头控制差,不能持久坐稳,可造成脊柱弯曲畸形。

3)盘腿坐姿:双下肢膝关节痉挛,长期采用此姿势只能加重痉挛。

(6)进食动作的训练

体位:抑制全身肌张力的升高,避免不必要的不自主运动和动作的出现,而使身体双侧对称,一切动作都由身体中线开始。进食时患儿头部略微向前倾,背部伸直、双侧肩关节内收、屈曲成直角,并略微分开;膝关节屈曲并略高于髋关节,双足底有所支撑。

1)评价口腔、下颌及舌的运动功能。

2)选择适宜的器具:自助具碗、勺,吸着盘等可以起固定作用。

3)口腔的运动:进行脱敏治疗、冰水治疗及口的闭合控制训练。

4)舌的控制:舌操训练增加舌的灵活性。将果酱、蜂蜜涂在患儿的上腭及唇周围,鼓励患儿用舌舔。

5)下颌的控制:用 3 个手指来纠正或抑制不正确的下颌骨位置,具体方法为拇指指腹放在患儿下颌中部,施加一向内的推力,同时,还可诱导开口、闭口、头部向前屈曲等动作。食物摆放在脸的一侧,是为了防止及纠正头向侧方倾斜和下颌的侧向横移。中指摆放在下颌以下,在口张开时,可利用这只手指施加一压力来抑制舌向前伸。同时,也可帮助拇指来控制张开的口。

(7)吞咽咀嚼功能的训练:将食物放在口腔侧面。训练中出现咬𬌗反射时,绝对不能将勺硬向外拉,以免加剧咬𬌗反射,越咬越紧。应耐心等待几秒,患儿会自动松开,或轻轻将舌向下压,患儿则会松口。

(8)穿衣训练:要选择宽大、套头、简单的衣服;要分清衣服的上下、左右、前后;可在保持坐位平衡的情况下进行训练。

1)顺序:①他人帮助患儿穿、脱衣服,患儿能够合作;②患儿自己脱衣;③患儿模拟娃娃穿、脱衣服;④患儿自己穿衣。

2)体位:全辅助时采取半卧位或坐位,仰卧位可加剧全身僵直反应,引起全身伸肌肌张力的增高,一般不宜采用。部分辅助时,选择能缓解痉挛、最宜控制四肢的体位。

3)穿衣:患儿坐在椅子或靠背椅上、轮椅,或在地上靠墙角坐,右手抓住衣领,使纽扣面对自己;先将左手交叉穿进衣袖里,抓衣领的右手将衣服提起转向身后并拉向右侧,右手伸手往后穿进另一只衣袖里,左手抓住衣领,最后,双手将衣领整理好,扣好衣扣。

4)脱衣:患儿坐于无靠背的椅子上或地上靠墙角坐,或者坐在椅子上,前面放一个木台,患儿上身向前靠在木台上;抬起双手伸往头后,抓住衣领慢慢将衣服拉高至肩部,然后退出头部;最后将手退出衣袖。

(9)语言训练:在日常生活和训练中,逐渐训练患儿的语言理解能力和语言表达能力。给患儿创造一切条件,特别是在游戏中发掘患儿的语言潜能。

1)处于放松的体位,保持头在正中位,有利于患儿听和看。

2)患儿保持良好姿势,以便在做活动时说话。

3)让患儿在听你说话时能看到你的一举一动,且有利于吸引患儿的注意力。

4)对患儿说话时,要用单个词或简短的句子,并辅以手势,以使患儿更易理解。

5)给予患儿充足的反应时间。

6)鼓励患儿所使用的一切交流方式。

(10)癫痫的预防

1)注意观察患儿的情绪变化,保证足够的睡眠,保持大便通畅。

2)在训练中注意劳逸结合,不要过于疲劳,减少癫痫发作的诱因。

3)脑性瘫痪患儿有随时发生癫痫的可能,要有专人陪同,以防意外。

4)当癫痫发作时应使患儿侧卧位,解开衣领,保持呼吸道通畅,将纱布裹好的压舌板插入上下磨牙之间,以保护舌和防止窒息。

(11)病情观察

1)注意观察病情变化,了解瘫痪、肌肉萎缩、肢体变形的程度。

2)早期用药疗效观察:给予镇静药、肌肉松弛药后疗效。

3)康复效果观察:注意观察运动功能落后的恢复情况。

(12)心理护理:发挥社会、家庭、学校全方位的力量,关爱脑性瘫痪患儿。鼓励患儿多参加集体活动,调动其积极性,克服自卑、孤独心理。

七、健康教育

针对脑性瘫痪患儿治疗、护理任务长期性的特点,健康教育主要以家庭教育为主。

1. 教会家长照顾患儿的方法,如用药管理、身体康复及癫痫发作的处理等。针对患儿所处的年龄阶段进行有重点的训练,如婴儿期主要促进正常发育,防止各种畸形,随着年龄增长可结合功能训练配备支架、夹板和特殊装置。

2. 帮助家长制订切实可行的家庭康复计划,寻找社会支持系统,如社会机构,从而提高患儿的生活质量。把握训练时机,尽量取得患儿合作,在患儿情绪好、兴趣高时教一些新的动作并不断地强化,但每次训练时间不可过长,内容不要单一。

3. 指导促进患儿心理健康,家庭应给患儿更多的关爱与照顾,耐心指导,积极鼓励,注意挖掘其自身潜力,使患儿有成就感并不断进步,切不可歧视或过于溺爱,以免造成性格缺陷。

第二节　先天性脑积水

先天性脑积水(congenital hydrocephalus)又称婴儿脑积水(infantile hydrocephalus),是指婴幼儿时期脑室系统或蛛网膜下隙积聚大量脑脊液,导致脑室或蛛网膜下隙异常扩大,并出现颅内压增高和脑功能障碍。先天性脑积水是最常见的先天性神经系统畸形疾病之一,多见于2岁以内的婴幼儿。

一、病因

常见病因是产伤引起的颅内出血和各种感染所致的脑膜炎,由于血液或炎性渗出物造成第四脑室开口粘连,致脑脊液流通障碍;也可因大脑表面蛛网膜下隙的粘连或上矢状窦旁的蛛网膜颗粒发生粘连使脑脊液回流吸收障碍。先天性畸形造成的脑积水约占1/4,常见的有中脑导水管狭窄、第四脑室正中孔和侧孔闭锁、小脑扁桃体下疝畸形等。肿瘤也可引起脑积水,但较少见。

二、临床表现

1. 头颅快速增大是突出的体征,颅内压增高,前囟扩大、张力高,有时后囟、侧囟也开大,颅缝裂开,静脉回流受阻使头皮静脉怒张,颅骨变薄,叩诊出现破壶音(Macewen 征),患儿头发稀少。

2. "落日征"是特有的体征,表现双眼球下旋常暴露上部巩膜,使眼球下半部掩盖在下睑下方。常见展神经麻痹,晚期可有视觉和嗅觉障碍,眼球震颤、共济失调及智力发育不全等。重症出现痉挛性瘫痪、去脑强直发作。

3. 患儿精神萎靡,因头颅增大过重难以支撑和无力上抬,不能坐和站立。

三、临床分型

1. 交通性脑积水(communicating hydrocephalus)　主要由于脑脊液分泌过多或吸收障碍导致,脑脊液可自脑室系统流至蛛网膜下隙。

2. 梗阻性脑积水(obstructive hydrocephalus)　脑室系统某一部位阻塞使脑脊液循环受阻和脑室扩张。最常见为中脑导水管狭窄、分叉及中隔形成,以及导水管周围胶质增生、室间孔闭锁、第四脑室正中孔或侧孔闭锁等,有时伴先天性小脑蚓部发育不全(Dandy-Walker 综合征)、小脑扁桃体下疝畸形等。

四、辅助检查

1. 头围测量　一般测量 3 个径。①周径:为最大头围,自眉间至枕外粗隆绕头一周的长度;②前后径:自眉间沿矢状线至枕外粗隆连线的长度;③横径:两耳孔经前囟连线的长度。对比患儿与正常同龄婴幼儿间的头围差异。

2. 影像学检查　①头颅 X 线片显示颅腔扩大,颅骨变薄,板障结构稀少甚至完全消失,血管沟变浅或消失,脑回压迹加深,颅缝分离,前囟增宽,颅与面比例明显增大等;②CT 和 MRI 检查可见脑积水,发现畸形结构和脑室系统阻塞部位,脑室周围钙化常提示巨细胞病毒感染,脑内广泛钙化常为弓形虫感染。

3. CSF 酚磺酞试验　可鉴别梗阻性脑积水与交通性脑积水,以及脑室系统内梗阻与脑室系统外梗阻。

五、治疗

先天性脑积水的治疗包括手术治疗和药物治疗,以手术治疗为主。

1. 手术治疗

(1)病因治疗:解除阻塞病因是理想的疗法,酌情行大脑导水管成形或扩张术,第四脑室正中孔切开或成形术,枕大孔先天畸形者做颅后窝及上颈椎椎板切除减压术等。

(2)侧脑室脉络丛切除或电灼术:主要用于治疗交通性脑积水,减少脑脊液形成,因疗效不显著已少用。

(3)脑脊液分流术:常采用侧脑室腹腔分流术、脑室颈内静脉分流术及脑室心房分流术等。

2. 药物治疗　可暂时减少脑脊液分泌或增加机体水分排出。首选乙酰唑胺;高渗脱水药因药效时间短暂不宜长期应用;50%甘油盐水口服使用方便,可试用,有蛛网膜粘连者可试用泼尼松口服。

六、护理

(一)护理评估

1. 健康史　了解患儿出生前母体的健康状况,是否有难产史、是否动用产钳或胎头吸引器;头部有无外伤史;有无感染史;了解家族史、喂养史;评估头围增长速度。

2. 症状与体征　体检患儿头围大小,有无"日落征"、Macewen 征,有无神经功能缺失和颅内压增高的表现。

3. 社会与心理　评估患儿家庭经济状况、支持系统、家长文化程度。评估家长对疾病和手术的认知,是否因担心治疗费用和预后而产生焦虑心理。

(二)主要护理问题及措施

1. 护理问题

(1)有受伤的危险:与颅内压增高、癫痫有关。

(2)潜在并发症:分流系统阻塞感染、脑水肿。

2. 护理措施

(1)避免受伤:脑积水患儿的头部应给予适当支持,以防颈部受伤。

(2)观察疾病进展情况。

1)定时测量和记录头围(枕额径:沿眉毛上方、耳朵顶端到枕骨隆凸处)。

2)观察及记录前囟的大小及膨胀程度。

3)观察颅内压增高的症状(有无恶心、呕吐、前囟张力高、意识生命体征的改变)。

4)外观改变:头大小、额是否突出、落日眼、角弓反张姿势。

(3)及时处理颅高压情况

1)通知医师,备好抢救物品。

2)抬高头部 30°。

3)保持呼吸道通畅,防止误吸、窒息。头偏向一侧。

4)开放静脉,遵医嘱给药。控制输液速度。

5)给予心电监护,监测生命体征、瞳孔变化。

6)保持病室安静,减少环境对患儿的不良刺激。

(4)给予适当营养

1)少量多餐喂患儿,喂食前后减少活动,减少呕吐,若呕吐频繁应配合医师监测体液及电解质变化。

2)抱着患儿成半坐位姿势,如患儿头很重,手臂应放在椅子把手上以支托头部,卧位时应抬高床头侧卧或头偏向一侧。

3)喂食后抬高床头,防止呕吐后发生坠积性肺炎,给予充分时间排气。

4)记录出入量。

(5)保持皮肤完整性及功能位。

1)将患儿置于柔软平整的床上,有条件的可用气垫床。

2)保持头皮和全身皮肤清洁、干燥。

3)定时翻身,翻身时注意头部与身体轴向旋转,保持良肢位。

4)眼睑闭合不良的患儿,要保持眼睛潮湿,预防角膜溃疡及感染。

(6)给予患儿父母情感支持,促进应对能力

1)提供正确的知识和相关解释。

2)纠正错误观念、减轻家属的焦虑与自责。

3)若发现有严重的适应不良,由专业医师给予解答咨询与辅导。

(7)术后护理

1)术后对饮食差、加之呕吐频繁的患儿要及时补充各种营养,防止水和电解质紊乱。

2)观察患儿头部、腹部伤口有无渗出、感染。记录引流量、颜色和尿量、尿色及尿比重,观察患儿腹部有无不适体征,如腹痛、腹泻、呕吐等。观察感染指征,如体温变化、脓性分泌物、分流管路周围红肿及压痛、血象变化。

3)观察有无颅内压增高症状,如情绪激动、囟门膨胀、嗜睡、呕吐和血压变化等。

4)患儿应卧于健侧,避免头部伤口骨骼及硬脑膜受压,耳部应放棉垫保护。

5)脑脊液分流术后,应观察记录囟门膨出或紧绷的情况,作为调整患儿姿势的依据。

6)促进患儿形成积极的心态,较大患儿很在意术前剃发、术后头皮下导管,护士应与患儿沟通,让他们表达自己的害怕和担忧,建立自尊,鼓起面对现实的勇气。

(8)并发症的观察与护理

1)分流系统阻塞:是最常见的并发症。可出现在术后任何时间段,最常见于术后 6 个月。因脑脊液蛋白含量过高、脑室内出血、周围组织粘连包裹引流管等所致。术后早期应注意囟门张力的大小,以估计分流管的流量是否合适。若分流过度,患儿可出现体位性头痛,即立位时加重,卧位时缓解。若分流不足,患儿术后症状不缓解。一旦发生阻塞,患儿的脑积水症状、体征复发,术后 CT 检查缩小的脑室再次扩大。应分析原因,协助医师给予相应处理。

2)感染:多发生在分流术后 2 个月内。可有伤口感染、脑膜炎、腹膜炎分流管感染等。一旦出现分流管感染,单纯依靠抗生素治疗通常无效,应协助医师取出分流管并给予对症处理。

3)脑水肿:严密观察有无颅内压增高的表现,发现异常及时协助医师处理。

(9)其他:手术后保持呼吸道通畅,加强营养支持和抗感染治疗,预防并发症的发生。

七、健康教育

1. 教导患儿的家长首先要正视现实,同时加强看护,给予患儿更多关爱。

2. 饮食上加强营养,以满足生长发育需要。

3. 按时进行各种康复训练,防止肌萎缩,提高生活自理能力及社会适应能力。

4. 定期到医院复查,发现异常,及时就诊。

参 考 文 献

[1] 唐久来,秦炯,邹丽萍,等.中国脑性瘫痪康复指南(2015):第一部分.中国康复医学杂志,2015,30(7):747-754.

[2] Uk N G A. Cerebral palsy in under 25s: assessment and management. London: National Institute for Health and Care Excellence(UK),2017.

［3］ 王维治.神经内科主治医生 1001 问.5 版.北京：中国协和医科大学出版社,2017.

［4］ 王维治.神经病学.2 版.北京：人民卫生出版社,2013.

［5］ 杨莘.神经疾病护理学.2 版.北京：人民卫生出版社,2011.

［6］ 李乐之,路潜.外科护理学.5 版.北京：人民卫生出版社,2012.

第14章

神经介入手术的护理管理

第一节 介入手术室的环境与布局

20世纪80年代,医务人员在X线引导下进行有创操作的场所被称为导管室,具有手术室和放射科双重特点。随着导管室的功能定位从诊断逐步转变为诊断兼治疗后,导管室的称谓被介入手术室取代。普通手术室是相对复合手术室而言的,根据所开展的介入手术范畴,普通介入手术室分为专科介入手术室和综合介入手术室;复合介入手术室指安装了大型医用影像设备、能够在同一手术室中、在手术过程中同时开展2种及2种以上手术方式的手术室,是现代血管造影诊断技术和血管微创介入诊疗技术迅速发展的产物,其中的大型影像设备包括DSA、MRI、CT及C形臂X线机等,分为综合复合手术室及专科复合手术室,是现代化医院的一个标志,无论是何种手术室及手术性质,科学的环境与布局是开展介入手术的前提条件。

一、介入手术室的位置

介入手术室位置应具备以下条件:应设在清洁、安静的位置,以2~3层最佳,与有关科室邻近,有直接通道,便于手术车上下电梯,且要避免X线机等对周围环境的辐射损害,须通过医疗部门审批获得建设资格;地面需平整、光滑、无缝隙,抗化学消毒液腐蚀,避免潮湿。墙壁须光滑且不脱落,可吸附尘粒,以淡绿色或淡蓝色为首选;门窗装置要紧密、宽大,具有防辐射功能,坚固耐用;手术间内装有对讲系统(图14-1)。

二、介入手术室环境布局分类

按照三级综合医院等级评审要求,介入手术室要符合《医院消毒卫生标准》,做到分区清晰,一般可将介入手术室分为限制区、半限制区(或缓冲区)和非限制区。限制区与非限制区之间应设20~30 m² 缓冲区。限制区包括手术间、无菌敷料间等;半限制区(或缓冲区)包括护士站、麻醉苏醒室等;非限制区包括污物处理间、谈话间、餐厅、办公室等。

(一)普通介入手术室环境与布局

符合《医院消毒卫生标准》(GB15982-2012)中区域环境的Ⅱ类环境标准,即空气平均菌落数≤4.0 CFU/m³(15 min),物体表面≤4.0 CFU/m²。

1. 手术间 也称为操作间,一般操作间面积为60~80 m²,高度为3~3.5 m。宽敞的使用面积利于操作和患者进出,也可减低室内X线对人员的影响。手术室内仅放置必备

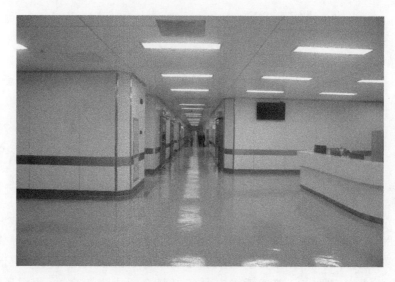

图 14-1　手术室环境

的设备,如血管造影诊断床、手术器械台、壁柜(内放无菌包)、急救车、氧气、吸引器、除颤仪、心电及压力监护仪、吊式无影灯、吊式铅屏、高压注射器等。

2. 控制间　与手术间一墙之隔,一般要求面积为 $10\sim14$ m^2。中间装有铅玻璃,设有X线机操作控制台、监护器、录像设备等,便于控制室的人员与手术者配合。

3. 刷手间　应具备感应开关、冷热洗手池(有足够深度,可防水花外溅)。刷手间应设在手术间旁边,手术者刷手后可直接进入无菌区域。

4. 无菌物品库房　应设在紧靠手术间的限制区内,各种导管、导丝及介入治疗用的诸多器材按有效期顺序放置在柜内,保持清洁干燥、整齐有序、专人保管、定期检查。室内装有紫外线灯管,定期消毒。

5. 计算机机房　一般要求面积在 $6\sim10$ m^2。必须保持低温、干燥,除维修人员外,其他人不得入内。

6. 污物处理间　设置在非限制区,有污水池,用于倾倒引流的血液、体液;有用于浸泡污染手术器械的水池或容器,有暂存一次性医疗废弃物的容器等。

7. 更衣室　男、女更衣室一般在 10 m^2 左右,配置衣柜、鞋柜,设有洗手间、淋浴间。

介入手术室手术间应有良好的放射防护设施,其四周及天棚需有铅板屏障,以作为放射防护的必要设施。其建筑材料以砖和水泥为主,有线束朝向的墙壁应有 2 mm 铅当量的防护厚度。对于手术间墙壁厚度也可根据血管造影机类型、有效工作负荷、周围环境等设置。

(二)复合介入手术室环境与布局

符合《医院消毒卫生标准》(GB15982-2012)中区域环境的Ⅰ类环境标准,即满足《医院洁净手术部建筑技术规范》(GB50333-2002)的要求,洁净度应达到层流净化手术室的百级标准,并应遵循不产尘、不积尘、耐腐蚀、防潮防霉、容易清洁和符合防火要求的总原则。Ⅰ级和Ⅱ级手术室须采用局部集中送风方式,即把送风口直接集中布置在手术台上方。在设计复合手术室时,应尽量避免手术室中心净化送风区域设置钢架。Ⅰ级洁净度集中送风区域面积≥2.4 m×2.6 m=6.24 m²;Ⅱ级洁净度集中送风区域面积≥1.8 m×2.6 m=4.68 m²,应细致规划送风口、血管造影机、吊塔、灯带的位置,避免送风口下方安装阻挡洁净空气输送的设备,影响空气净化过滤。手术床正上方尽量避免各种悬空部件,以免阻挡层流出风口,影响层流效果。

1. 复合手术间　包括手术用房(手术间、操作间、设备间、体外循环准备间)和辅助用房(示教室、会议室、更衣室、餐厅、谈话间)。由于复合手术室地面需要预埋钢架来支撑扫描床,扫描床和设备之间的地面需要铺设电缆槽,同时复合介入手术室的地面还需要考虑防 X 线。因此,复合介入手术室所在区域的楼面为下沉式设计,下沉高度在 250～300 mm。

2. 手术间　最小面积应为 60～70 m²,需安装吊塔、无影灯、腔镜设备、数字会议设备、头架,以及布局时考虑血管机的运动范围。且根据百级层流各种风道的尺寸和布局,楼层高度要在 4.5 m 以上,天花板高度的设置优先考虑血管机的运动高度,还需要考虑手术灯和吊塔的运动高度,手术间净高度在 2.9～3.0 m。

3. 操作间　安置各种工作站,最小面积应为 20～30 m²。

4. 设备间　面积一般为 10～20 m²。主要放置 DSA 机柜、信息整合系统柜、手术床控制机柜,设备运转环境是 18～22 ℃,需要装配独立的空调,保证设备间各种高压部件和控制部件以及核心计算机的正常运转。

5. 体外循环准备间　面积为 10 m² 左右。

手术室的墙体、地板、天花板及门均应符合《医疗诊断 X 线卫生防护标准》(GB8279-1987),根据 DSA 的最大射线量,一般设计防护至少 3 个铅当量,在手术间的 4 个墙面和房顶、地面都要应用铅皮或铅板进行防护,保证没有射线泄露。另外,操作间和手术间之间的观察窗应在 1.5 m×3.0 m 左右。在投入使用前应请具有专业资质的环境评价机构进行辐射评价,合格后方可投入使用。

第二节　介入手术室仪器设备

神经介入医学是指采用经皮血管穿刺、插管造影等方法,通过计算机控制的 DSA 系统的处理,对累及人体神经系统血管的病变进行诊断和治疗,达到栓塞、溶解、扩张、成形和抗肿瘤等治疗目的的一种临床医学科学,它是现代医学放射学、临床诊疗学等各学科高速发展、互相渗透、共同促进的结果。神经介入治疗常见疾病有颅面部、脊柱及脊髓等部位的血管异常,以及脑动脉狭窄、动脉瘤、动静脉畸形、动静脉瘘、急性脑梗死及头部肿瘤等。神经介入治疗具有专业技术性强、定位准确、可重复、创伤小、恢复快及并发症少的特点。神经介入手术仪器设备的种类、分型繁多,各具特点,需要护士熟练掌握,才能提高护理质量,保证工作安全(图 14-2、图 14-3)。

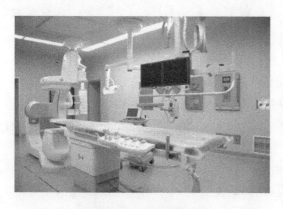

图 14-2　DSA 造影机

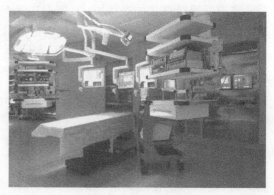

图 14-3　造影机及手术床

一、数字减影血管造影系统

(一)简介

DSA 是 20 世纪 80 年代兴起的一种新技术,是计算机与常规 X 线血管造影相结合的一种检查方法。由于它能实时地向术者提供导管导向的位置、局部循环结构、血管内血流和管腔结构等有关信息,因而具有极大的优越性,目前已基本取代了常规的血管造影设备。由于电子计算机技术、非离子型造影剂、导管及其插管技术的不断发展,加之对脑血管的解剖、血管性病变的病理生理的进一步认识,各种脑血管内介入影像技术日趋成熟,其治疗范围正在拓宽,治疗规模不断扩大。特别是计算机的应用,使 DSA 设备更加智能化,光纤网络综合数据处理能力更强、X 线剂量更低,操作界面更方便,图像更清晰,使脑血管内介入诊断和治疗技术日臻完善。DSA 与普通的数字 X 线摄影系统不同,不仅要把 X 线影像数字化,还要取得质量较高的血管减影图像。

DSA 系统的基本组成按功能分类,主要由五部分组成:①X 线发生和显像系统,包括 X 线机、影像增强器光学系统、电视摄像机和监视器;②机械系统,指 C 形臂和血管造影床,这一部分必须运动自如、投照方便,且不影响患者的麻醉和抢救;③高压注射器;④影像数据采集和存储系统;⑤计算机部分,主要用于图像的后期处理、储存。

(二)工作原理

1. X 线机脑血管造影　是将高浓度的 X 线造影剂,通过导管用高压注射器注入大血管,然后及时快速连续拍照的一种检查方法。X 线机能以多脉冲方式快速曝光,成像速度最高达 150 帧/s 的连续摄像。

2. 影像增强器　影像增强器的工作原理是,当 X 线通过人体与增强管的玻璃壁,到达输入荧光屏上,即可产生一个密度不同的影像。输入荧光屏涂有以银激活剂的硫化锌银粉,最新技术是采用以铱作激活剂的碘化银。这些物质遇 X 线照射后,产生荧光,再由光电管阳极产生光电子。荧光强度与产生的电子数量有关,这样就把 X 线像转换为电子影像且影像增强 10 060 倍。目前影像增强器已被广泛采用。

3. 光学系统　要求使用大孔径光圈可自动调节的镜头以适应所用 X 线剂量范围大

的特点,有的镜头还内含电动的中性滤光片,以防止摄入强光。

4. 电影摄像机　主要元件为摄像管,具有高灵敏度、高分辨率和低残像的特点。可直接拍摄电视屏幕上的摄像。也可直接拍摄影像增强器输出观察屏上的影像,目前主要采用后一种方式。近年来 X 线摄像技术发展较快,过去都是采用 X 线管,在拍摄过程中,X 线连续发生,而电影摄像机则是断续拍照,这样很大一部分 X 线被浪费掉。目前采用三极脉冲 X 线管。这种技术在初期是由电影机产生一个方形波脉冲,用以控制 X 线的发生。现今则是采用三极 X 线管与电影机同步,也就是说当电影机光圈开启时,X 线管在栅极可得到正电压,X 线即发生;而当电影机光圈关闭时,X 线管栅极为负电压,此时 X 线管不发生 X 线。这样可按照电影机的转速,产生不同速率的脉冲 X 线,可避免 X 线的过多照射,提高摄影效果,减少患者和工作人员的照射剂量。

5. 监视器　要求配备高清晰度、大屏幕的监视器,如逐行扫描 1024 像素以上、51 cm以上类型的监视器。现在造影室内的监视器常采用多屏、多分割或画中画的形式,便于随时对比。高性能的监视器使用环境亮度传感器,自动调节亮度。无闪烁的平面显像管在场频高于 100 Hz 时实现无闪烁影像显示。

6. X 线影像控制系统　在 DSA 中由于被摄对象的组织密度变化大,应保证在各种不同摄影对象和摄影条件下都能得到足够诊断信息,消除模糊及晕光。DSA 是由影像增强和电视成像系统形成模拟影像信号的,影像增强器的动态范围大,在不同曝光剂量下都能输出对比度良好的影像。

7. DSA 机架　一般有 2 种形式:一种是悬吊式机架,另一种是落地式机架,2 种形式的机架各有优缺点。悬吊式机架优点在于移动范围大,可移除手术区域,对手术操作空间的影响较小,缺点是天轨穿越手术室净化送风区域,影响手术室的净化级别。而落地式机架的优点在于无天轨设计,对净化级别影响较小,但缺点是永久占用手术区域一部分空间,且机架移动范围小,需要移动手术床面来获得较小的手术操作空间。复合手术室需要机架具备最大的灵活性,以满足复杂的投照要求,以及在复杂外科手术条件下避开床边各种外科设备的情况下进行大范围的走位。

二、手术床

(一)简介

手术床又称导管床。早期的专用导管床,床内设 X 线管,与悬吊增强器配合使用,具有浮动床面和升降功能,适应手术和透视两种需要;配合 C 形臂使用的导管床,床内无须设 X 线管。要求轻巧、移动灵活、床体本身固定、稳定性好,有良好的 X 线透光性及与 C形臂一体化可控,具有多方位成角能力,甚至床面分段可以调节手术体位。

(二)设置要求

1. 高度　高度需适应不同身高的手术者和 C 形臂的要求,在有微焦点 X 线管的情况下可以完成不同放大倍数的放大摄影和放大血管造影。

2. 床面移动　为了迅速改变透视部位,床面在水平面内可做二维移动,特别是沿床长轴方向有较大的活动范围;配合C形臂使用时,床面能把患者送入X线照射野,床座不会影响C形臂在反汤氏位方向倾斜时的活动。床面在纵、横两个方向上都设有电磁刹车。

3. 床面宽度　床面宽一般为40～60 cm。为了适应上肢插管的需要,床边一般都设有活动式臂托。

4. 床面边框　为增加床面机械强度而设,同时也是床面纵向移动的轨道。在配合C形臂使用时,X线透视的方向是不固定的,在一定方向上床面的边框可能进入照射野,为此也有无边框床面。

5. 床面材料　过去多用多层胶合木板或酚醛板,其机械强度较好,但吸收X线量较大。目前多采用碳素纤维增强塑料,它不但有较小的X线吸收系数,而且有较高的机械强度。

6. 吊床　由纵、横天轨和可移动的伸缩吊架组成,除具有落地式导管床的全部功能外,还使其活动范围更大,地面更整洁。

三、高压注射器

(一)简介

高压注射器的应用,可以保证在较短的时间内按一定的压力、流率将所需的造影剂注入患者的心血管内,高浓度充盈受检部位,以摄取对比度较高的影像。造影过程中,能与X线机曝光相匹配,从而提高摄影的准确性和成功率。现代高压注射器多由微机控制,它具有小型化、控制精度高、运行稳定、操作智能化等优点。

(二)结构与功能

高压注射器主要有以下结构。

1. 多轴运动注射头　它将一定浓度的造影剂抽吸注入注射筒(一次性),由微型计算机检测出筒内造影剂的总量,并将其加热至体温,其多轴系统可配合导管头的位置做方向运动,以保证造影剂的顺利运行。

2. 控制台　它是高压注射器的中枢,控制所有的注射参数及程序。

3. 移动支架　其方法可有天顶悬吊式、导管床站立式及落地式。可根据使用者习惯及房间结构选择其一,通常落地式较方便、实用。

(三)注射参数

欲获得满意的造影剂图像必须根据导管头所在的位置、导管的直径及病变大小、血流运行时间选择合适的参数。其常用的参数如下。

1. 延迟时间　根据病变需要,控制造影剂注入体内的时机,分为曝光延时和注射延时两种方式。

2. 每次注射剂量　即每一次造影时所注入的造影剂量,不可与总量相混。一般以"ml"为单位。

3. 注射流率　是指单位时间内注入导管的造影剂量,通常以"ml/s"表示。每次设定的注射流率为实质注射流率的上限值,即实际注射量不一定达到设定值,但可限制其流率进一步提高,起到保护作用。

4. 注射压力　是指造影剂以某种特定的流速到达血管时单位面积所需的压力。每次设定的注射压力为上限值,可起到一定的保护作用,通常以"PSI"(每平方米英寸磅)表示。

四、射频消融仪

射频是指一定频率的电磁波,频率通常在 0.15～1.0 MHz。射频消融(radiofrequency ablation,RFA)治疗技术是指采用单极或多极电极在超声、CT、MRI、腹腔镜等设备的引导下,把射频电极定位于肿瘤组织,通过射频输出,使靶区组织细胞经离子震荡摩擦产生热量,局部温度达到 80～90 ℃,在靶区产生一球形或类球形消融区,使电极周围的肿瘤组织脱水、干燥,继而产生凝固性坏死,并最终形成液化灶或纤维组织,达到灭活肿瘤组织目的。射频系统中主要依靠电极针起作用,系统通过传递高频交变电流使电极针周围组织发生了离子震荡,摩擦生热并传导至邻近组织,当温度超过 45～50 ℃时,细胞膜破坏,蛋白变性,超过 60 ℃时发生不可逆性坏死,从而在电极针周围组织产生消融区,达到杀灭肿瘤的目的。RFA 具有创伤小、安全性高等优点,而对于已失去外科手术切除机会的患者,也有很好的疗效并延长生命,已成为一种治疗恶性肿瘤的重要手段之一。临床常用射频消融仪和射频电极。

五、微波消融治疗仪

微波是指频率在 30～30 000 MHz,波长很短的电磁波。微波消融(microwave ablation,MWA)利用频率＞900 MHz 的电磁波,通过微波对生物组织的加热效应,引起肿瘤组织发生变性及凝固性坏死。MWA 的消融范围与微波频率、电磁场强度、介电常数等有关。因此,其同时受组织特性及微波天线性能等多方面因素的影响。MWA 除具备射频消融的所有优点外,还具有不受电流传导影响,升温速度快,受组织炭化及热沉降效应影响小,单点消融范围大、消融时间短,术中患者痛感更轻,无须接地负极板等优点。常见微波治疗仪。

六、血栓抽吸系统

(一)简介

血栓抽吸系统(AngioJet Ultra),是国内引进的首款机械血栓抽吸设备。其运用伯努利原理,配合不同型号的导管,能有效清除血栓,以改善患者的预后并减少并发症,迅速减轻血栓负荷,使症状快速获得缓解,快速开通血管,恢复血流,改善远端血供,最大限度地保护静脉瓣膜,降低 PTS 发生率,减少平均住院时间,节省整体治疗费用。血流方向血栓流变吸栓原理:负压区血栓吸入循环水流机械抽吸运用流体力学伯努利原理,控制台对导管部件泵的加压,使盐水泵入,高速盐水形成负压区,从而将血栓吸入,并被高速水流击碎,随之排至体外废液袋中,部分盐水呈水雾喷出并在远端吸入,形成循环水流,从而扩大抽吸范围和增强抽吸效率。血栓抽吸仪由导管、泵、盐水输送管、废液管和收集袋组成。

(二)操作流程

1. 配制肝素盐水(1 L 盐水:5000 U 肝素)。

2. 打开 AngioJet 的机器电源。

3. 取出导管套装与机器相连接。

4. 按照屏幕提示进行导管冲洗、排气。

5. 沿导丝将导管送至血栓部位进行抽吸。

(1)抽吸导管沿指引导管推进送到病变处,导管第 1 个 Mark 接近血栓距离 1 cm 时即开始抽吸,尾端外接。

(2)抽吸推进/回撤速度一般可控于 2 mm,抽吸完成后复查造影如有残余血栓可再次抽吸。血栓完全闭塞血管的情况下,Solent 导管最多可抽吸 8 min(480 s),其他规格导管可抽吸 10 min(600 s);血栓未完全闭塞血管、远端有血流的情况下,Solent 导管最多可抽吸 4 min(240 s),其他规格导管可抽吸 5 min(300s),反复抽吸 2~5 次。

七、压力传感器

(一)简介

医用压力传感器是专门医用的,能感受压力并将压力转换成可用输出信号的传感器(又因为通常使用的压力传感器主要是利用压电效应制造而成的,压力传感器又可称为压电传感器)。通常用于对人体有创血压如动脉压、中心静脉压、肺动脉压和左冠状动脉压等多种压力进行测量,了解人体的血压值,为医师观察患者病情提供参考。

(二)操作流程

1. 医用压力传感器安装程序

(1)连接压力传感器系统前打开监护仪。

(2)采用无菌技术打开包装,确认所有的接口安全密封及三通阀等工作状态良好;注意:连接接头时,不要拧得太紧。

(3)旋塞阀的所有通口都应盖有孔的保护帽,直到传感器系统内注满肝素生理盐水溶液和排尽气泡后,才更换成无孔的保护帽。

(4)把压力传感器连接到监护仪上,按照监护仪的使用说明把监护仪校零;注意:①如无法校零,请更换传感器重新校零;如果校零不成功,请检查电缆连线、监护仪等是否正常;②在安装 DPT-248 Ⅱ、CH-DPI-248 Ⅲ 传感器时,要用颜色编码来鉴别血压类型:红色—动脉压;蓝色—中心静脉压;黄色—肺动脉压;绿色—左冠状动脉压;白色——其他。

(5)用肝素生理盐水冲洗管路,并排尽管路中的空气;注意:管路不得有气泡残留。

(6)待所有管路中填充肝素生理盐水后,将传感器系统连接到人体。

2. 医用压力传感器的药液填充

(1)遵照医师说明,在一个密闭的输液袋中准备肝素生理盐水(通常是 0.9%生理盐水加一定体积的水成肝磷脂)。

(2)打开已消毒好的传感器包,核实所有的接头均是安全的,且所有三通阀旋钮均在所期望的位置。

(3)将输液器插头插入输液袋中,打开流量调节器,轻轻挤压输液袋,同时挤压传感器冲洗阀,直到将所有空气都排出输液器及所有管路。

（4）关闭流量调节器，将输液器放入压力护套中并悬挂在距离患者约 60 cm 高的挂杆上。注意：此时不要给输液袋加压。

（5）仔细检查系统中所有充入液体的部分，确认所有的气泡均已被排出。

（6）将输液袋加压到 300 mmHg，如果仍有气泡残留在系统中，挤压冲洗阀除去系统中所有的空气。

（7）将系统中三通阀的所有未使用的通道上的保护帽全部换成无孔保护帽。

（8）将传感器系统连接到患者身上，再次冲洗系统以便除去管路中的血液。为避免冲洗时气泡或管路中的血液凝血回到患者体内，要确保管路中充入液体并且允许少量血液通过导管回流的现象。

3. 医用压力传感器的调零校准

（1）建议将压力传感器及其三通阀置于腋中线水平，这个三通是用来通气和传感器调零的。

（2）核准三通阀上的保护帽为有孔的，将传感器与监护仪连接起来并按照监护仪说明，将传感器在大气条件下调零。

（3）监护仪调零后，关闭三通阀与空气连通口，并盖上无孔保护帽。

（4）用方波检测系统的动力反应，动力反应测试应在冲洗管路、排尽气泡并与患者相连接调零和校准等一系列操作后实施。注意：系统需要约 1 min 的平衡过程，然后施行小滴量检查冲洗阀是否良好，用肉眼观察是否有泄露。安装 30 min 后要定期检查，确保输液袋压力正常、流量正常并无泄露。因任何小的泄露均可能导致监护仪读数错误。

（5）系统调零校准正常后，按需要进行动态监测。

4. 医用压力传感器的使用禁忌

（1）对已知出血性疾病患者应特别注意。

（2）连续使用不得超过 7 d。

第三节　介入手术室安全管理

介入手术室的安全管理基于对环境感染防控管理及医务人员自身管理。一项关于手术室感染预防和控制最关键环节的调查显示，76％的护士认为是保持无菌环境。介入手术虽然都是微创，但仍是一种侵入性操作，尤其是一些新型介入治疗手术的发展，如经皮主动脉置换术、胸腹主动脉瘤腔内隔绝术等，对手术环境的要求更高，患者同样面临着感染的风险。从 20 世纪 80 年代的导管室发展到如今的介入手术室，在环境的感染控制管理上提出了更细、更高的要求，且手术室医院感染指南对医务人员在手术室内的行为有明确的管理规定。而介入手术一直不被认为是手术，因此对介入手术室医务人员的医院感染管理宽松不一。根据国内外相关指南和文献归纳整理，认为介入手术室医务人员医院感染管理需要从刷手、戴手套、戴口罩、戴帽子、穿手术衣、针刺伤预防等方面进行管理。

环境管理

(一)介入手术室环境卫生学管理要求

1. 手术间日常清洁:工作设备及相应仪器、器材等必须擦拭,术中医师需要操作的各种机器设备需用无菌保护机套;术中如有体液、血液滴落地面应及时擦拭;两台手术之间及时将医疗废弃物以密闭方式移至操作间外;手术台床单一人一用一清洁、消毒;当日手术结束后用 2000 mg/L 含氯消毒液全面擦拭介入手术室内的操作台、治疗台、监护仪急救车等室内设备;辅助用房和走廊每日湿拭清扫 2 次,若有污染随时清洁、消毒。未经清洁、消毒的手术间不得连续使用。

2. 手术人员工作鞋、洗手衣裤一人一用一清洗。

3. 接送患者的推车应每日进行清洁、消毒;床单与被服保持清洁;接送隔离患者的推车用后及时清洁、消毒;并更换车上所有用品。

4. 设立每周卫生日,对天花板、墙面、地面、物体表面进行全面清洁与消毒,尤其是通风系统的出风口、进风口。

5. 不同区域的清洁工具应分开使用,每个手术间清洁时均需更换清洁的工具。

6. 保持手术间良好的通风和新风的输入,通风系统应至少做到每小时 15 次换气,其中至少 3 次为新鲜空气。

7. 重视消毒剂、麻醉药对手术间环境的污染,尽量选择对人体和环境无害的消毒剂。

8. 按照《医疗卫生机构医疗废弃物管理办法》规范医疗废弃物的管理。

(二)标准

1. 外科手消毒和卫生手消毒　设施包括洗手池、非接触式水龙头、流动水、清洁剂、干手用品、手消毒剂,术前手术人员需在流动水下用指甲清洁器清除指甲下的污垢,用清洗剂涂抹双手的每个部位、前臂和上臂下 1/3,认真搓揉 2～3 min,用流动水冲净;再用免冲洗手消毒剂涂抹至上述部位,认真搓揉直至消毒剂干燥;推荐每天只需一次外科手消毒。连台介入手术可用卫生手消毒法,即用速干手消毒剂,按照"七步洗手法"搓揉直至干燥。

2. 戴手套　手套也是一种防止医院感染的屏障。

(1)无菌手套:戴手套前,皮肤须彻底待干;在手术过程中,如果手套破损或血液污染手套内部,应立即更换;手术时间超过 4 h,也建议更换手套;对于特殊感染患者手术时和手有创伤时,手术人员需要戴双层手套。

(2)非无菌手套:非无菌手套有 2 种,一次性聚氯乙烯医用检查手套和一次性使用医用橡胶检查手套,用于医用检查、诊断和防止治疗患者与使用者之间交叉感染,也可用于处理医疗废弃物时。但戴手套不能代替洗手。

3. 工作服　进入介入手术室均应更换洗手衣,不可穿便服。介入手术人员应着洗手衣,进行无菌准备(戴口罩、帽子,外科洗手)后着手术衣进行手术操作。离开介入手术室应更换便服,或者着专用的外出衣。所有进入半限制区和限制区的个人,应穿戴由医疗机构认可的洗衣房清洗过的手术衣或医院提供的一次性手术衣。

4. 手术鞋　不能穿露足趾的开放拖鞋,要求低跟、防滑,对工作中的磕碰、伤害和滑倒有保护作用,手术过程中会有物品掉落的危险,掉下的物品不光有致伤的危险,更主要是有血液病毒和体液的污染物,所以鞋类不应采取布质面料。

5. 帽子、口罩和防护镜　手术人员个人防护包括口罩、防护镜、手套和无孔工作服等。进入限制区应遮蔽头部、头发、耳部。对接受原发性瓣膜病腔内修复术,股动脉穿刺术,长时间导管术,术后长时间动脉鞘留置,主动脉内球囊反搏,经皮瓣膜置换手术,置入式装置如支架、房室间隔封堵器等手术,感染与严重并发症概率增加的患者,手术人员应戴好手套、口罩、防护镜和帽子等。同时手术人员在插入导管及更换导丝时,需做好个人防护,并确保辅助人员同样遵守。

(1)帽子:帽子分为一次性无纺布帽子和布制帽子。进入介入手术室的限制区和半限制区均应戴帽子。每班更换一次性帽子,每班清洗布制帽子。被患者血液和体液污染时应立即更换。

(2)口罩:所有的有创操作,可能有血液、体液喷溅等情形时,需戴医用外科口罩。合格的外科防护口罩对于手术中因电切割、电凝产生的大量的气溶胶、烟雾的粒子具备阻隔作用。外科口罩必须选择系带式,并且不得在下颌部位打结(如果将结扣系在下颌,在穿手术衣时及术中容易污染领口部位),两根系带应分别交叉,在颈部和头后部打结,并且在口罩佩戴完毕以后,确保鼻夹塑型,口罩下部要紧密贴合下颌。

(3)防护镜:对于有血液、体液飞溅风险的手术和特殊感染的患者,介入手术室医护人员需佩戴防护镜。防护镜分为防护眼镜和防护眼罩。

第四节　介入手术室护士的职业防护

职业防护是相对于职业暴露而言的,职业暴露是指实验室人员、医护人员、预防保健人员,以及从事管理、辅助等有关的工作人员,在从事医疗、管理工作及相关工作的过程中意外被含有人类免疫缺陷病毒、肝炎病毒等病原体感染者或患者的血液、体液污染破损的皮肤或黏膜,或被含有病原体的血液、体液污染的针头及其他锐器刺破或割破皮肤,而具有被感染的可能性的情况。在介入手术中,除针刺伤外,射线辐射也是常见的职业暴露。国际上公认的个人安全剂量限值为 2mSv/年。过多的电离辐射对人体有致癌的危险。电离辐射可以破坏人体细胞中 DNA 的结构,部分被破坏的 DNA 可以修复,部分破坏严重的 DNA 就不能修复了。这样基因就会发生变化,产生癌细胞、发生癌症。研究表明,在人群中,对电离辐射最敏感的是儿童和年轻女性;在年轻女性中,对电离辐射最敏感的是乳腺;在人体脏器中,肺最容易受到损害。介入手术室的医务人员每日暴露在 X 线下,日积月累职业损害不可避免。职业防护就是尽可能地降低职业暴露的危险,提供高质量的防护措施,减少辐射损害的发生。

一、皮肤刺伤或割伤

(一)防护措施

1. 医务人员进行有可能接触患者血液、体液的诊疗和护理操作时必须戴手套,操作完毕,脱去手套后立即洗手,必要时进行手消毒。

2. 在诊疗、护理操作过程中,有可能发生血液、体液飞溅到医务人员的面部时,医务人员应当戴手套、具有防渗透性能的口罩、防护眼镜;有可能发生血液、体液大面积飞溅或有可能污染医务人员的身体时,还应当穿戴具有防渗透性能的隔离衣或围裙。

3. 医务人员手部皮肤发生破损,在进行有可能接触患者血液、体液的诊疗和护理操作时必须戴双层手套。

4. 医务人员在进行侵袭性诊疗、护理操作过程中,要保证充足的光线,并特别注意防止被针头、缝合针、刀片等锐器刺伤或划伤。

5. 使用后的锐器应当直接放入耐刺、防渗漏的利器盒,或者利用针头处理设备进行安全处置,也可以使用具有安全性能的注射器、输液器等医用锐器,以防刺伤。禁止将使用后的一次性针头重新套上针头套。禁止用手直接接触使用后的针头、刀片等锐器。

(二)应急措施

1. 紧急局部处理

(1)用肥皂液和流动水清洗污染的皮肤,用生理盐水冲洗黏膜。

(2)如有伤口,应当在伤口旁端轻轻挤压,尽可能挤出损伤处的血液,再用肥皂液和流动水进行冲洗;禁止进行伤口的局部挤压。

(3)受伤部位的伤口冲洗后,应当用消毒液如75%乙醇或0.5%碘伏进行消毒,并包扎伤口;被暴露的黏膜,应当反复用生理盐水冲洗干净。

2. 报告 事故发生后应及时向科室、预防保健科报告,科室有关人员将事情经过详细记录,预防保健科负责联系医院有关专家根据情况进行风险评估,确定用药的必要性、预防用药和用药程序,并将处理情况向医院主管领导及艾滋病病毒职业暴露防治领导小组报告。

3. 检测

(1)职业暴露者填写职业暴露登记表。

(2)事故发生科室负责人填写审核意见并报送预防保健科。

(3)预防保健科明确暴露病源后,根据专家意见拟订检测及追踪随访方案。对病源为疑似或确诊为艾滋病患者,必须按照艾滋病病毒职业暴露防治实施方案中的有关规定检测被暴露者和暴露者的抗HIV、乙肝两对半、丙肝抗体。如果暴露者以前已有人类免疫缺陷病毒抗体的化验结果,则应加以记录。暴露后随诊观察6个月,1年内要定期检测上述病原体标志物,即分别在暴露后4周、6周、12周、6个月检测。

4. 安全事故登记

(1)医院预防保健科为事故处理单位,并建立"医院职业暴露人员个案登记",对事故情况进行登记和保存。重大事故须详细记录事故发生的时间、地点及经过,暴露方式,损伤的具体部位及程度,接触物种类(培养液、血液或其他体液)等情况,处理方法及处理经过(包括赴现场专家或领导活动),是否采用暴露后预防药物,并详细记录用药情况、首次用药时间(暴露后几小时或几天)、药物毒副作用情况(包括肝功能、肾功能化验结果)、用药的依从性状况。

（2）定期检测相关病毒抗体及进行随访。填写"医院职业暴露人员个案登记表"。

（3）无论重大事故或小型事故，对事故涉及的职业暴露者在整个处理过程中均应注意做好保密工作。每一个得到信息的机构或个人均应严守秘密。

二、电离辐射

（一）常用铅防护用品

医用铅防护用品是指用于防护放射线（X 射线、γ 射线）辐射的含铅装置。主要包括人体防护用品和环境防护装置。人体防护主要产品包括 X 射线防护衣（连体式、分体式、胸腹部防护式）X 射线防护裙、性腺防护、卵巢防护、头部防护、甲状腺防护、眼部防护、手部防护、乳腺防护等；防护装置主要包括移动铅屏风、悬吊铅屏风、床边帘、移动铅帘、铅玻璃及相关辅助用品等（图 14-4、图 14-5）。

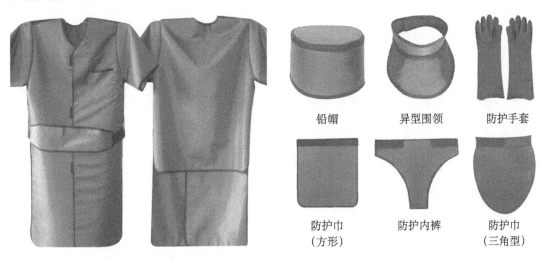

图 14-4　X 射线防护衣　　　　　　图 14-5　X 射线防护用品

（二）铅衣的选择

1. 产品必须经国家认定的质量监督检验机构进行检验，获得产品检验合格证、生产许可证和销售许可证。

2. 根据国际电工学会制定的国际标准，X 射线防辐射铅衣正面当量为 0.5 mmPb，背面为 0.25 mmPb。

3. 按照防护效果可选择前后两面型或前面型 X 射线防护服。

4. 按铅当量大小，X 射线防护服可分为 Ⅰ 型（0.25 mmPb）、Ⅱ 型（0.35 mmPb）、Ⅲ 型（0.50 mmPb）。

5. X 射线防护服表面和内衬应有不含铅的橡胶、塑料或易于清洗和消毒的织物覆盖层，避免使用者直接与含铅防护材料接触。

（三）防护措施

1. 时间防护　指缩短受照时间。因人体受到的累计照射剂量随时间延长而增加。要求放射工作人员操作熟练、迅速。事先应做好周密的计划和充分的准备,有计划地进行必要的曝光,尽量减少曝光时间。术者尤其要注意的是,在复习造影或透视图像时足部不要踩在透视按键上。

2. 距离防护　指增大与辐射源的距离。对于点源,某一位置的辐射剂量率与该位置到辐射源的距离的平方成反比,再加上空气的吸收,因而人离开辐射源越远,人体受到的辐射剂量率就越小。护士应把手术用物合理放置,在条件允许的情况下,尽量远离辐射源,减少不必要的射线接触,但前提是保证医疗安全和图像最佳化。

3. 屏蔽防护　在人体与放射源之间设置屏蔽,使射线逐步衰减和被吸收是一种安全而有效的措施。X 射线、γ 射线通过屏蔽材料时辐射剂量呈衰减。屏蔽 X 射线、γ 射线常用铅、钨等重元素物质作屏蔽材料,如铅衣、铅围脖、铅帽、铅眼镜等;墙壁可采用含铅钢筋混凝土。

(四)防护要求

1. 按照国家《医用诊断 X 射线卫生防护标准》,介入放射室内面积大小与 X 线机额定管电流有关,200 m 以上的 X 射线机室内面积不得小于 36 m^2。介入操作室内除保证设备充足的空间外,还应有 3~5 个介入工作者的活动空间。

2. 医技工作人员在上岗前和离岗时必须做职业健康检查,在岗期间定期做职业健康检查以保证医技工作人员在岗与离岗时拥有健康的身体并能在身体受到辐射损伤后及时得到有效治疗。

3. 医技工作人员在工作期间必须携带个人剂量仪,以便累计辐射剂量与了解个人辐射情况。

4. 在介入放射诊疗时,由于近距离操作,手术操作者的头、胸、腹、盆腔、手等部位的照射率很高,除了设备固有防护外,操作者必须使用如铅帽、铅围脖、铅手套、铅眼镜等防护用品。特别是已经准备妊娠的女性医技工作人员应注意腹部及骨盆部位防护。

5. 国际辐射防护委员会规定,操作者在限定的 5 年期间内平均每年不得超过 20 mSv,任何单独 1 年不得超过 50 mSv。

6. 《国际电力辐射防护和辐射源安全基本标准》规定,16 岁以下的任何人均不得接受职业性照射,年龄在 16~18 岁的实习培训人员 1 年中接受的辐射剂量不得超过 6 mSv。

7. 必须重视患者的辐射防护。如对介入主射线束投射区域以外的身体各部位进行屏蔽防护。对床上 X 射线球管型的机器,可在患者体表覆盖含铅的屏蔽布单;对床下 X 射线球管型的机器,可在检查床上铺垫含铅布单。

8. DSA 设备的更新可明显降低医务人员在介入操作中所受的辐射剂量。球管的尺寸也是影响散射线的重要因素,也影响成像质量和患者所接受的辐射。故要在保证成像质量的前提下,适当将球管透视范围调整在最小的必要范围内,以期减少患者和操作者的辐射剂量。大尺寸的球管能实现多部位一次造影,以减少多次曝光的辐射。

参 考 文 献

［1］　栗树凯.现代综合医院中的介入治疗中心建筑设计研究.西安建筑科技大学,2014.

［2］　牟惟勇.现代医院建筑设计变革初探.中国医院建筑与装备,2019,20(1)：62-64.

［3］　胡雪慧,张美霞,闫沛,等.全国介入手术室建设及护理管理现状调查与分析.中国医院管理,2016,36(1):72-74.

［4］　汤琦.数字化、信息化手术室建设实践—设计与管理经验之谈.中国医院建筑与装备,2018,19(7)：69-71.

［5］　赵林.数字化手术室的建设及管理.齐鲁护理杂志,2019,25(2):7-8.

［6］　Donald PH,Lawrence MB,Philip DM,等.数字减影血管造影术技术原理概论.北京生物医学工程,1984,1:74-80.

［7］　肖书萍,李小芳.介入手术室环境卫生学监测及持续质量改进.护理学杂志,2017,32(1)：89-90,106.

［8］　杨宝玉.介入手术室护理管理中的要点及隐患预防.中国卫生产业,2017,14(15): 115-116.

［9］　陈秀丽,索朝霞,孟洁,等.介入手术室强化消毒隔离管理预防感染的应用效果.中华医院感染学杂志,2016,26(19):4535-4537.

［10］　秦秀珍.放射介入手术室医院感染的危险因素及规范化管理探讨.世界最新医学信息文摘,2017,17(51):45-47.

［11］　单秀萍.手术室医护人员针刺伤现状调查分析.中国城乡企业卫生,2014,29(6):120-122.

［12］　赖涛.护理人员针刺伤职业暴露的分析和防护干预探讨.临床医药文献电子杂志,2019,6(47):1-3.

［13］　郝大洁,张文瑾,刘晋文.介入手术室铅衣的医院感染管理质量控制措施.实用医技杂志,2015,22(11)：1228-1229.

［14］　美国国家辐射防护与测量委员会(NCRP)180 号报告:《电离辐射照射管理:美国辐射防护导则(2018)》.辐射防护,2019,39(3):227.

第15章

神经系统疾病外科手术护理

第一节 神经外科手术室环境与布局

神经外科手术室秉承"安全、高效、协助"的理念,是为患者提供神经外科手术、诊断、治疗及急症抢救的重要场所,也是医院现代化仪器设备配置较完善的部门。神经外科手术室常规配备有单/双极电凝、显微镜、超声外科吸引器、显示器、电/气钻、神经电生理监测仪、C形/O形臂、影像导航系统及手术传出转播系统等仪器,设备占用空间较大,因此,神经外科手术室的建筑环境与一般手术室有所不同。神经外科手术室干净的环境、合理的布局、先进的仪器设备是进行神经外科手术必备的条件,关系到手术的治愈和转归,因此做好手术室环境和布局工作意义重大。

一、手术室环境

应选择特别洁净手术区,应远离污染区,并且尽可能地减少尘埃,同时尽量减少各种震动及噪声。

1. 位置 神经外科手术室应设在安静、清洁、距神经外科各病房及其他辅助临床科室较近的地方。如放射科、检验科、病理科、血库等路途短捷,较为邻近处。在神经外科系统的手术中,有些手术需要在术前或术中进行摄片定位,如脊髓动一静脉瘘、脊髓畸形类的手术,一些脑脓肿的患者术中要做脓液培养及脑脊液送到检验科进行检验;还有一些颅内肿瘤患者,需将切下的肿瘤组织送到病理科,进行术中冷冻检查,进一步明确诊断等,使得神经外科手术室与相关的科室集中布置,构成一个相对独立的医疗区域。

2. 温、湿度 神经外科手术室术间温、湿度要严格控制在正常的范围内,即温度在$22\sim25$ ℃;湿度在$45\%\sim60\%$。适宜的术间温、湿度对术者和患者都是非常重要的。当术间温度过高时术者易出现烦躁、出汗、疲劳等反应,影响术者自身情绪和手术思路,使术者的技术水平不能得到很好的发挥。同时患者也会出现心率快、出汗多等症状而增加手术风险;当术间温度过低时,术者会感到寒冷,易影响手术操作的灵敏性和准确性,尤其是在做显微镜操作时。患者由于手术及麻醉状态抵抗力处于低下水平,更易发生感冒及其他疾病。当术间湿度过低,物体表面浮尘容易随走动、消毒铺单、开关门动作等造成气流改变而悬浮在空气中,由于受重力作用,室内浮尘可直接沉降到手术野里,或术者的手或手术器械上,造成手术切口的污染,甚至是颅内感染。

3. 面积 神经外科手术间面积应≥55 m²,因为神经外科所需手术仪器设备较多,如显微镜、C 形臂、超声吸引刀、导航等；参与手术人员较多，如手术医师、麻醉医师、巡回护士及器械护士、超声科医师、电生理监测医师等，所以应保持足够的空间。

4. 净化级别　手术室可分为很多手术间，按净化的不同级别分别为百级手术间、千级手术间、万级手术间，不同级别的手术间有着不同的用途。由于神经外科手术对术间净化级别的要求很高，所有神经外科的手术要求术间的空气净化要达到百级及以上标准。

二、手术室布局

(一)建筑布局

1. 地面　采用耐磨、耐腐蚀、抗菌、不起尘、易清洁和防止产生静电的材料。如亚麻地板或抗静电橡胶地板。

2. 墙面　应采用不起尘、平整、易清洁的材料。如铝合金材料，墙面颜色以淡灰或淡绿色为宜，消除术者的视觉疲劳，墙角为弧形无踢脚线设计。

3. 门　宜采用电动悬挂式自动推拉门。

4. 窗　窗户应为双层及防尘，玻璃颜色以茶色为宜。

5. 面积　以 50~55 m² 、高 2.8~3.0 m 较为适宜。神经外科手术仪器设备数量多、体积大，需要占用的空间较大，因此手术间的面积可适当扩大，使术者能在宽阔的空间进行复杂、要求严格的手术治疗。

(二)整体布局

1. 通道布局　入手术室采用的是双通道方案，如无菌手术通道，包括医护人员通道、患者通道、洁净物品供应通道；非洁净处置通道，包括手术后器械、敷料的转运，病理的处理。可以使手术部的各项工作更好地做到消毒、隔离，洁污分流，最大限度地避免交叉感染。在此基础上神经外科手术室要具备多功能手术床、外科吊塔、吊臂显示屏等基础设备。

2. 空间布局　合理利用空间，将一些设备垂吊于房顶或安装在墙壁上，如吊臂显示器、无影灯、吊塔、手术显示器等(图 15-1)。注意：地板黄色区域为造影机最大活动范围，黄线内为手术区域，手术参观人员在手术进行时不得进入。

3. 仪器设备布局　手术床(造影床)可以透射线，并与造影机完全整合。无影灯吊臂要有广阔的移动范围，确保手术与介入治疗相容，吊塔(外科及麻醉)在手术间内可以灵活使用和定位，影像、视频和数据可通过数字化手术室的解决方案进行管理(图 15-2)。注意：黄色区域为造影机活动半径，造影床可以前后、左右移动。

4. 操作间布局　要求独立且防射线(备铅衣)(图 15-3)。注意：操作间观看窗口为铅屏及铅墙，铅衣必须悬挂在衣架上，避免铅衣打折损坏。

5. 设备间布局　要求独立且能快速制冷与除湿，保证仪器设备的正常运行(图 15-4)。注意：严格检测温、湿度，以免造成仪器损坏。

6. 复合手术室布局　复合手术是把原本需要在不同手术室、分期才能完成的手术，合并在一个手术室里一次完成。复合手术室并不是简单的两个不同手术室仪器设备、人员的合并，而是打破了学科壁垒，借助全新的复合手术设施，以患者为中心的多学科联合，将多科治疗的优点

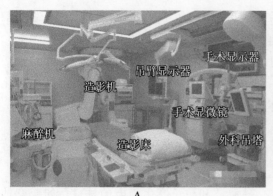
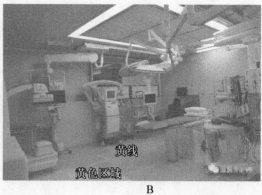

图 15-1 手术室空间布局

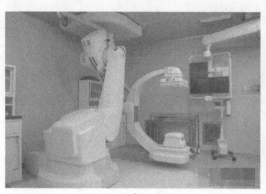
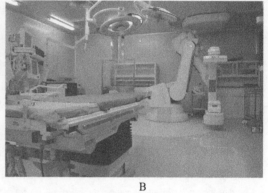

图 15-2 仪器设备布局

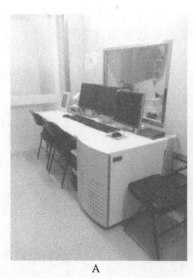
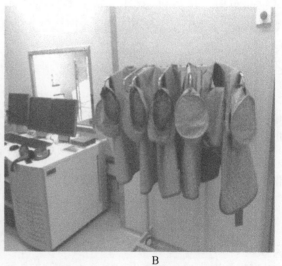

图 15-3 操作间布局

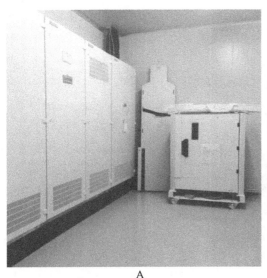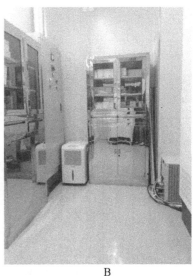

A

B

图 15-4 设备间布局

有效地结合起来。神经外科复合手术室组成应包括手术间、操作间、设备间,手术间面积应≥60 m²,整个复合手术室组合的面积应≥110 m²。手术间应包括手术床、造影机、手术显微镜、外科吊塔、麻醉吊塔、吊臂显示器等。

第二节 神经外科手术仪器设备

现代神经外科手术室所需要装配的设备应包括神经外科专用手术床、手术固定头架/头托、单/双极电凝刀、移动式/悬吊式手术显微镜、超声吸引刀、激光刀、电生理监护仪、立体定向系统、手术导航系统、小型 X 线机、C 形臂、O 形臂、术者专用座椅、术中光子放射治疗设备等。以下介绍部分常用仪器的使用。

一、神经外科专用手术床

神经外科手术床需要满足各种手术入路及手术部位的要求,需具有多种功能,包括:①术前或术中可根据需要随时调整体位,如仰卧位、俯卧位、侧卧位及坐位等;②可安装头架或头托;③床基座短,便于术者长时间地进行坐位操作显微手术;④调控系统时简便、实用、安全,各组件之间连接紧密,固定后不出现任何晃动;⑤同样适用于其他外科手术。

二、头架

头架是显微神经外科必备器械之一,由头夹和固定架两部分组成。头夹包括单向锁定滑动横臂、颅钉承受器及螺旋加压器 3 部分。颅钉承受器在头夹的两侧,一侧承受单钉,另一侧承受双钉。它以 3 个颅钉将头颅夹紧,锁定滑动横臂,卡紧颅骨后,旋紧单钉承受器处的螺旋加压器,使颅钉进入颅骨外板而稳固地使头颅与头夹连在一起。在螺旋加压器上有压力指示刻度,一般应加压到 60 kg 左右(3 个格)。对于小儿或颅骨较薄者,应适当减少压力。固定架使头夹与手术台连接起来并稳固头位。固定架和头夹上尚有可向各个方向活动的关节和紧固螺丝,可按头部需要进行调整后加以固定。其必须满足以下要求:①稳定性好,保持头部与手术者及手术器械之间的稳定关系;②重量轻,结构简单,易于安装调整,性能可靠。

头架安装的注意事项:①颅钉应置于颅骨最厚、肌肉最薄或无肌处,如额结节、顶结节、枕外粗隆及乳突上方的颞骨岩部等;②3 个颅钉均需与颅骨尽量垂直,以免颅钉滑脱而划伤头皮;③先安装头夹,再安装和调整固定架;④安装完毕后,应检查各旋钮是否旋紧,并注意颈部气管和血管有无扭曲、受压等情况。

三、双极电凝器

双极电凝器可控制术中出血,还可用于分离组织。具体使用方法如下。

1. 洗手护士 ①检查双极镊子的完整性,闭合程度;检查连接线的完整性;检查双极镊子与连接线的紧密性,确保术中的正常使用;②将与机器连接端递给巡回护士,注意无菌;③连接好后,检查双极镊子是否能正常使用,方法:将双极镊子在湿纱布上做功,看是否做功;④手术中,每次使用后及时清理、擦净,以免影响止血。

2. 巡回护士 ①检查双极主机配件是否齐全,开机检查功能是否正常;②连接足踏并置于手术医师右足处,调节至 MACRO 模式,根据手术医师所需调节所需功率大小;③协助洗手护士将接双极镊子连接线接至主机上及测试是否正常做功;④关注手术进度,及时根据手术需要调节功率大小;⑤手术结束时,先关闭主机电源,再拆下双极镊子及连接线。

3. 双极电凝器各参数 具体见表 15-1。

表 15-1 双极电凝器各参数

电源	$100\sim120V/50/60/Hz$	$220\sim240V/50/60/Hz$
匹配阻抗(Ω)	MICRO 10~50	MACRO 50~100
可调节功率(W)	0~19.9	0~150

四、显微镜

显微镜是神经外科必备的手术设备,最基本的结构由显微镜、镜臂和基柱 3 部分组成。显微镜上有镜体、目镜、镜筒、目镜、物镜、光源以及调节焦距和使镜体倾斜的可控按键等部件。用于神经外科的手术显微镜应具有如下要求:①照明光束均匀,对组织无损害;②术野清晰,有立体感;③镜体可做仰、俯及左右倾斜活动;④不同焦距的物镜,以适应不同深度的手术所需;⑤可连接照相、摄像等影像系统设备,以利于配合手术。具体使用方法如下。

1. 洗手护士 ①确保无菌,套好显微镜套,常规利用 10 根皮筋固定好各个目镜(每个目镜 3 根,共 6 根),镜头(2 根),手柄(2 根);②套无菌套时,在未剪开前检查每个目镜是否归"0",或根据术者眼睛调节好适宜的度数;③剪开所有镜头处塑料套,利用小弯及剪刀剪开,注意无菌及勿将开口剪大;④套好显微镜后洗手护士应更换手套;⑤保持套好的显微镜安全,提醒手术间台下人员勿碰脏。若不小心碰脏,应及时采取方法补救,严重污染时应更换显微镜套。

2. 巡回护士　①手术开始前检查显微镜各部件是否齐全,检查显微镜清洁、无灰尘,镜头清洁、清晰、无血渍污物;②确保显微镜配件齐全后,打开显微镜,检查功能是否完好,不确定时可请医师共同检查;协助医师调节显微镜平衡,保证上台后的灵活使用。③根据术者眼睛的个体差异,调节好瞳距及目镜,手术中调节时注意无菌;④全部检查调节完毕,确保正常使用后,将显微镜光源调节至最小后关闭,使用时再开启;⑤手术中使用显微镜时,摆放术者要求的适宜位置(显微镜术野照射位置固定后,显微镜两大操作臂最好呈 90°夹角),踩好刹车固定;⑥根据术者习惯打开光源,调所需亮度,聚焦速度等;⑦连接好足踏装置,放置于术者便于操作的左足下。⑧连接好显微镜的外置图像输出屏幕,利于洗手护士、麻醉医师、参观医师配合观看。协助医师录像;⑨显微镜使用过程中,提醒手术间全部人员注意勿碰,以免影响手术;⑩显微镜使用完毕后,先撤出术野,将光源调至最小后关闭。手术结束后,拆除显微镜套,清洁各镜头,收拢各关节臂,套好头端保护罩,关闭电源,收好电源线及各连接线,放置于安全固定位置,踩好刹车。

使用注意事项:①注意防止显微镜震动及撞击,宜位置相对固定,并置于外环境相对稳定的温度、湿度中;②使用过程中应注意无菌;③显微镜套的松紧度适宜,不易过紧过松;④清洁镜头时应用专业的擦镜头纸,避免损伤镜头。

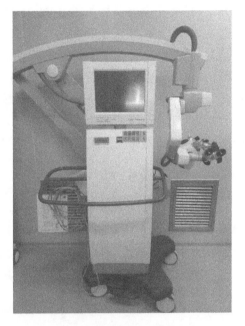

图 15-5　神经外科显微镜

神经外科显微镜见图 15-5。

五、动力系统

动力系统(图 15-6)包括电钻、气钻、磨钻、铣刀。使用时,具体操作方法如下。

1. 洗手护士　①电钻:检查配件是否齐全、完好,连接好术者所需的无菌的钻头(大/小)与手柄。铣刀:检查配件是否齐全、完好,连接好无菌的铣刀头与手柄。磨钻:检查配件是否齐全、完好,连接好术者所需的钻头(金刚砂/西瓜头)与手柄(长/短)。②正确使用管道保护套,将工作轴套好无菌的保护套,正确连接各个台上配件。③连接好所需的配件后,在交给手术医师使用前均应先试用下是否正常运行。④在未使用所套好的电钻时,应使用艾丽斯钳妥善固定于无菌操作台上,防止意外掉落损坏。若长时间不使用,可用无菌治疗巾遮盖,保证无菌。⑤电钻使用完毕后,更换铣刀时应注意无菌,防止污染。更换铣刀后,在铣刀柄与轴承连接处系紧带子的上方可用无菌粘条粘紧,防止使用过程中脱落。更换铣刀后,勿忘更换机器模式,可用足踏,也可以让巡回护士手控机器面板操作。⑥更换下来的电钻手柄与轴承相连部位视为污染部位,应置于操作台外面,禁止触碰。⑦每次使用后,检查配件是否完好,特别是当铣刀头铣断时,应找齐断端,拼齐完整。⑧当使用磨钻时,每次根据手术医师需要更换钻头时,应注意是否接紧,需试下。

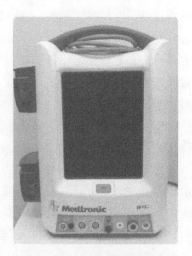

图 15-6　神经外科动力系统

2. 巡回护士　①选择相应的主机,检查主机配件是否齐全,开机后检查功能是否正常;②将检查合格的无菌的电钻铣刀器械,打开平铺在另一无菌操作车上,注意无菌;③协助洗手护士将轴承套好无菌保护套,注意无菌;④协助洗手护士试用器械,保证正常使用;协助洗手护士更换功能选项;⑤电钻铣刀使用完毕后及时检查完整性后收起,避免意外掉落损坏。应先关机,再拆卸器械。

注意事项:①接好的铣刀头,应先在手中试下是否入槽旋转;②电钻柄更换铣刀柄时,严格注意无菌,勿忘更换模式。

六、超声吸引刀

超声吸引刀(图 15-7)是利用超声振荡将组织粉碎,再用冲洗液乳化,并经负压吸除来进行病变切除的手术器械。超声吸引刀兼有振荡粉碎、冲洗乳化和吸引 3 种功能。由控制台和操作手柄两部分组成。控制台设有超声振荡强度、负压吸引和冲洗流量 3 个调节按钮,可根据手术需要分别进行调节。具体使用方法如下。

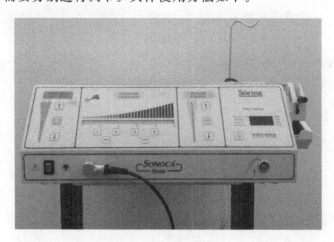

图 15-7　超声吸引刀

1. 洗手护士　①将无菌的手柄、连接线、一次性吸引器与冲洗管连接好；②连接好手柄端后，留够手术台上的操作长度，并妥善固定，将另一端交给巡回护士连接机器；③手术使用中应保持管道通畅，每次使用结束后利用残余负压吸引 0.9％生理盐水冲洗管路，注意冲洗时手柄头端避免碰触金属。

2. 巡回护士　①连接好电源及足踏开关；连接好负压吸引装置，挂好吸引瓶，将冲洗杆上挂好一袋 0.9％生理盐水；②连接洗手护士递下来的管路；③检查所有连接管路无误后，打开机器电源，待机器自检完成"OK"灯亮，表示机器正常，可以使用；④手术开始前，按冲洗区的"Filling hose"快速冲洗键，将冲洗管路充满 0.9％生理盐水，至手柄头端滴水为止；⑤根据手术需要在控制面板上调节功率、吸引、冲洗速度；⑥使用完毕后，拆除手柄与连接线、一次性管路时应先关闭机器电源，再拆除。清洁、整理主机，收好电源线及足踏。

注意事项：①连接手柄与连接线时应检查接口，确保干燥，避免短路；②工作时手柄前端禁止与金属等坚硬物品接触，严禁摔碰挤压；③严禁使用浸泡灭菌；④定期请厂家维护保养，确保手柄的安全使用。

七、其他仪器

1. 升降手术凳　为半自动液压装置，当术者起立、离开坐凳，用足踩坐凳的足踏板，坐凳即随人的重力下降，床垫的下面装有滑轮，可随意滑动，调节术者的位置。

2. 显微神经外科手术器械　包括纤维剪、纤维镊、纤维刀，纤维持针器、纤维剥离子和小吸引头；另外，还包括纤维缝合针线、微血管夹、夹持针、自动脑牵开器和微型钻等。

3. 吸引器　主要用于手术中吸引，同时起到牵拉及分离脑组织的作用。

4. 显示器　通过连接装置将手术视野的手术步骤清晰地反映到显示屏上，提供给器械护士、麻醉医师及所有参加手术人员观察手术操作，了解手术进展，使台上、台下配合一致，共同完成手术。

5. 影像导航系统　通过高性能计算机把患者术前的影像资料和术中患者手术部位的实际位置联系起来，准确显示神经系统解剖结构病灶的三维空间位置与周围组织的关系，是神经外科手术的一项新设备。

6. 定位装置　目前最常用的是主动红外定位装置，它包括工具（如探头、标准手术器械）、发射红外线的二极管、位置感觉装置。位置感觉装置接受附于探针及人为参考坐标系的红外线的二极管所发出的红外线，并将此信息传入计算机，从而实时确定探针的三维位置。

7. 立体定向仪　目的是建立与人脑坐标系统稳定不变的关系，可以通过简单的换算来确定脑内靶点的位置。

第三节　神经外科手术安全规范

一、手术患者安全管理规范

围绕患者安全展开护理工作。

1. 严格执行手术患者交接制度。

2. 严格执行手术部位标示制度。

3. 严格执行三方核查制度,防止手术患者、手术部位及术中发生错误。

4. 严格执行"三清三查一核对"用药制度,杜绝用药错误和输血错误。

5. 严格执行清点查对制度。

6. 严格执行病理标本处理制度。

7. 严格执行各项消毒隔离制度,遵守无菌操作原则,防止交叉感染。

8. 规范、安全接送手术患者,术中正确、合理约束手术患者,防范与减少手术患者跌倒事件发生。

9. 根据手术体位安置原则,摆放手术体位,正确使用约束带,防范与减少手术患者压疮和坠床等不良事件发生。

10. 正确、安全地使用各种仪器设备。

11. 不良事件及时上报,并在科室内及时分析总结,提出改进措施。

12. 开展术前访视和术后随访,鼓励患者参与医疗安全。

二、围术期护理管理规范

1. 科护士长负责围术期质量管理,每周进行质量监控。

2. 质控护士每日按照管理标准进行质量监控,发现问题及时反馈护士长。

3. 神经外科手术患者术前访视率达 100%。

4. 严格执行接送手术患者制度。

5. 巡回护士、洗手护士按岗位说明书履行职责。

6. 与手术医师、麻醉医师在麻醉实施前、手术开始前、患者离开手术室前执行三方核查。

7. 仪器、设备、耗材供应及时到位。

8. 根据手术状况实行隔离措施,提供防护用品,督促参加手术人员做好个人防护。

9. 术后与病区护士按交接制度严格交接。

10. 术后及时随访手术患者,听取手术患者反馈意见,及时改进。

三、围术期评估规范

1. 术前 1 d,评估患者心理、全身情况:有无过敏史、手术史、化验室报告(有无特殊感染及危急值)、基础病史(心脏病、高血压、糖尿病等)、有无置入物(钢板、起搏器、支架等)、皮肤状况、BMI,了解手术名称、手术方式、麻醉方式、手术体位、手术时间、手术所需特殊物品等。

2. 手术当日评估术间温度、湿度是否适宜,环境是否整洁,仪器设备是否正常,无菌物品是否准备齐全。

3. 手术当日评估患者意识状态、睡眠情况,了解禁食、禁水情况、术晨生命体征、肢体活动、肢体感觉、皮肤黏膜以及备皮情况(将压疮风险评分记录在护理记录单上),特别是有无手术切口标识。

4. 评估儿童、精神异常者、昏迷患者能否合作,不能应对时遵医嘱给予相应处理。

5. 手术中出现压疮风险增加(如术式改变、大出血、手术时间大于预估时间、皮肤潮湿、摩擦力、剪切力增加时),需要再次进行压疮风险评估并将分值记录在护理记录单上,并及时与手术医师沟通,情况允许后采取相应措施(详细措施见手术患者压疮预防护理)。

6. 术后评估患者受压皮肤情况。

四、手术中物品使用前后清点查对规范

巡回护士与洗手护士清点术中所用物品需严肃认真,按照手术开始前、关闭切口前、关闭切口后规范化 3 次清点(必要时增加清点次数,如关闭硬膜前后增加一次清点)。

1. 洗手护士提前 20 min 洗手上台,与巡回护士共同清点台上物品数目及完整性,对于不显影物品着重反复查看,并按规定摆放,清点物品顺序为:纱布、纱垫、缝针、刀片、带线棉条、阻断带、注射器、针头、器械。清点时声音清晰,纱布上的显影线、器械上的螺钉螺母、套管等小配件重点查看。巡回护士手持手术护理记录单并及时记录,巡回护士完成记录后将每项数量念给洗手护士听,防止错记、漏记。

2. 术中添加物品必须由本台巡回护士操作,大声清点,并及时记录。

3. 术中洗手护士随时关注所用器械、纱布等物品的去向,做到心中有数。

4. 小纱布原则上不用于切口内,特殊情况做成尾纱或纱布钳上台。

5. 关闭伤口前所有物品清点数目正确后方可关闭伤口,数目有误应及时汇报护士长,必要时汇报上级,原则上数目确定无误后方可离开手术室。

6. 巡回护士客观、真实、准确、及时、完整、规范填写手术护理记录单,术毕逐项检查无误后,由洗手护士确认,双方签字并夹入病历。

五、手术室病理标本的管理规范

1. 术中巡回护士、洗手护士或手术医师负责病理标本的保存与管理。

2. 病理标本由巡回护士或洗手护士与手术医师共同确认后方可处理。

3. 病理标本离体 30 min 内由巡回护士或刷手护士负责用 10% 福尔马林溶液浸泡,并在"病理标本交接记录本"上登记签字,手术结束后由洗手护士或巡回护士核对并签字。

4. 特殊情况无法在 30 min 内浸泡的应在"病理标本交接记录本"备注栏内写明原因。

5. 病理标本应浸泡于病理标本体积 3~5 倍的 10% 福尔马林溶液中。

6. 工作日 12:30~13:00,由手术室专人负责与护士长共同清点病理标本数目,共同

核对病理标本的处理和登记情况，核对无误后，双方在"病理标本交接记录本"上签字确认。

7. 专人负责将所有病理标本放入专用密封箱统一送病理科，并与病理科人员共同清点、核对、确认，由病理科人员签收。

六、手术患者体位摆放制度

1. 手术前认真评估患者全身情况，包括皮肤评估。

2. 护士协助医师摆放手术体位，摆放各种体位前应通知麻醉医师，以保护患者头部及各种管道。

3. 最大限度地保证患者舒适与安全。

4. 充分暴露手术部位，但要防止不必要地裸露患者。

5. 保证患者呼吸、循环畅通。

6. 防止肌肉、血管、神经过度牵拉或压迫而受伤。上肢外展不得超过 90°，以免损伤臂丛神经；俯卧位时垫高小腿，使足尖自然下垂，眼睛用贴膜加以保护。

7. 肢体不可悬空放置，必须托垫稳妥。

8. 瘦弱患者骨突出部位，体位变化着力点要加合适软垫保护，严防患者身体与床面呈点状接触，防止压疮发生。

9. 床单要平整、清洁、干燥，术中要注意防止消毒液、渗液、冲洗液等浸湿床单。

10. 体位安置要避免患者身体间、身体与手术床、身体与金属物品等接触，防止意外烧伤。

11. 体位固定要牢靠，防止术中变换体位时发生滑脱。

12. 当手术体位完全符合手术要求时，应再次检查患者肢体位置和软组织形态，以及各种管道通畅性。

13. 术中要随时观察手术体位，发生体位并发症要上报不良事件。

神经外科手术安全规范临床实例见图 15-8～图 15-12。

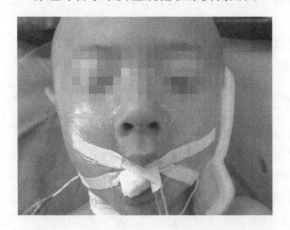

图 15-8 贴眼膜时避免用力下压导致眼球受压

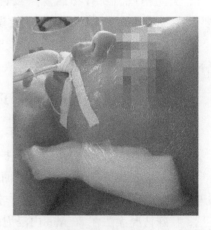

图 15-9 小儿患者要特别要注意耳部保护，避免压疮发生

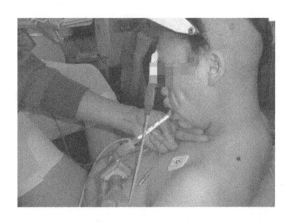

图 15-10　患者下颌骨距胸骨上窝应至少有两指的空间,以免气道压力过高

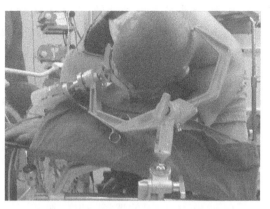

图 15-11　患者左上肢下悬处于功能位以避免臂丛神经损伤

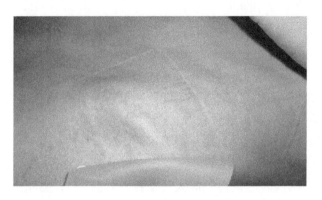

图 15-12　使用减压贴保护髂嵴部皮肤,避免压疮发生

第四节　神经外科手术护士职责

神经外科的手术特点是手术时间长、手术野狭小,各组织血管细小,神经密集,解剖复杂,手术操作难度大,只靠医师裸眼和简单器械进行手术操作是远远不够的,必须借助各种精密仪器、显微器械及显微镜来完成手术。所以,熟悉掌握手术物品准备、手术体位的摆放及注意事项、各种手术配合的技巧,是神经外科手术护士必备的知识与技能。

一、器械护士职责

1. 术前了解手术名称、手术部位及手术方式,评估术中可能用到的特殊物品,备齐手术所需物品,包括无菌物品、外科洗手用品、足蹬等。必要时请术者确认关键的器械和物品,如有疑问及时补充、更换。

2. 协助巡回护士安置患者、准备手术仪器设备等。

3. 铺置无菌台前确认周边环境是否符合无菌技术操作要求;再次检查手术所需无菌物品及器械的灭菌标识和有效期,铺无菌器械台。

4. 执行外科手消毒,原则上手术医师提前 15～30 min 刷手。

5. 与巡回护士核对无菌包内消毒灭菌指示卡、术中用物,维持手术区无菌状态,与巡回护士落实手术物品清点制度,检查手术器械性能、完整性,准确记录。

6. 协助手术医师进行手术区域皮肤消毒、铺置无菌单。

7. 落实手术三方安全核查,实施麻醉前、手术开始前、出手术间前与手术医师、麻醉医师同时核对患者与病历中的患者姓名、手术名称、手术部位,无误后,方可传递手术器械。

8. 与巡回护士连接好各种手术仪器,如双极、吸引器、动力系统等。

9. 关注手术进程,掌握手术步骤及主刀医师习惯,提前准备并正确传递手术器械,及时擦拭器械上的血渍,传递前及使用后均需检查器械完整性。

10. 对正在使用的器械、纱布、脑棉、缝针等做到心中有数,用后及时收回。

11. 监督手术医师对特殊器械及电外科的安全使用。

12. 监督手术台上人员的无菌技术操作,严格执行手术隔离技术。保持无菌区域干燥整洁、不被污染,如有或疑有污染应立即更换。

13. 做好标准预防,正确传递锐器,防止发生锐器伤,如为特殊感染手术,按感染类别执行《医疗机构消毒技术规范》(WS367-2012)相关处理规定。

14. 完成 4 次手术物品清点后,告知手术医师手术物品数目正确、完整。

15. 协助手术医师包扎伤口,清洁手术区域皮肤。正确连接各种引流袋。

16. 患者离开手术间前核对确认护理记录,并签字。

17. 遵循手术标本管理制度,与巡回护士、手术医师核对病理标本及病理单的各项内容,确认标本来源的名称和数量,在手术病理登记本上记录签字。

18. 做好器械整理,及时与消毒供应人员交接,遵循垃圾分类原则,锐器应放置于锐器盒内。

19. 整理手术间,物归原处,并补充所需物品。

二、巡回护士职责

1. 手术前一日访视择期手术患者,了解拟实施手术名称、麻醉方式及患者相关信息,完成术前评估、患者的手术配合介绍等,填写术前访视记录。

2. 患者入室前确认手术所需物品、仪器、设备、手术体位、用物等,并处于功能状态。备齐手术物品。

3. 物品准备单上确认签字。

4. 完成患者在手术台、手术车、病床之间安全转运。

5. 执行《手术安全核查制度》,在麻醉前、手术开始前、患者离室前,与麻醉医师、手术医师共同核对患者相关信息,确保正确的患者、正确的手术部位、正确的手术方式。

6. 根据手术及麻醉需要,选择静脉穿刺部位,按《静脉治疗护理技术操作规范》建立静脉通路,妥善固定。按相关要求给予术前抗菌药物。

7. 协助器械护士铺置无菌台,检查无菌物品的有效期、包装等,确保物品合格,打开无菌物品。与器械护士共同执行手术物品清点制度,清点、核对手术中所需物品,并签字记录。

8. 检查评估皮肤,遵循手术体位安置原则,与手术医师、麻醉医师共同安置手术体位,实施必要的保护和约束措施,避免受压、暴露等造成的损伤,防止患者坠床。

9. 随时提供手术所需仪器、设备、手术器械、耗材等。正确连接、调试手术设备。

10. 观察患者病情变化,补充手术用物,负责术中取血,严格执行查对制度,给药、输血等操作时需与手术医师或麻醉医师双人核对,抢救时协助麻醉医师给药;在执行口头医嘱时必须复述确认,并保留空安瓿至手术结束。

11. 检查手术间环境,符合国家规范要求,包括温度、湿度、照明、清洁状况等,发现异常及时报修。清空上一台手术患者的所有物品、病历资料、垃圾等。

12. 严格执行交接班制度,现场交接,内容包括手术物品、体位及皮肤、管路等,并做好交接记录,术中情况准许时为患者受压部位皮肤减压。

13. 遵循手术标本管理制度,与器械护士或手术医师核对病理标本及病理单的各项内容,确认标本来源的名称和数量,妥善管理手术标本,督促及时送检,并签字记录。

14. 术毕协助手术医师包扎伤口,保持患者皮肤清洁,衣物整齐,保护隐私、注意保暖。检查患者皮肤如有损伤等异常情况,与手术医师共同确认,发生时,需在护理记录单上记录,整理管路保持通畅,标识清楚,固定稳妥。

15. 整理患者所带物品及护理文件,全身麻醉手术与手术医师、麻醉医师共同护送患者回病区,与病区护士交接,局部麻醉手术电话交接。

16. 整理手术间,物归原处,并补充所需物品。

参 考 文 献

[1] 吕传真,周良辅.实用神经病学.4版.上海:上海科学技术出版社,2013.

[2] 沈梅芬.神经系统疾病护理实践手册.北京:清华大学出版社,2015.

[3] Ruigrok Y,Klun CJM. Genetics of anurysms and anteriovenous malformations//Mohr JR. Stroke. 5th ed. Philadephia,PA:Elsevier,Saunders,2011:1292-1300.

[4] 肖书萍,陈东萍,熊斌.介入治疗与护理.3版.北京:中国协和医科大学出版社,2018.

[5] 杨莘.神经疾病护理学.2版.北京:人民卫生出版社,2011.

第**16**章

神经系统疾病康复护理

第一节　神经系统疾病功能康复的发展

神经系统疾病功能康复是研究神经系统疾病所致的功能障碍的康复预防、康复治疗、康复训练的康复医学的一个分支,内容包括神经康复的理论基础、功能障碍的评定、康复治疗的方法。它是以神经系统疾病所致的功能障碍为研究对象,由康复治疗小组对功能障碍进行定性或定量的评估,在此基础上确定个体化的康复治疗方案,最大限度地促进神经功能恢复和预防继发性并发症。

一、康复机制

神经的可塑性和大脑功能重组是神经损伤后功能恢复的基础,是近 20 年来神经生物学研究发展的重要领域。

1. 突触功能重建与神经可塑性　突触具有可塑性,在大脑受损后,突触可在数量、形态和效能上发生适应性改变,能够重新恢复联系及皮质功能,在脑功能重建中起重要作用。

2. 神经干细胞、神经生物活性因子与神经可塑造　神经干细胞是一类能自我更新,具有分化成神经元、神经胶质细胞的潜能,可参与修复缺损的神经功能,而脑组织中脑源性营养因子能充分发挥刺激和促进神经细胞生长和分化作用,促进受损神经元修复,从而使神经功能得到恢复。

3. 丰富康复训练与神经可塑性　将丰富环境和一般康复训练相结合进行丰富的康复训练,可使大脑达到最佳的功能恢复。脑缺血损伤后,未受损运动皮质有树突分支的轻微增加,若给予丰富康复训练(丰富环境和技巧性取食训练),其损伤对侧半球的神经元基底部的树突分支生长可明显增加,包括树突全长、分支节段的平均数和树突分支的复杂性。

4. 功能性成像技术对脑功能重塑的研究　通过神经功能成像技术,包括 PET、功能磁共振成像(functional magnetic resonance imaging,fMRI)、经颅磁刺激(trascranial megnetic stimulation,TMS)、脑磁图(megnetoencephalography,MEG)、EEG 等,可观察在功能恢复过程中各功能代表区激活的变化和康复训练在其中所起的作用,证实脑功能的可塑性。

二、康复治疗

1. 定义 康复治疗是通过各种康复治疗手段、护理手段,使患者从身体上、精神上、职业上得到应有的治疗,恢复功能,提高生活质量。

2. 目标 最大限度地恢复患者的神经功能,减轻残障程度,提升患者生活质量,并使之尽早回归家庭及社会。

3. 原则 早期康复、主动康复、科学康复、强化康复、整体康复。

4. 方法 药物治疗、促醒治疗、康复护理、运动疗法、高压氧和物理治疗、支具治疗、语言治疗等其他治疗方法。

三、神经康复的发展

康复医学是一门确立于 20 世纪早期的新兴医学学科。我国康复医学起步于 20 世纪 80 年代,引入至今得到了蓬勃发展,目前已与预防医学、临床医学一道,共同成为当代医学的"三驾马车",成为临床治疗的重要组成部分。神经康复是 21 世纪发展最快的康复领域,高科技的引入不断刷新我们对脑的认识,新的康复技术及康复设备的发展,必将为神经康复提供更加精准、有效的治疗。

1. 神经康复技术的发展 近年来出现了一些新兴的康复治疗方法,如无创性脑刺激、经颅直流电刺激、经颅重复磁刺激,基于虚拟现实康复、生物治疗和药物制剂等,其有效性仍需临床的广泛验证。运动疗法中也有较多的有效新技术,如运动再学习技术、运动想象疗法、生物反馈疗法、部分减重平板运动疗法、水中/姿势减重运动疗法、强制性使用运动疗法等。

2. 神经康复设备的发展 近年来,人与机器更精确地交互成为神经康复领域的主流,机器的智能化和人的智能化紧密结合,使人和机器协同工作,在神经康复方面有了新的突破。

(1)2000 年,清华大学成功开展了辅助上肢运动康复设备的研究,研制出手部康复训练器和肩肘康复机器人。

(2)2011 年,东南大学的徐保国等研制了基于运动想象脑电信号的辅助上肢康复训练的机器人,用于脑卒中患者的康复训练。

(3)2012 年,华中科技大学的涂细凯研制出一种集成功能的电刺激穿戴式康复机器人。

与国外康复设备相比,国内需研制出更加便携化、家庭化、社区化的神经康复器械,才能满足大量患者的需要,才会有更广阔的应用前景。相信未来通过新康复技术与机器人技术的融合,能对患者提供全方位、多角度的刺激,全面促进中枢神经功能的重组和重建。

第二节 吞咽困难的康复护理

吞咽困难(dysphagia)指食物从口腔输送到胃的过程发生障碍,由多种原因引起的、发生于不同部位的吞咽时下咽困难。吞咽困难是脑卒中常见并发症,发生率达 50%~78%,脑卒中导致的吞咽困难常发生在急性期,约 50% 的患者在 1 周内自然恢复。吞咽困难可影响摄食及营养吸收,引起急性气道阻塞、支气管肺炎、脱水及营养不良、窒息等风险,严重者可危及生命。应查找引起吞咽困难的原发疾病,针对病因治疗。康复训练是改善神经性吞咽困难的必要措施。

一、病因

脑卒中、颅脑外伤等神经系统疾病可导致从口腔期至咽期及食管期各阶段吞咽困难的出现。

二、临床表现

1. 一般症状　进食速度慢、吞咽费力、喘鸣、咳嗽、哽咽、食物通过受阻、鼻腔反流等。

2. 脑卒中后不同部位卒中引起的吞咽困难特点

(1)左侧大脑皮质脑损伤:可导致吞咽失用和口腔期功能障碍。其中前区受损,可能出现吞咽失用,通常伴有某种程度的口腔、颜面部肌肉失用。在吞咽过程中,还会出现轻度口腔期通过时间延迟(3~5 s)和轻度咽期吞咽延迟(2~3 s),而吞咽的动作基本正常。

(2)右侧大脑皮质脑损伤:相比左侧大脑皮质脑损伤,咽期吞咽困难更常见。患者可出现轻度口腔期通过时间延长(2~3 s)和咽期吞咽延迟(3~5 s)。因喉部上抬时间稍有延迟,易造成吞咽前和吞咽时的误吸。

(3)皮质下损伤:往往影响吞咽的运动及感觉通路。常导致口腔期时间延长(3~5 s)和吞咽启动延迟(3~5 s)。患者可出现吞咽前误吸,也可能因咽神经肌肉控制欠佳,产生吞咽后误吸。

(4)脑干损伤:如果损伤到皮质延髓束、孤束核、三叉神经核团、疑核、舌下神经核或延髓吞咽中枢,则会导致吞咽困难。通常脑干卒中非常分散,吞咽困难常常是唯一症状或非常突出的症状。

(5)脑桥损伤:脑桥损伤常导致严重的高张力,导致吞咽延迟或缺乏,单侧咽壁痉挛性无力、喉提升降低以及环咽肌功能障碍。

(6)延髓损伤:通常引起口咽吞咽功能异常,常表现为吞咽延迟、喉部或舌喉复合体上提差、单侧或双侧咽肌力弱、环咽肌打开困难。有时伴有单侧声带内收无力,一侧延髓受损者的口腔控制能力接近正常或基本正常,但会有明显的咽期启动和咽期吞咽异常。脑卒中后第 1 周,会出现咽期吞咽缺乏的情况。第 2 周逐渐出现咽期吞咽过程,但咽期启动明显延迟(通常 10~15 s 或更久)。

尽管以上部位的损伤是脑卒中患者出现吞咽困难的主要原因,但是其他部位损伤也会影响吞咽功能,如小脑和锥体外系异常也会干扰吞咽功能,锥体外系损害可能会导致咽阶段延长。这一点来自帕金森病患者吞咽困难的启示。还有其他脑神经也对吞咽功能有一定的影响。

三、临床分级与评估

1. 反复唾液吞咽试验

(1)患者取坐位或半坐卧位。

(2)检查者把手指放在患者下颌下方,嘱患者尽量快速反复吞咽。

(3)喉结和舌骨随着吞咽运动,越过手指,向前上方移动,然后再复位,通过手指确认这种上下运动,下降时即为吞咽的完成。口干患者可在舌面沾少量水,观察 30 s 内患者反复吞咽的次数和喉上抬的幅度。

(4)喉上抬检查时手指位置:示指放于患者下颌骨下方;中指放于舌骨;环指放于甲状软骨/喉结;小指放于环状软骨。

(5)评定:①吞咽次数,老年人>3 次即可;②喉上抬的幅度,中指能触及喉结上下移动 2 cm,<2 cm 为异常。

2. 洼田饮水试验

(1)患者端坐,饮下 30 ml 常温开水,观察所需时间和呛咳情况(表 16-1)。

表 16-1　洼田饮水试验吞咽功能分级

Ⅰ级(优)能 1 次饮完,无呛咳、停顿	Ⅳ级(可)分 2 次以上饮完,但有呛咳
Ⅱ级(良)分 2 次以上饮完,但无呛咳、停顿	Ⅳ级(差)频繁呛咳,全部饮完有困难
Ⅲ级(中)能 1 次饮完,但有呛咳	

(2)评定:①正常,Ⅰ级(5 s 之内);②可疑,Ⅰ级(5 s 以上)或Ⅱ级;③异常,Ⅲ、Ⅳ、Ⅳ级。

3. 客观资料、口颜面的评估:评估咽反射、发音、唇运动、下颌运动、舌运动。

4. 摄食-吞咽过程的评估。

四、辅助检查

1. 吞咽造影检查　为诊断吞咽困难首选的方法,是评价吞咽困难的"黄金标准"。优点:口咽至食管上段的吞咽过程十分迅速,食团通过咽部的时间为 0.5～0.75 s,只有 X 线动态造影录像才能记录其吞咽轨迹,并且可以逐帧慢速回放,仔细分析发现其中吞咽轨迹的异常情况,这是吞咽造影数字化采集系统所具有的独特优势。

2. 其他检查　内镜、超声波、吞咽压、吞咽 X 线电视透视检查、测压检查、放射性磁扫描检查等。

五、治疗

1. 直接疗法　按一定的要求指导患者直接经口安全进食的方法。目的:通过特别调制的食物,使用安全的体位和餐具,以减少误吸,安全进食。

2. 间接治疗　做吞咽动作,只吞咽唾液,而不给予食物的训练方法。目的:通过强化口咽腔的运动、感觉及肌肉的控制能力，调整进食的姿势，协调进食呼吸以保护气道，促进吞咽功能的恢复。吞咽困难间接治疗方法还包括感觉刺激训练、呼吸道保护手法、吞咽姿势调整、电刺激疗法及其他特殊治疗。

3. 球囊导管扩张术　用于脑卒中、放射性脑病等脑损伤所致的环咽肌痉挛（失弛缓症）患者。如果在吞咽过程中出现吞咽与其松弛不协调时，食团就难以从咽部进入食管，造成吞咽困难，即环咽肌失弛缓症。球囊导管扩张术是用普通双腔导尿管中的球囊进行环咽肌痉挛（失弛缓症）扩张治疗。此方法操作简单，安全可靠，康复科医师、治疗师、护士均可进行。

（1）用物准备：14 号双腔球囊导尿管或改良硅胶双腔球囊导管、生理盐水、10 ml 注射器、液状石蜡及纱布等，插入前先使球囊充盈，检查球囊是否完好无损，然后抽出水后备用。

（2）操作步骤：由 1 名护士按插鼻饲管操作常规将备用的 14 号导尿管经鼻孔插入食管中，确定进入食管并完全穿过环咽肌后，将抽满 10 ml 生理盐水的注射器与导尿管相连接，向导尿管内注入 0.5～10.0 ml 生理盐水以使球囊扩张，顶住针栓防止水反流回针筒。将导尿管缓慢向外拉出，直到有卡住感觉或拉不动时，用记号笔在鼻孔处做出标记（长度 18～23 cm），再次扩张时或扩张过程中判断环咽肌长度作为参考点。抽出适量生理盐水（根据环咽肌紧张程度，球囊拉出时能通过为适度）后，操作者再次轻轻地反复向外提拉导管，一旦有落空感或持续保持 2 min 后拉出，阻力锐减时，迅速抽出球囊中的生理盐水。再次将导管从咽腔插入食管中，重复操作 3～4 遍，自下向上的缓慢移动球囊，通过狭窄的食管入口，充分牵拉环咽肌以降低肌张力。

（3）操作后处理：每天重复上述方法 1～2 次。环咽肌的球囊容积每天增加 0.5～1.0 ml 较为合适。扩张后，可视情况给予地塞米松＋α 糜蛋白酶＋庆大霉素雾化吸入，防止黏膜水肿，减少黏液分泌。

六、护理

（一）护理评估

1. 了解患者对吞咽异常的主诉、相关既往史、一般情况。

2. 观察患者意识、瞳孔、生命体征的变化。

3. 口颜面功能的评估：唇、颊部的运动，静止状态下唇的位置及有无流涎；做唇角外展动作，以观察抬高和收缩的运动（做闭唇鼓腮，交替、重复发"u"和"i"音，观察会话时唇的动作）。

4. 颌的运动：静止状态下颌的位置、言语和咀嚼时颌的位置，是否能抗阻力运动。

5. 软腭运动：进食时是否有反流入鼻腔，发"a"音 5 次，观察软腭的抬升、言语时是否有鼻腔漏气。

6. 舌的运动：静止状态下舌的位置、伸舌动作、舌抬高动作、舌向双侧运动、舌的交替运动、言语时舌的运动，是否能抗阻力运动及舌的敏感程度。

7. 咽功能评估：主要是吞咽反射检查。包括咽反射、呕吐反射、咳的反射等检查。

8. 喉的运动：发音的时间、音高、音量、言语的协调性及喉上抬的幅度。

9. 了解患者对疾病的认识及心理状况。

(二)主要护理问题及措施

1. 护理问题

(1)有误吸的危险：与患者吞咽困难有关。

(2)焦虑：与患者吞咽困难有关。

(3)言语障碍：与口咽部构音肌群功能障碍有关。

2. 护理措施

(1)一般护理措施

1)尽量保证食物的色、香、味俱全，保证食物的营养搭配，刺激患者的食欲，使患者有意识地想吃东西。

2)以端坐位最佳，进食时在患者病情允许的情况下取端坐位，头部向前，颈部弯曲，全身放松。也可取 30°半坐卧位，头部向前，偏瘫侧肩部以枕垫起，头歪向健侧，可减少向鼻腔反流及误咽的危险。

3)鼻饲患者取半卧位，鼻饲前确定鼻胃管在胃内并回抽胃残留量。每次灌注量应在 200 ml 左右，每日 4～5 次，每次间隔在 2 h 以上。妥善固定胃管，防止滑脱。

4)有效的口腔护理，防止口腔感染。

5)用药护理：通常采用将药物碾碎，用水溶化，但不是所有药物都适合碾碎，几个药物在一起碾碎可能造成药物之间的相互作用，必须咨询药剂师后应用。

6)焦虑：给予患者心理护理，鼓励患者积极配合吞咽困难的训练，树立战胜疾病的信心。

(2)球囊导管扩张术的护理

1)评估患者，向患者介绍操作的方法和过程以减轻患者的紧张和恐惧。

2)操作前先检查导管是否完好，球囊是否充盈，确保导管可以正常使用。

3)操作中严格按照鼻饲管护理操作执行，防止窒息、吸入性肺炎等并发症的发生。

4)对于不能耐受经鼻插管的患者，改为经口插管，可以避免反复经鼻插入导致鼻黏膜出血、肿胀、疼痛，减轻扩张治疗过程中导管反复提拉造成的不适感。扩张前无须局部麻醉，术后无须常规雾化，既简化了流程，又增加了扩张治疗的舒适度和患者的接受度。

5)操作过程中全程给予心理支持。

七、健康教育

1. **疾病知识和康复指导**　应指导患者和家属了解本病的基本病因、主要危险因素和危害，掌握本病的康复治疗知识与饮食护理方法。

2. **饮食指导**　根据患者吞咽困难的分级，合理选择进食工具，避免误吸等并发症的发生。

3. **生活指导**　注意进食的体位、防止误吸等。

第三节　肢体功能障碍的康复护理

肢体功能障碍(limbs dysfunction)是指人体某处或连带性的肢体不受思维控制或受思维控制但不能完全按照思维控制进行的运动。肢体功能障碍是神经系统疾病最常见的症状,因神经系统受损,肢体不能受大脑控制,无法支配或无感觉、无运动。研究显示,脑卒中后运动功能障碍的发生率约占70%,早期及时有效的康复训练及护理,可有效逆转肢体障碍现状,部分卒中患者甚至可完全恢复肢体功能,提高患者的生存质量。

一、病因

脑性瘫痪、脊髓损伤、脑血管疾病及脑外伤所致偏瘫、截瘫、小儿麻痹后遗症等是引起肢体运动功能障碍的主要原因。

二、临床分类

肢体功能障碍可分为以下几种。

1. 偏瘫　患者一侧肢体瘫痪,存在不同程度的感觉、运动障碍。

2. 截瘫　多为脊髓损伤平面在 T_1 或以下的患者可致截瘫,即损伤平面以下感觉、运动障碍。

3. 四肢瘫　颈髓损伤的患者可发生四肢瘫,即患者四肢瘫痪。

4. 单肢瘫　多为周围神经损伤造成单独肢体的瘫痪。

三、治疗

1. 康复治疗方法

(1)康复物理治疗(physical therapy,PT):包括运动疗法和物理因子的应用、生物反馈、手法治疗等以主动性康复训练为中心。

(2)作业治疗(occupational therapy,OT):应用选择性的作业性活动进行主动性、功能性活动训练。

(3)中国传统中医药学治疗:包括推拿、针灸、拔火罐。

2. 药物治疗　主要给予抗痉挛药物、同化激素或生长因子、神经营养类药物、镇痛药物。

四、护理

(一)护理评估

1. 肌力评定　测定受试者在主动运动时肌肉或肌群的力量,以评定肌肉的功能状态。常用手法有徒手肌力检查及器械记录测试。

2. 感觉评定　评估患者的浅感觉、深感觉、复合感觉是否正常、减退、消失、倒错。

3. 关节活动度评定(range of motion,ROM)　是指关节运动时所通过的最大弧度,常以度数表示。关节活动度测定是运动功能障碍的一个重要评定方法。

4. 肌张力评定　临床上肌张力是指在肌肉放松状态下被动活动肢体或按压肌肉时所感觉到的阻力。评定出肌张力是否为正常张力、高张力、低张力、张力障碍以及分级。

5. 日常生活活动能力评定　日常生活活动(activities of daily,ADL)包括运动方面、自理方面、交流及家务劳动方面活动能力,常以 Barthel 指数评定。

(二)主要护理问题及措施

1. 护理问题

(1)躯体活动障碍:与肢体功能障碍有关。

(2)生活自理缺陷:与肢体功能障碍有关。

(3)焦虑:与担心疾病预后有关。

2. 护理措施

(1)一般护理措施

1)保持病室周围环境光线充足、宽敞、无障碍物。

2)指导患者及家属采取相关安全措施,避免跌倒、坠床,给患者加床档。将患者的常用物品置于易拿取的地方。备呼叫器于患者容易拿到的地方。

3)协助患者改变体位、起居、洗漱、饮食、排泄及穿脱衣物的康复护理。

4)创建宽敞、整洁、舒适、安全的康复环境。

5)患者离床活动、上厕所或外出时应有人陪伴,并给予搀扶。

6)指导患者正确使用辅助用具。

7)营造积极向上的心理环境,给予心理支持,防止医源性因素的影响。

(2)运动功能障碍的护理措施:康复护理措施要在评估患者的功能水平上制定并实施,实施后要积极进行护理评估,再通过评估结果及时修改已制定的康复护理措施,并为下一步制定护理措施提供依据。

1)体位摆放方法

①脑损伤患者抗痉挛体位摆放

患侧卧位:患侧在下,健侧在上,头部垫枕,患臂外展、前伸、旋后,患侧肩部尽可能前伸,以避免受压和后缩,上臂旋后,肘关节与腕关节均伸直,掌心向上。患侧下肢轻度屈曲位放在床上,健腿屈髋屈膝向前放于长枕上,健侧上肢放松,放在胸前的枕上或躯干上。

健侧卧位:健侧在下,患侧在上,头部垫枕,患侧上肢伸展位置于枕上,使患侧肩胛骨向前向外伸,前臂旋前,手指伸展,掌心向下;患侧下肢向前屈髋屈膝,并完全由枕头支持,注意足不能内翻悬在枕头边缘。

头部用枕头良好支撑,患侧肩胛和上肢下垫一长枕,上臂旋后,肘关节与腕关节均伸直,掌心向上,手指伸展位,整个上肢平放于枕上;患侧髋下、臀部及大腿外侧放垫枕,防止下肢外展、外旋;膝下稍垫起,保持伸展微屈。

床上坐位:当病情允许,应鼓励患者尽早在床上坐起。取床上坐位时,患者背后给予多个软枕垫实,使脊柱伸展,达到直立坐位的姿势,头部无须支持固定,以利于患者主动控制头的活动。患侧上肢抬高,放置于软枕上。

②脊髓损伤患者抗痉挛体位摆放：头部垫枕，将头两侧固定，肩胛下垫枕，肘关节伸直、前臂旋后、腕背伸、手指微屈，髋、膝、踝下垫枕，足保持中立位。

健侧卧位：头部垫枕，上侧上肢保持伸展位，下肢屈曲位，将下侧的肩关节拉出以避免受压和后缩，臂前伸，前臂旋后，肢体下垫长枕，背后用长枕靠住，以保持侧卧位。

2）体位转移：包括床上运动和转移技术。

①床上运动

床上撑起运动：协助患者坐起，患者在床上取伸膝坐位，身体前倾，两手掌平放在床上。患者肘关节伸直，用力撑起，使臀部离床并向上抬起。保持好患者，让患者前后、左右移动。此方法适用于截瘫患者。

床上横向运动：移向右侧时，将健侧下肢伸到患侧下肢的下方，用健足勾住患足向右移动。健侧下肢屈曲，用健足和肩支撑起臀部，同时将下半身移向右侧。将头缓慢移向右侧。向左移动与此类似。此方法适用于偏瘫患者。

床上坐位向前后移动：患者在床上取坐位，身体前倾，两手掌交叉向前。辅助患者抬高一侧臀部，将重心放在另一侧臀部上。辅助患者将抬起一侧的臀部向前或向后移动，犹如患者用臀部行走。

②转移技术

从仰卧位到坐位运动：患者仰卧，患侧上肢放于腹上，健足放于患侧足下呈交叉状。护理人员位于患者健侧，双手分别扶于患者双肩，缓慢帮助患者伸健肘，手撑床面。健足带动患足一并移向床沿，两足平放于地面，整理呈功能位。

从坐到站的运动：协助患者将足跟移动到膝关节中离线的后方。协助患者身体向前倾；操作者面向患者站立，双下肢分开位于患者双腿两侧，用双膝夹紧患者双膝外侧以固定，双手托住患者臀部或拉住腰带，将患者向前上方拉起。患者双臂抱住操作者或双手放于操作者肩胛部，与操作者一起向上用力，完成抬臀、伸腿至站立。协助患者调整重心，使双腿下肢直立承重，维持站立平衡。

床-椅转移运动-站立位转移法：推轮椅到床旁，与床呈 30°～40°夹角，刹住车闸，翻起脚踏板，协助患者坐于床边，双脚着地，躯干前倾；操作者面向患者站立，协助患者从坐位到站位；患者站稳以后，操作者以足为轴慢慢旋转躯干，使患者背部转向轮椅，臀部正对轮椅正面，使患者慢慢弯腰，坐至轮椅上；翻下足踏板，将患者双足放于足踏板上。

床-椅转移运动-床上垂直转移法：将轮椅正面向床，垂直紧靠床边，刹住车闸；帮助患者取床上坐位，背对轮椅，躯干前屈，臀部靠近床沿，一手或双手向后伸抓住轮椅扶手，操作者站在轮椅的一侧，一手扶着患者的肩胛部，一手置于患者的大腿根部，患者上肢用力将臀部抬起并向后上方移动，操作者协助患者，使患者的臀部从床上移动到轮椅上，打开车闸，挪到轮椅离床，使患者足跟移至床沿，刹住车闸，将双足放于足踏板上。

五、健康教育

1. 患者体位摆放训练时，应保持室内温度适宜，因温度太低可使肌张力增高。

2. 患者每 1～2 小时应变换体位 1 次，以维持良好血液循环，防止压疮的发生。

3. 给予患者安全宣教,步态训练时,注意安全,防止跌倒的发生。

第四节　视力障碍的康复护理

视力障碍(visual disturbance)是指单眼或双眼全部视野的视力下降或丧失,可分为单眼视力障碍和双眼视力障碍两种。视力是视功能的具体表现之一。视力发生障碍,虽然很轻微,也说明视功能受到了影响。神经系统疾病中,垂体瘤卒中可对患者视觉产生影响,主要是由于肿瘤短时间内扩大压迫视神经、视交叉或视束导致视力减退及视野缺损,对此类患者应尽早手术切除肿瘤,减少视神经压迫,同时减轻对周围脑组织及脑神经的压迫,如不及时处理,急剧扩大的肿瘤将压迫视神经导致萎缩,致使视力不断下降,甚至失明。

一、病因

视力障碍可由先天或后天原因,导致视觉器官(眼球视觉神经、大脑视觉中心)构造或功能发生部分或全部障碍,经治疗仍对外界事物无法(或甚难)做视觉辨识。可能与屈光不正、视网膜中央动脉痉挛、直立性低血压、精神刺激性晕厥或黑蒙、脑缺血反应、垂体瘤卒中、高颅内压、精神神经性反应(癔症、神经衰弱)、机体反应(潜水病、饥饿、过度疲劳)、视神经炎、遗传等因素有关。

二、临床表现

1. 单眼视力障碍

(1)突发性视力丧失

1)眼动脉或视网膜中央动脉闭塞。

2)一过性单眼视力障碍:也称为一过性黑蒙(amaurosis fugax)。临床表现为患者单眼突然发生短暂性视力减退或缺失,病情进展快,几秒内达高峰,持续 1～5 min 后,进入缓解期,在 10～20 min 恢复正常。

(2)进行性单眼视力障碍:可在数小时或数分钟内持续进展并达到高峰,如治疗不及时,常进展为不可逆的视力障碍。常见于①视神经炎;②巨细胞(颞)动脉炎,本病最常见的并发症是视神经前部的供血动脉闭塞,可导致单眼失明;③视神经压迫性病变,见于肿瘤等压迫性病变,可先有视野缺损,并逐渐出现视力障碍甚至失明。

2. 双眼视力障碍

(1)一过性双眼视力障碍:多见于双侧枕叶视皮质的短暂性脑缺血发作,起病急,数分钟到数小时可缓解,可伴有视野缺损。由双侧枕叶皮质视中枢病变引起的视力障碍又称为皮质盲(cortical blindness),表现为双眼视力下降或完全丧失、眼底正常、双眼瞳孔对光反射正常。

(2)进行性视力障碍:起病较慢,病情进行性加重,直至视力完全丧失。多见于原发性视神经萎缩、颅内高压引起的慢性视盘水肿、中毒或营养缺乏性视神经病(乙醇、甲醇及重金属中毒,维生素 B_{12} 缺乏等)。

三、辅助检查

1. 一般临床检查 血常规、尿常规、粪便常规、肝功能、肾功能、凝血时间、心电图。

2. 影像学检查 视力检查、视觉检查、视野检查、眼压检查、视觉电生理检查、眼部超声、眼底血管造影、OCT、头颅 CT、MRI。

四、治疗

1. 非手术治疗 主要给予抗炎、改善循环、营养神经、控制颅内压的防治措施。

2. 手术治疗 开颅解除肿瘤压迫神经,改善视力障碍。

五、护理

(一)护理评估

1. 评估患者年龄、职业、文化程度、视力、自理能力、对治疗及护理的要求。了解患者的现病史、既往史、过敏史,有无合并心血管疾病、呼吸系统疾病、糖尿病等病史等。

2. 眼部评估,了解视力、眼压,注意眼睑和结膜有无红肿和充血。

3. 评估患者心理状态、家庭及社会支持情况。

4. 了解患者对疾病的认识及心理状况。

5. 评估患者环境,是否处于安全舒适的状态。

(二)主要护理问题及措施

1. 护理问题

(1)生活自理缺陷:与视力障碍有关。

(2)有外伤的危险:与视力障碍有关。

(3)焦虑:与担心疾病预后或手术有关。

(4)潜在并发症:颅内压增高。

2. 护理措施

(1)一般护理措施

1)评估患者的自理能力,让患者处于安静的环境中,卧床休息,尽量减少活动。保持病室周围环境光线充足、宽敞、无障碍物。向患者详细介绍医院、病房、病室及周围环境,以及如何使用呼叫系统。

2)加强疾病知识的宣教,改善患者对疾病认识不足和偏差。

3)将病房内温度、湿度和光线调到合适的范围,为患者营造良好的睡眠以及休养的环境。医院铺设防滑地板,避免患者因视物模糊等原因造成不必要的损伤。

4)告知患者及家属有关避免外伤的防护知识。将患者的常用物品置于易拿取的地方。呼叫器、常用物品放在患者容易拿到的地方。嘱咐患者及家属使用防护栏,以免患者坠床。

5)协助患者改变体位、起居、洗漱、饮食及排泄。

6)提供患者适合就餐的体位。保证食物的温度、软硬度适合患者的咀嚼和吞咽能力。

7)患者离床活动、上厕所或外出时应有人陪伴,并给予搀扶。

8)为患者备好辅助用具如手杖、助行器等,并指导患者正确使用。鼓励患者逐步完成各项自理活动。

9)联合家属给予患者心理疏导,以减轻或消除患者紧张、焦虑及恐惧的心理反应,树立战胜疾病的信心。

(2)肿瘤压迫视神经行外科手术治疗患者的护理要点

1)床头抬高 15°～30°,保持呼吸道通畅,吸氧,遵医嘱应用脱水药以减轻脑水肿。

2)保持伤口清洁、敷料干燥。

3)翻身时注意保护骨窗,避免碰撞。3～6 个月后进行颅骨修补术。

六、健康教育

1. 外出活动尽量在白天进行,强光下活动尽量配戴太阳镜。从暗处到亮处,要尽量停留片刻。

2. 调节室内光线,晚间用夜视灯,避免强光刺激。

3. 指导阅读时间和材料,避免用眼过度疲劳。精细的用眼活动最好安排在上午,阅读材料要印刷清晰,自己将字体调大,最好用淡黄色的纸避免反光。常用物品摆放在熟悉、固定的位置,摆放要有序。

4. 视力障碍为身心疾病,患者多性格内向、对外界环境适应能力差、心理状态忧郁,护理人员应热情、耐心对待,多与患者接触,加强护患关系。使患者精神愉快,避免情绪波动。

5. 鼓励患者保持信心,只要坚持治疗和用药,还是可以控制病情的。

第五节　听力障碍的康复护理

听力障碍是指听觉系统中的传音、感音以及对声音进行综合分析的各级神经中枢发生器质性或功能性异常,从而导致听力出现不同程度的减退。听力障碍习惯称为耳聋。根据中国残疾人联合会 2012 年发布的数据,我国听力残疾总人口约 2054 万人。听力障碍根据发生部位的不同,大致可分为三大类,即传导性聋、感音神经性聋和混合性聋。本章节所述的神经系统疾病多导致感音神经性聋。

一、病因

感音神经性聋是因先天性因素或后天性因素导致的听觉系统对声音的感受和处理过程异常而致的听力障碍。主要病理改变为内耳螺旋器毛细胞的损伤。感音神经性聋是由遗传因素、环境因素或两者共同影响所致,常见的环境因素包括围生期感染、耳毒性药物、噪声、听觉损伤和衰老等。

二、临床表现

典型症状是发作性眩晕、波动性耳聋、耳鸣。

1. 眩晕　特点是突然发作、剧烈眩晕、呈旋转性，即感到自身或周围物体旋转，头稍动即觉眩晕加重。同时伴有恶心、呕吐、面色苍白等自主神经功能紊乱症状。数小时或数天后眩晕减轻而渐消失。间歇期可数周、数月或数年，一般在间歇期内症状完全消失。

2. 耳鸣　绝大多数患者在眩晕前已有耳鸣，但往往未被注意。耳鸣多为低频音，轻重不一。一般在眩晕发作时耳鸣加剧。

3. 耳聋　早期常不自觉，一般在发作期可感听力减退，多为一侧性。患者虽有耳聋但对高频音又觉刺耳，甚至听到巨大声音即感十分刺耳，此现象称重振。在间歇期内听力常恢复，但当再次发作听力又下降，即出现一种特有的听力波动现象。晚期，听力可呈感音神经性聋。

4. 其他　眩晕发作时或有患侧耳胀满感或头部沉重、压迫感。

三、分级

国际卫生组织（WHO-1997）根据 500 Hz、1000 Hz、2000 Hz 和 4000 Hz 的平均听力损失将听损程度分级如下。

正常听力：≤25 dBHL。

轻度耳聋：26～40 dBHL。

中度耳聋：41～60 dBHL。

重度耳聋：61～80 dBHL。

极重度耳聋：81 dBHL 以上。

四、辅助检查

1. 一般检查　注意智力和神经、精神状态。

2. 耳部检查　注意鼓膜有无病变及咽鼓管功能情况（除外中耳疾病）。

3. 听力及前庭功能检查　包括音叉、纯音电测听声阻抗及电反应测听，旋转或冷热试验及眼电图检查。

4. 其他检查　如先天性耳聋应查康氏反应及华氏反应；有条件者，测定风疹病毒与巨细胞病毒抗体以及染色体检查。若不能排除小脑桥脑角病变可行内听道摄片检查及颞骨CT 扫描。

五、治疗

1. 佩戴助听器　通过将声音放大，增强刺激使患者感受到声音

2. 人工耳蜗置入术　电子耳蜗是一种特殊的声－电转换电子装置，可将环境中的机械信号转换为电信号，然后将电信号通过电极传入患者耳蜗并刺激听神经使患者产生听觉。

3. 预防毛细胞凋亡通路的治疗　主要包括 JNK 激酶抑制药(一种蛋白酶抑制药)、抗氧化药物、化疗药物螯合剂等药物治疗。

4. 其他治疗　包括靶向毛细胞再生的基因治疗及干细胞移植治疗等,目前还处于动物实验期,未进入临床试验阶段。

六、护理

(一)护理评估

1. 了解患者听力损失的类型及严重程度。

2. 了解患者的饮食、生活情况。

3. 观察患者的心理状态及情绪变化。

(二)主要护理问题及措施

1. 主要护理问题

(1)知识缺乏:缺乏听力障碍及合理佩戴助听器的相关知识。

(2)焦虑、抑郁:与听力障碍导致沟通障碍有关。环境的改变给患者带来陌生感。

2. 主要措施

(1)知识宣教:对听力障碍患者进行相关知识宣教,包括引起听力障碍的原因、治疗、康复以及护理。通过发放宣传册、知识问卷、播放听力障碍相关视频访谈节目,增进患者对听力障碍的了解,并积极配合治疗,以减少听力障碍的影响。对于听力不能恢复者应指导患者佩戴助听器。

(2)饮食护理:制订营养均衡、搭配合理的食谱,多吃新鲜蔬菜和水果以利于大便通畅。记录患者摄入食物量,以便了解获得营养情况及食量变化情况。

(3)环境护理:调整患者所处环境,为患者营造一个安静、温馨的氛围,尽力消除患者的陌生感。可以进行插花的兴趣培养或养殖宠物及花卉,发放相关的宣传书籍。

(4)心理康复护理:应用专业的沟通技巧,态度热情,积极与患者沟通,对听力严重受损的患者可采用手势、面部表情、书面表达等方式进行沟通。根据患者的心理情绪,给予针对性护理,才能使患者积极配合治疗,帮助病情的恢复。积极向孤独、自卑者传递正能量,可以通过讲述乐观、积极面对病情的患者治疗成功的病例,以及通过抚背、握手、眼神等肢体语言予以支持,帮助患者树立信心,保持乐观的心态;焦虑、烦躁的患者主要是关注并过分夸大自身生活的影响,可以通过加强健康宣教,使其正确认识疾病。另外,帮助患者积极培养兴趣爱好,淡化对耳聋的关注。尤其是个别的偏执古怪的患者,最好先通过查阅病例、询问患者及其亲戚朋友等方式,对其的心理、生理和社会状况进行全面的评估,了解患者真正的心理需求,投其所好,方能真正有效。

(5)社会支持:尊重患者的人格,帮助患者追求老有所为的自我价值感;积极培养或支持老人的兴趣爱好。另外,积极呼吁患者家属、朋友及所在社区共同关注听力障碍老年人群,给予这一弱势群体以人文关怀。

七、健康教育

1. 加强近亲结婚所致的危害的宣传教育以及科普相关疾病的发生。

2. 加强体育锻炼,提高生活水平,保证身心健康,减缓老化过程。

3. 严格掌握应用耳毒性药物的适应证,尽可能减少用量及疗程,特别对有家族药物中毒史者、肾功能不全者、孕妇、婴幼儿和已有耳聋者更应慎重。

4. 避免颅脑损伤,尽量减少与强噪声等有害物理因素及化学物质接触。戒除烟酒嗜好,不得已时应加强防护措施。

第六节　排泄障碍的康复护理

排泄障碍(elimination disorder)主要指由于各种原因导致的人体分解时产生的二氧化碳、尿素、无机盐、多余的水及各种废物排出体外异常的疾病。排泄是机体将新陈代谢的产物排出体外的生理过程,是人体的基本生理需求之一,也是维持生命的必要条件。人体排泄的途径有皮肤、呼吸道、消化道及泌尿道,其中消化道和泌尿道是主要的排泄途径。而在所有排泄障碍性疾病中,最常见的是排尿障碍和排便障碍。排尿障碍主要包括排尿困难、尿频、尿急、尿痛、尿失禁和尿潴留;排便障碍主要包括大便失禁和便秘。

一、病因

1. 排尿障碍

(1)一般原因:心理、气候、环境、年龄、肥胖、个人习惯、液体和饮食摄入、治疗、检查等。

(2)疾病原因

1)各种疾病导致的脊髓排尿中枢受抑制。

2)手术、分娩、脑血管疾病及其他原因致膀胱括约肌或支配膀胱括约肌的神经受损。

3)尿道损伤或梗阻、前列腺疾病。

4)膀胱阴道瘘及其他各种膀胱瘘道。

2. 排便障碍

(1)一般原因:排便习惯、饮食、饮水、运动不当、情绪、药物、妊娠等。

(2)疾病原因

1)消化系统发育不成熟、消化系统疾病、某些内分泌疾病。

2)神经肌肉系统疾病,如卒中、瘫痪。

3)肠道梗阻、肠蠕动减少、肠道手术等。

4)精神障碍。

二、临床表现及分类

1. 排尿障碍

(1)排尿困难:排尿时用力,排尿等待,尿线变细、尿线断续或尿线分叉等症状。

(2)尿频:单位时间内排尿次数增多。

(3)尿急:患者突然有强烈尿意,不能控制需立即排尿。

(4)尿痛:排尿时膀胱区及尿道疼痛。

(5)尿失禁:指排尿失去意识控制或不受意识控制,尿液不自主地流出。

(6)尿潴留:指尿液大量存留在膀胱内而不能自主排出。

2.排便障碍

(1)大便失禁:肛门括约肌不受意识控制而不自主地排便。

(2)便秘:正常排便形态改变,排便次数减少,排出过干、过硬粪便,且排便不畅、排便困难。

三、辅助检查

1. 一般检查　尿常规、粪便常规。

2. 专科检查　尿动力学检查、排便造影(钡、X 线)、纤维结肠镜(排除器质性疾病)。

3. 专科辅助检查　见表 16-2。

表 16-2　便秘得分

项目	得分					
你多久解一次大便	1(每天>1 次)	2	3	4	5	6(<1 次/周)
你经常有便不尽的感觉吗	1(偶尔或从不)	2	3	4(非常常见)		
排便困难	1(不困难)	2	3	4(非常困难)		
你用力排便时痛吗	1(偶尔或从不)	2	3	4(几乎总是)		

四、治疗

1. 治疗原发疾病。

2. 对症治疗。

五、护理

(一)护理评估

1. 排尿障碍评估

(1)评估患者年龄、液体和饮食的摄入、心理、生理、疾病、用药、检查、手术、个人排尿习惯等情况,评估患者居住的环境、气候及其他因素。

1)年龄:婴幼儿因大脑发育不完善排尿次数较多,易发生遗尿;老年女性因膀胱肌肉张力减弱,容易出现尿频、压力性尿失禁。

2)饮食:正常情况下摄入液体多,排尿的量、排尿次数多;饮用咖啡、茶和含乙醇的饮料排尿较多;食用含盐较高的食物、饮料可造成水钠潴留,使尿量减少。

3)生理:妇女月经前期由于激素水平的变化,多有尿量减少、体液潴留现象;月经开始,尿量则会增加。

4)心理:当患者过度焦虑和紧张时,则会出现尿频、尿急或尿潴留现象。另外,排尿还受暗示的影响,任何听觉、视觉或其他身体感觉的刺激均可诱发排尿。

5)疾病:①神经系统的损伤和病变,使排尿反射的神经传导和排尿的意识控制障碍出现尿失禁;②泌尿系统的肿瘤、结石或狭窄可导致排尿障碍,出现尿潴留;③肾的病变会使尿液生成发生障碍,出现少尿或无尿;④老年男性因前列腺疾病如前列腺肥大压迫尿道可出现排尿困难。

6)药物:利尿药可阻碍肾小管的重吸收作用使尿量增加;镇痛药则影响神经传导,干扰排尿活动。

7)手术和检查:手术损伤致失血、失液,机体脱水使尿量减少;泌尿系统的手术会直接影响尿液的生成或排出;手术中使用的麻醉药可抑制排尿反射等。

8)环境因素:排尿应在一种隐蔽的场所进行,如排尿的环境缺乏隐蔽,个体就会产生压力,从而影响正常排尿。

9)气候因素:夏季气温高时人体大量出汗,使尿量减少;冬季寒冷,血管收缩,循环血量增加,体内水分相对增多,反射性地抑制抗利尿激素的分泌,而使尿量增加。

10)个人习惯:多数人会建立排尿时间的习惯,如晨起床第一件事排尿,晚上就寝前排空膀胱。儿童期的排尿训练对成年后的排尿形态、习惯也有影响。多数人习惯起床后或睡前排尿,排尿的姿势、时间也会影响排尿。

(2)评估排尿次数、尿量、尿液的颜色、透明度、酸碱反应、尿比重、气味等。

1)排尿次数:正常情况下成人白天排尿 3~5 次,夜间 0~1 次。膀胱炎或机械性刺激可引起尿频。

2)尿量:正常情况下每次尿量 200~400 ml,24 h 的尿量 1000~2000 ml,平均尿量 1500 ml。

3)颜色:①正常新鲜尿液呈淡黄色或深黄色,当尿液浓缩时尿液量少且颜色深;②血尿,颜色深浅与尿液中含红细胞量多少有关,可呈洗肉水样,常见于急性肾小球肾炎、输尿管结石、泌尿系统肿瘤、结石、感染等;③乳糜尿,尿液里含有淋巴液,呈乳白色,常见于丝虫病;④胆红素尿,呈深黄色或黄褐色,常见于梗阻性黄疸和肝细胞性黄疸;⑤血红蛋白尿,呈浓茶色或酱油色,隐血试验呈阳性,常见于溶血、恶性疟疾。

4)透明度:正常新鲜尿液清澈透明,放置后可出现微量絮状沉淀物,加热、加酸或加碱后,尿盐溶解,尿液即可澄清。当泌尿系统感染时,尿液中含有大量的脓细胞、红细胞、上皮细胞、细菌或炎性渗出物,使排出的新鲜尿液即呈白色絮状混浊,此种尿液在加热、加酸或加碱后,其混浊度不变。蛋白尿不影响尿液的透明度,但振荡时可产生较多且不易消失的泡沫。

5)酸碱反应:正常人尿液呈弱酸性,一般尿液 pH 为 4.5~7.5,平均为 6。饮食的种类可影响尿液的酸碱性。酸中毒患者的尿液可呈强酸性,严重呕吐患者的尿液可呈强碱性。

6)尿比重:正常成人的尿比重波动于 1.015~1.025,一般尿比重与尿量成反比,若尿比重经常固定于 1.010 左右,提示肾功能严重障碍。

7)气味:正常尿液气味来自尿内的挥发性酸。尿液久置后,因尿素分解产生氨,故有氨臭味。当泌尿道有感染时新鲜尿有氨臭味;糖尿病酮症酸中毒时,因尿中含有丙酮故有烂苹果气味;膀胱直肠瘘时,因尿液里含有粪便呈粪臭味。

（3）评估异常排尿情况，如多尿、少尿、无尿或尿闭、膀胱刺激征等。

1）多尿：指 24 h 尿量超过 2500 ml。正常情况下大量饮水及妊娠者会出现多尿。病理情况下由于内分泌代谢障碍或肾小管浓缩功能不全引起，见于糖尿病、尿崩症、肾衰竭等患者。

2）少尿：指 24 h 尿量＜400ml 或每小时尿量＜17 ml。发热、液体摄入过少、休克患者因体内血液循环不足导致少尿；少尿还可见于心脏、肾、肝衰竭患者。

3）无尿或尿闭：指 24 h 尿量＜100 ml 或 12 h 内无尿液产生。见于严重休克、急性肾衰竭、药物中毒等患者。

4）膀胱刺激征：主要包括尿频、尿急、尿痛，同时伴有血尿。

5）尿潴留：主要表现为下腹胀痛，排尿困难，耻骨上膨隆，扪及囊性包块，叩诊呈实音，有压痛。常见于机械性梗阻、动力性梗阻及其他各种原因。

6）尿失禁：分为真性尿失禁、充溢性尿失禁（假性尿失禁）和压力性尿失禁。

真性尿失禁：膀胱稍有一些存尿便会不自主地流出，膀胱处于空虚状态。主要由于脊髓初级排尿中枢与大脑皮质之间联系受损，排尿反射活动失去大脑皮质的控制，膀胱逼尿肌出现无抑制性收缩。另外，还包括手术、分娩所致的膀胱括约肌损伤或支配括约肌的神经损伤、病变所致膀胱括约肌功能不良，膀胱与阴道之间有瘘道等原因。

充溢性尿失禁：指膀胱内储存部分尿液，当膀胱充盈达到一定压力时，即可不自主溢出少量尿液。当膀胱内压力降低时，排尿即行停止，但膀胱仍呈胀满状态而不能排空。主要由于脊髓初级排尿中枢活动受抑制，膀胱充满尿液，内压增高，迫使少量尿液流出。

压力性尿失禁：当患者咳嗽、打喷嚏或运动时腹肌收缩，腹内压升高，以致不自主地有少量尿液排出。主要由于膀胱括约肌张力减低、骨盆底部肌肉及韧带松弛、肥胖。多见于中、老年女性。

2. 排便障碍评估

（1）评估患者的年龄、个人排便习惯、食物摄入及活动情况，患者是否有精神紧张、焦虑、抑郁情况，评估患者的用药、检查及疾病情况。

（2）评估排便次数、排便量、粪便形状、软硬度、颜色、内容和气味等。

1）排便次数：成人每天排便 1～3 次，婴幼儿每天排便 3～5 次。

2）排便量：成人每天排便量 100～300g。

3）粪便形状及软硬度：正常粪便为成形软便；便秘时粪便坚硬，呈板栗样；消化不良或急性肠炎患者可为稀便或水样便；肠道部分梗阻或直肠狭窄，粪便呈扁条形或带状。

4）粪便颜色：正常成人粪便颜色为黄褐色或棕黄色，婴幼儿粪便呈黄色或金黄色；上消化道出血粪便呈柏油样便；肠道梗阻呈白陶土色便；下消化道出血呈暗红色样便；肠套叠、阿米巴痢疾呈果酱样便；痔疮或肛裂粪便表面黏有鲜红色血液；霍乱或副霍乱呈白色米泔水样便。

5）粪便内容物：正常粪便内容物主要为食物残渣、脱落的大量肠上皮细胞、细菌及机体代谢后的产物；消化道感染或出血患者，粪便中可见混入或粪便表面附有血液、脓液或肉眼可见的黏液；肠道寄生虫感染，粪便中可见蛔虫、绦虫、绦虫节片。

6)粪便气味:正常粪便气味因膳食种类而异,肉食者味重,素食者味轻;严重腹泻患者的粪便呈碱性反应,气味极恶臭;下消化道溃疡、恶性肿瘤患者的粪便呈腐败臭;上消化道出血患者柏油样便呈腥臭味;消化不良者,粪便呈酸性反应,气味为酸败臭。

(3)评估是否有异常排便,如腹泻、排便失禁、便秘、粪便嵌塞、肠胀气等。

(二)主要护理问题

1. 生活自理缺陷　与排泄障碍有关。

2. 焦虑　与担心疾病预后有关。

3. 潜在并发症　皮肤破损、压疮、感染等。

(三)护理措施

1. 排尿障碍的护理

(1)常规护理

1)做好心理护理,鼓励安慰患者,消除其紧张和焦虑的情绪。

2)给患者提供隐蔽的排尿环境。

3)帮助患者调整舒适的排尿体位和姿势。

4)进行健康教育。

(2)专科护理

1)尿失禁护理:①保持床单位干净、整洁,如有尿液浸湿应及时更换,防止尿液刺激局部皮肤;②保持局部皮肤清洁、干燥,勤换衣物;③用尿壶接尿,养成定时排尿习惯,必要时穿成人尿不湿;④帮助患者重建正常排尿功能,如摄入足量的水、进行膀胱功能训练、盆底肌锻炼等;⑤留置导尿;⑥留置尿管患者夹闭尿管,定时打开,锻炼膀胱的储尿功能。

2)尿潴留护理:①在常规护理的基础上,利用条件反射诱导排尿,如在患者耳旁倒水,让患者听流水声;用热毛巾热敷腹部,必要时进行会阴冲洗或温水坐浴等;②按顺时针方向按摩腹部或进行针灸治疗;③遵医嘱肌内注射氯化卡巴胆碱药物;④导尿。

(3)预防泌尿系感染:鼓励患者多饮水,每天 2.0～2.5L,必要时进行导尿、膀胱冲洗和局部清洁。导尿时要严格遵守无菌操作规程,以免造成医源性感染。换管之前应尽量排空尿液,以便于拔管后尿道可休息数小时,隔 4～6 h 再行插管。对于尿失禁的男性患者,用尿壶接尿或用集尿器集尿,每天清洗阴茎及更换集尿器,以防引起局部炎症。女患者可根据排尿规律,定时用尿盆接尿或及时更换尿布。

(4)膀胱功能训练:膀胱功能训练的目的是维持膀胱正常的收缩和舒张功能,重新训练反射性膀胱。一般在泌尿系感染得到控制且无严重输尿管和膀胱逆流的情况下才能进行。常用的训练方法为留置导尿法和间歇导尿法。

(5)触发排尿刺激法:膀胱达到平衡的标准,患者能反射性地排出适当尿量,但自动排尿不多于每 2 小时 1 次,排尿后残余尿<150 ml 或更少。对神经源性膀胱尿道功能障碍的患者,应争取尽早进行触发排尿刺激训练,包括以下方法。

1)耻骨上区轻叩法:常用于上运动神经元性膀胱尿道功能障碍的逼尿肌反射亢进的患者。通过逼尿肌对牵拉反射的反应,经脊髓排尿中枢引起逼尿肌收缩。具体方法是用手指在耻骨联合上进行有节奏地拍打,拍 7～8 次,停 3 s,反复进行 2～3 min。

2)扳机点排尿法:常用于脊髓上神经病变。具体方法是在腰骶神经节段区找扳机点,通过反复挤捏阴茎、牵拉阴毛、耻骨上区持续有节律地轻敲、指诊肛门刺激或牵撑肛门括约肌等,诱导反射排尿。

3)挤压法:适合于逼尿肌无力者,增加膀胱挤压。具体方法是先用指尖对膀胱进行深部按摩,增加膀胱张力。再把手指握成拳状,置于脐下 3 cm 处,用力向腹部加压,患者身体前倾,并改变加压方向,直至尿流停止。

4)电刺激法:通过对骨神经根电刺激,达到使逼尿肌收缩、尿道外括约肌疲劳以治疗尿潴留、排尿困难,主要用于神经源性膀胱等,电刺激法需要经外科手术将电极置入体内实施。

5)电针刺激法:第一组取三阴交、膀胱俞、委阳、下焦俞穴;第二组取水道穴,两组交替使用,通以调制脉冲电流。

2. 排便障碍的护理

(1)常规护理

1)做好心理护理,鼓励、安慰患者,消除患者的心理负担。

2)给患者提供舒适、隐蔽的排便环境,患者如能下地尽量如厕坐马桶排便;瘫痪或卧床患者,需在床上排便,护士协助拉床帘、遮挡屏风。

3)手术患者,术前训练床上使用便盆。排便体位:排便常采用可以使肛门直肠角增大的体位即蹲位或坐位,此时可借助重力作用使大便易于排出,也易于增加腹压,有益于提高患者自尊、减少护理工作量、减轻心理负担。若不能取蹲位或坐位,则以左侧卧位较好。对于脊髓损伤的患者也可以使用辅助装置协助排便。

4)帮助患者调整舒适的排便体位和姿势。

5)进行健康教育。

(2)专科护理

1)腹泻护理:①患者腹泻时,及时查找引起腹泻的原因,治疗原发疾病,去除病因;②提供安静、舒适的休息环境,保证患者卧床休息,减少肠蠕动,注意保暖;③给予患者低脂少渣、清淡的流质或半流质饮食,严重时禁食;④密切观察患者的病情,记录排便的性质、次数、量等,必要时留便标本送检,怀疑为传染病时,按肠道隔离原则护理;⑤患者腹泻严重者,及时补充水和电解质,防止水和电解质紊乱;⑥给予患者心理支持;⑦进行相关知识的健康教育,向患者解释引起腹泻的原因和防治措施,教育患者饮食宜清淡并注意饮食卫生,指导患者观察排便情况,有异常时及时联系医务人员。

2)大便失禁护理:①保持床单位、衣服整洁、干净,必要时床上铺橡胶单或一次性中单;②保持室内空气清新,定时开窗通风;③保护局部皮肤,每次便后用温水清洗肛周皮肤,保持局部皮肤清洁干燥,肛周淹红时涂抹护臀膏,防止破损感染;④保证每天摄入足量的液体,条件允许者可进行适当运动;⑤帮助患者重建控制排便的能力,观察患者排便习惯,在排便前给患者使用便盆,患者排便无规律可循者,可每隔 2～3 h 让患者试行排便,每次试行排便时间限制在 15～20 min;⑥指导患者增强腹肌运动,患者坐于坐厕或卧床患者取斜坡位,嘱患者深呼吸,往下腹部用力,做排便动作;⑦指导患者盆底肌运动,患者平卧,双下肢并拢,双膝屈曲稍分开,轻抬臀部,缩肛、提肛 10～20 次,每日练习 4～6 次以患者感觉不疲乏为宜,逐步恢复肛门括约肌的控制能力。

3)便秘护理:①养成良好的生活习惯,定时排便,根据患者既往的习惯安排排便时间,养成每日定时排便的习惯,通过训练逐步建立排便反射,也可每日早餐后 30 min 内进行排便活动。②促进直结肠反射的建立。用手指直肠刺激,可缓解神经肌肉痉挛,诱发肛门直肠反射,促进直肠尤其是降结肠的蠕动。具体方法是操作者用示指或中指戴指套,涂润滑油后缓慢插入直肠,在不损伤直肠黏膜的前提下,沿直肠壁做环形运动并缓慢牵伸肛管,诱导排便反射。每次刺激时间持续 1 min,间隔 2 min 后可以再次进行。③指导患者合理饮食,多摄入蔬菜、水果、粗粮等高纤维素食物,多饮水,病情允许时每天可饮水 2000 ml 以上。④指导患者腹部按摩。指导训练患者排便时,操作者用单手或双手的示指、中指和环指自右沿结肠解剖位置向左环形按摩。从盲肠部开始,依结肠蠕动方向,经升结肠、横结肠、降结肠、乙状结肠做环形按摩,或在乙状结肠部由近心端向远心端做环形按摩,每次 5～10 min,每日 2 次。⑤适当运动,如散步、做操、打太极等,卧床患者可进行床上活动。⑥遵医嘱给予口服缓泻药物,如植物油、液状石蜡、硫酸镁等,指导患者使用并观察药物疗效。⑦指导患者使用简易通便法,如开塞露或甘油栓等。必要时遵医嘱给予灌肠或人工取便。

4)粪便嵌塞护理:①早期可使用栓剂、口服缓泻药润肠通便。②必要时先行油类保留灌肠,2～3 h 后再做清洁灌肠。③人工取便,人工取便操作时动作应轻柔,避免损伤直肠黏膜,且操作过程中易刺激迷走神经,故有心脏病、脊椎受损患者慎用。操作中如患者出现心悸、头晕时应立即停止。④向患者及家属讲解有关排便的知识,协助建立合理饮食结构,指导患者重建并维持正常排便习惯,防止便秘的发生。

(5)肠胀气护理:①指导患者养成良好的饮食习惯,细嚼慢咽;②去除引起肠胀气的原因,如勿食用产气食物和产气饮料;③积极治疗肠道疾病;④鼓励患者适当活动,卧床患者可做床上活动或变换体位,以促进肠蠕动;⑤轻微胀气时,可行腹部热敷、腹部按摩、针刺疗法。严重胀气时,遵医嘱给予药物治疗或行肛管排气。

六、健康教育

1. 养成良好的饮食习惯,多摄入蔬菜、水果,进食时细嚼慢咽,误食产气多的食物和饮料,特殊情况下遵医嘱饮食。

2. 适当运动,如散步、做操、打太极拳等,卧床患者可进行床上活动,以促进肠蠕动。

3. 积极治疗原发疾病,便秘严重者不可过度用力,出现不适症状,应及时就诊。

参 考 文 献

[1] 盛岩松.神经系统疾病功能康复的方法及意义.中国伤残医学,2015,23(10):213-214.

[2] 赵际松.神经系统疾病功能康复的方法及意义分析.健康之路,2017,16(5):44.

[3] 余敏,周一心,陆静钰,等.神经康复学科研究进展.上海医药,2015,36(22):4-8.

[4] 任武,王娇,张格,等.神经康复设备研究进展.新乡医学院学报,2017,34(10):952-954.

[5]　燕铁斌.神经康复治疗技术发展的新趋势.康复学报,2017,27(1):2-5.

[6]　张秀峰,季林红,王景新.辅助上肢运动康复机器人技术研究.清华大学学报(自然科学版),2006,46(11):1864-1867.

[7]　徐保国,彭思,宋爱国.基于运动想象脑电的上肢康复机器人.机器人,2011,33(3):307-313.

[8]　涂细凯.集成功能性电刺激的穿戴式康复机器人.武汉:华中科技大学,2012.

[9]　浦湘菊,蒋惟伟,刘晨,等.吞咽障碍介入治疗术中护理配合.全科护理,2005,13(18):1726-1727.

[10]　吴兆平,叶美玲.1例吞咽障碍患者球囊导管扩张治疗的疗效观察.医学信息,2015,12:255-256.

[11]　葛玥.吞咽治疗仪联合吞咽功能训练在老年吞咽障碍留置胃管患者中的应用.健康之友,2019,10:97.

[12]　王茂斌,励建安,李建军,等.康复医学.北京:人民卫生出版社,2009.

[13]　樊喜红.高龄脑卒中肢体功能障碍患者的康复护理.双足与保健,2018,10(2):62-63.

[14]　姜贵云,岳寿.康复护理学.北京:人民卫生出版社,2004.

[15]　燕铁斌,尹安春.康复护理学.4版.北京:人民卫生出版社,2017.

[16]　高志群.针灸康复优化技术治疗中风后偏瘫的研究.安徽中医药大学,2014.

[17]　杨丽芳.中药足浴配合穴位按摩对中风患者肢体功能康复的效果观察.养生保健指南,2019,17:250.

[18]　贾建平,翠丽英,王伟.神经病学.6版.北京:人民卫生出版社,2010.

[19]　王拥军,张星虎.神经病学.北京:解放军出版社,2009.

[20]　刘蓉,万琼.探讨眼科护理中常见的风险及防护措施分析.养生保健指南,2018,2:214.

[21]　马丽霞.探讨眼科护理中不安全因素和防范措施.世界最新医学信息文摘.2017,66:228+230.

[22]　刘冰,代林林.优质护理干预对老年听力障碍的听力恢复效果的研究.国际老年医学杂志,2016,37(4):176-179.

[23]　朱娱,骆文龙.感音神经性耳聋治疗进展.重庆医学,2019,48(12):2111-2113.

[24]　张熙,段育任.老年感音神经性耳聋的干预进展.世界中西医结合杂志,2018,13(11):1620-1623.

[25]　孙大庆,陈雨历,李守林,等.排便障碍性疾病的生物反馈治疗.中华小儿外科杂志,2004,25(1):83-85.

[26]　Emmanyel AV,Kamm MA. Successful response to beofeedback or constipati on is associated with specifically improved extrinscautono micinnervati on to the largebowel. Gastroen terology,1997,112A728.

[27]　Karlbom U,Hallden M,Eeg O Iofsson KE,et al. Results of bio feedback in constipati on patients:a prospective study. Dis Colon Rectum,1997,40:11-49.

[28]　Hwang YH,Person B,Choi JS,et al. Biofeedb ack therapy for rectal intussusception. Tech Coloprocto,2006,10(1):11-15.

[29]　崔炎.护理学基础[M].北京:人民卫生出版社,2002.

[30]　Winge K,Rasmussen D,Werdelin IM. Constipation in neurolo gical diseases. Journal of Neurology,2003,74(1):13-19.

[31]　程平,肖传国.人工体神经-内脏神经反射弧恢复截瘫后直肠功能的神经追踪研究.中华试验外科杂志,2004,21(8):961-963.

第17章

神经系统疾病治疗新技术的护理

第一节 急性缺血性卒中超早期溶栓治疗的护理

急性缺血性卒中(acute ischemic stroke,AIS),也可称为急性脑梗死,指脑缺血发生在6～24 h,缺血区脑组织苍白、轻度肿胀,神经细胞、神经胶质细胞和内皮细胞呈明显缺血性的病理改变,具有高发病率、高病死率、高致残率和高复发率的特点,是卒中最常见的类型,占60%～80%。对急性脑梗死超早期实施溶栓治疗,可挽救缺血半暗带组织,是急性期最有效的恢复血流的措施。然而,在我国仅有4%～5%的患者有机会进行溶栓治疗。缺血半暗带的概念是由 Astrup 等通过动物实验于1977年首次提出,1981年他将缺血半暗带定义为脑缺血后坏死区周围的脑组织,其血流灌注水平低于维持正常脑功能的血流水平,但高于引起脑形态结构发生改变的脑血流水平,在一定的时间内重新恢复足够的灌注,功能能够完全恢复正常。在缺血区域,不可逆损害从最严重血流减少区域向轻微灌注不足的周边区域进展。后来缺血半暗带的概念几经演变。目前将其定义为功能受损的组织,如果在一定的时间内建立足够的再灌注,这部分组织可以存活和恢复。我国临床应用的主要溶栓剂有组织型纤溶酶原激活剂(recombinant tissue plasminogen activator,rt-PA)。

一、溶栓的适应证与禁忌证

组织型纤溶酶原激活剂静脉溶栓的适应证、禁忌证及相对禁忌证见表17-1。

表 17-1 组织型纤溶酶原激活剂静脉溶栓的适应证、禁忌证及相对禁忌证

适应证

1. 有缺血性卒中导致的神经功能缺损症状
2. 症状出现<4.5h
3. 年龄≥18 岁
4. 患者或家属签署知情同意书

禁忌证

1. 颅内出血(包括脑实质出血、蛛网膜下腔出血、硬脑膜下血肿或硬脑膜外血肿等)
2. 既往颅内出血史
3. 近3个月内有严重的头颅外伤史或卒中史
4. 颅内肿瘤、巨大颅内动脉瘤
5. 近期(3个月)有颅内或椎管内手术

（续　表）

　6. 活动性内脏出血

　7. 主动脉弓夹层

　8. 近 1 周内有在不易压迫止血部位的动脉穿刺

　9. 血压升高：收缩压≥180 mmHg 或舒张压≥100 mmHg

　10. 急性出血倾向，包括血小板计数<100×10^9/L 或其他情况

　11. 24 h 内接受过低分子肝素治疗

　12. 口服抗凝药且 INR>1.7 或 PT>15

　13. 48 h 内使用凝血酶抑制药或 Xa 因子抑制药，或各种敏感的实验室检查异常（如活化部分凝血活酶时间。INR、血小板计数等）

　14. 血糖<2.8 mmol/L（50 mg/L）或>22.2 mmol/L（400 mg/L）

　15. 头 CT 或 MRI 提示大面积脑梗死（梗死面积>1/3 大脑半球）

相对禁忌证

下列情况需谨慎考虑或权衡溶栓的风险与获益（即虽然存在一项或多项相对禁忌证，但并非绝对不能溶栓）

　1. 轻型非致残性卒中

　2. 症状迅速改善的卒中

　3. 惊厥发作后出现的神经功能损害（与此次卒中发生相关）

　4. 颅外段颈部动脉夹层

　5. 近 2 周内有大型外科手术或严重外伤（未伤及头部）

　6. 近 3 周内有胃肠或泌尿系统出血

　7. 孕产妇

　8. 痴呆

　9. 既往疾病遗留较重神经功能残疾

　10. 未破裂且未经治疗的动静脉畸形、颅内小动脉瘤直径（<10 mm）

　11. 少量脑内微出血（1～10 个）

　12. 使用违禁药物

　13. 类卒中

　14. 严重卒中（NIHSS 评分>25 分）

　15. 使用抗凝药物，INR≤1.7 或 PT<15

　NIHSS. 美国国立卫生研究院卒中量表；INR. 国际标准化化率；PT. 凝血酶原时间

二、溶栓方法

rt-PA 是第三代溶栓药，是一种内源性酶。虽然在无纤维蛋白的条件下，很难激活纤溶酶原，但在血栓部位，rt-PA 可使纤溶酶原被激活，转化为纤溶酶来溶解血栓，因此，rt-PA 具有较强的局部溶栓作用。rt-PA 使用剂量为 0.9 mg/kg，最大剂量为 90 mg。根据剂量计算表记录总剂量，将总剂量的 10% 在注射器内混匀，1 min 内团注。将剩余的 90% 用输液泵 1 h 匀速泵入。

三、溶栓前准备

1. 收集患者资料：医师询问病史、进行 NIHSS 评分、完成神经系统查体，判断是否溶栓，通知溶栓护士，签知情同意书。

2. 建立静脉液路，准备溶栓药物 rt-PA，根据患者体重计算溶栓药物的用量。

3. 一般检查:急查完成肝功能、肾功能、凝血等临床检验项目。

4. 影像学检查:完成头颅 CT 的检查。

四、护理

(一)护理评估

1. 评估患者的意识状态、肌力及言语情况。

2. 评估患者生命体征并做好记录,观察患者有无呕吐等。

3. 评估患者有无大小便失禁等。

4. 评估患者的心理状况。

5. 评估患者的吞咽功能及营养状况。

(二)护理问题及措施

1. 护理问题

(1)知识缺乏:缺乏疾病治疗、护理的相关知识。

(2)焦虑:与疾病导致的神经功能损害有关。

(3)潜在并发症:出血,与使用溶栓药物有关。

(4)神经功能缺损/障碍:与疾病本身相关。

2. 护理措施

(1)溶栓前护理

1)给予心电监护及吸氧,密切观察患者瞳孔、意识、生命体征变化。

2)评估患者肌力、言语、吞咽功能、体重,并做好记录。

3)备好各种溶栓用物品。抽取血标本急查血常规、肝功能、肾功能、电解质、凝血功能,陪同患者进行影像学检查,配合医师完成神经功能检查及溶栓适应证确定。

4)血糖的管理:血糖过高或过低会有类似卒中的表现,溶栓治疗前护士应监测患者血糖变化。2018 版《AHA/ASA 急性缺血性卒中早期管理指南》推荐血糖＞11.1 mmol/L 时给予降血糖治疗,血糖＜2.8 mmol/L 时立即向医师报告危急值,同时快速给予 50% 葡萄糖溶液 20.0 ml 口服或静脉注射,血糖＞10.0 mmol/L 时给予膳食管理和降糖治疗,使血糖值控制在 7.7～10.0 mmol/L 并严格监测,避免患者发生低血糖。

5)快速建立静脉通路,熟练掌握溶栓药物的配制,遵医嘱给予溶栓药物。

6)做好心理护理,急性脑梗死发病急,进展快,溶栓时机稍纵即逝,加上患者对溶栓治疗的不了解,患者往往会产生焦虑、恐惧心理。因此,医护人员要耐心听取患者的主诉,向患者讲解溶栓治疗的必要性,给予患者积极的心理鼓励,建立治疗的信心,克服恐惧心理。

(2)溶栓中护理

1)rt-PA 现用现配,配制时遵守无菌原则,精确计算剂量,将安瓿抽净以确保药物足量输注。记录开始溶栓的时间,并完整地记录溶栓过程中患者的各项生命体征。

2)随时询问患者的感受,及时安抚其激动或紧张的情绪,保证静脉溶栓治疗平稳完成并密切观察患者的病情变化。

3)观察用药过程中患者是否出现牙龈、口鼻出血等现象,如有出血,应及时报告医师。

4)使用微量泵匀速泵入溶栓药物时,还要检查管路是否通畅,避免打折等现象,观察微量泵是否运行正常。如出现不良反应,应立即报告医师,暂停用药。

5)每 15 分钟对患者进行 1 次神经功能的评估。

(3)溶栓术后护理

1)基础生活护理:①嘱患者卧床休息,保持病室安静、清洁、舒适、安全及床单位的整洁,每 2～3 小时给予翻身 1 次,避免压疮的发生。②对于生活自理能力差的患者,护士要协助其生活护理。

③尽早开始评估吞咽功能及营养支持。依据营养评估的结果,对吞咽困难者在卒中早期(最初的 7 d 内)给予鼻胃管饮食,若预估患者将在持续较长时间(＞ 2 ～ 3 周)不能安全吞咽时,可放置经皮胃造口导管,对营养不良或有营养不良风险的患者,使用营养补充剂。④给予高蛋白、低脂肪、低盐、高纤维及富含维生素的食物,糖尿病患者要给予糖尿病饮食。⑤保持大便通畅,指导患者多饮水,必要时给予缓泻药。⑥做好安全防范工作:加用床档,悬挂安全警示标识,严格交接班制度。

2)并发症的观察:出血是静脉溶栓后常见的并发症,发生率为 2.4％～6.4％,其中最严重的是症状性颅内出血。

牙龈及鼻出血:可出现于溶栓后 5 min,出血量一般为 0.2～1.0 ml,护士可给予止血钳夹棉球按压出血部位压迫止血,待出血停止后,给予口腔护理,清除口腔血腥味,防止感染。

症状性颅内出血是最严重的出血并发症,发生于溶栓 48 h 内,可引起神经系统功能恶化。可采取以下措施严密观察病情变化,每小时进行患者神志、瞳孔及神经功能的评估,并做好记录。监测血压,高血压是溶栓后发生出血并发症的独立危险因素。因此,需密切观察患者血压的变化。将血压控制在 180/100 mmHg 以下,使用专用表格记录患者血压情况,观察时间间隔为 15 min(溶栓后 2 h 内)、30 min(溶栓后 2～6 h)、60 min(溶栓后 6～24 h)、4 h(溶栓后 1～3 d),监测期间应对患者血压升高的原因进行分析。嘱患者绝对卧床休息。报告医师及时给予 CT 等检查,必要时遵医嘱应用脱水药物静脉滴注等措施。

消化道、泌尿道出血:观察患者有无呕吐,取患者平卧位,头偏向一侧,通知医师,留取胃液隐血标本。如果化验结果示胃隐血试验阳性,可遵医嘱给予止血治疗。护士每日观察胃液颜色、残留量,追踪化验结果,做好记录及交接班。患者尿道出血时,鼓励患者大量饮水。对留置导尿的患者,应遵医嘱给予生理盐水膀胱冲洗,尿液颜色转为黄色,查尿常规示隐血试验阴性,提示出血停止。为患者做好口腔、会阴及尿道口的护理,避免感染。

皮下瘀斑:皮下瘀斑多见于溶栓前肘部抽血的部位,但无血肿形成,不需要进行特殊处理。护士需每班监测瘀斑的面积并标记范围。若出现严重血肿,应及时通知医师。袖带绑于未抽血侧的上肢,防止血压袖带压力造成穿刺部位淤血。

其他:静脉溶栓后出现吸气性喉鸣和左上肢出血引起的骨筋膜室综合征较少见,但仍需引起护理人员的重视。

注意:24 h 内避免侵入性操作,如插胃管、导尿等。

3)缺血-再灌注损伤:指大脑动脉阻塞导致脑部的血液循环不畅,而血流再灌注又造成血液供应再循环和氧气、营养物质再供应的二次神经损伤。护理上应密切关注患者是否有烦躁不安、多语多动、意识改变、头痛、恶心呕吐等颅内压增高表现,以及感觉、运动、语言功能变化情况。

　　4)过敏样反应:溶栓期间应密切观察患者是否出现荨麻疹、血管源性水肿、休克等相关症状,出现后立即停止输液,遵医嘱给予抢救处理,以免造成严重后果。

五、健康教育

　　1.讲解疾病相关知识,鼓励患者保持良好心态,定期监测血压,加强康复锻炼,注意劳逸结合。

　　2.指导患者多食水果和蔬菜,保持大便通畅。

　　3.告知患者及家属可引起本病的危险因素;指导患者按医嘱长期口服抗凝药物。

　　4.告知患者及家属康复治疗的重要意义和功能锻炼方法,改变不良生活方式,注意保暖,避免感冒。合理休息与娱乐,洗澡时间不宜过长等。

第二节　急性缺血性卒中超早期动静脉溶栓桥接治疗的护理

　　AIS治疗的关键在于尽早开通阻塞血管,挽救缺血半暗带。目前被证实有效的AIS早期血管再通的治疗方法主要是静脉rt-PA溶栓。由于静脉溶栓具有严格的时间窗限制,能够通过其获益的患者不到3%。随着技术材料以及筛选策略的更新,自2014年底开始,一系列相关研究表明,在经过筛选的前循环大血管急性缺血性卒中患者中,以机械取栓为主的血管内治疗可带来明确获益。桥接治疗是指在静脉溶栓基础上进行动脉血管内介入治疗。桥接治疗分为直接桥接治疗和挽救性桥接治疗。直接桥接治疗是指静脉溶栓后不观察等待溶栓效果,直接进行取栓治疗;挽救性桥接治疗是指静脉溶栓后观察患者神经功能变化,无效后再进一步考虑取栓治疗。目前,对于静脉溶栓时间窗内的患者,静脉溶栓是首选的治疗方案,在早期关于取栓的5项阳性随机对照研究中,90%以上的患者均为静脉溶栓基础上进行机械取栓的桥接治疗。大部分研究提示桥接治疗预后好,死亡率低,血管开通率高,取栓次数少,缩短取栓时间且不增加出血风险。桥接治疗是把双刃剑,虽然提高再通率,但可能导致远端血管栓塞。也有少数研究指出桥接治疗与直接取栓相比,桥接组无症状性颅内出血率及死亡率更高。

一、桥接治疗流程

　　桥接治疗流程见图17-1。

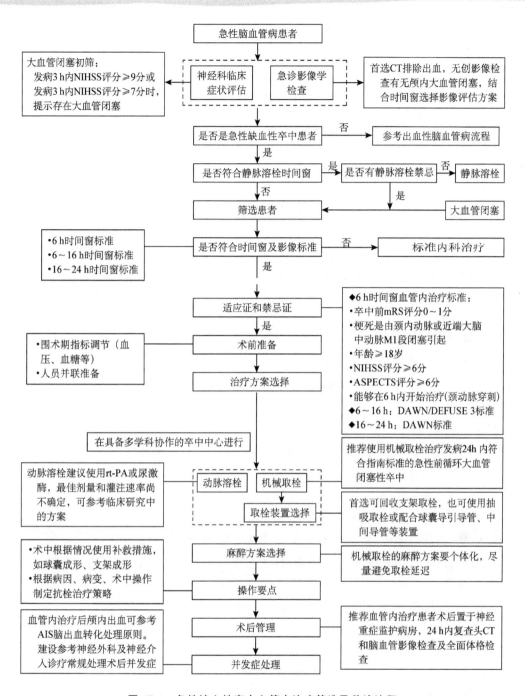

图 17-1　急性缺血性卒中血管内治疗筛选及救治流程

CT. 计算机断层扫描；NIHSS. 美国国立卫生研究院卒中量表；mRS. 改良 Rankin 量表；AS-PECTS. Alberta 卒中项目早期计算机断层扫描评分；rt-PA. 组织型纤溶酶原激活剂；AIS. 急性缺血性卒中；DAWN. 应用 DWI 或 CTP 联合临床不匹配治疗醒后卒中和晚就诊卒中患者用 Trevo 装置行神经介入治疗研究；DEFUSE 3. 影像评估筛选缺血性卒中患者血管内治疗研究；MR-CLEAN. 急性缺血性卒中血管内治疗多中心随机临床试验

二、桥接治疗方法

1. 静脉溶栓　见本章第一节。

2. 血管内介入治疗　包括血管内机械取栓、动脉溶栓、血管成形术。

(1)血管内机械取栓:机械取栓已成为大血管闭塞性急性缺血性卒中的标准治疗方法。通过股动脉穿刺,置入导管至闭塞血管,使用 Solitaire 支架取栓,有时会多次操作。近年来,随着机械取栓手术操作的普及和医学工程学、材料学的进步,以 Navien 导管、ACE 导管等为代表的中间导管为取栓治疗提供了更顺畅的通过性和更有力的支撑。

(2)动脉溶栓:动脉溶栓使溶栓药物直接到达血栓局部,理论上血管再通率应高于静脉溶栓,且出血风险降低。

(3)血管成形术[急诊颈动脉内膜切除术(carotid endarterectomy,CEA)/颈动脉支架置入术(carotid artery stending,CAS)]:CEA 或 CAS 治疗症状性颈动脉狭窄,有助于改善脑血流灌注,但临床安全性与有效性尚不明确。

三、桥接治疗的适应证与禁止证

1. 静脉溶栓适应证　见本章第一节。

2. 急性缺血性卒中早期血管内介入治疗适应证和禁忌证

(1)适应证

1)年龄在 18 岁以上。

2)大血管闭塞卒中患者应尽早实施血管内介入治疗。前循环闭塞发病 6 h 以内,推荐血管介入治疗;前循环闭塞发病在 6~24 h,经过严格的影像学筛选,推荐血管介入治疗;后循环大血管闭塞发病在 24 h 以内,可行血管介入治疗。

3)CT 排除颅内出血、蛛网膜下腔出血。

4)急性缺血性脑卒中,影像学检查证实为大血管闭塞。

5)患者或法定代理人签署知情同意书。

(2)禁忌证

1)若进行动脉溶栓,参考静脉溶栓禁忌证标准。

2)活动性出血或已知有明显出血倾向者。

3)严重心、肝、肾功能不全者。

4)血糖<2.7 mmol/L 或>22.2 mmol/L。

5)药物无法控制的严重高血压患者。

四、护理

(一)护理评估

1. 观察患者意识、瞳孔、生命体征变化,重点评估血压情况。

2. 观察患者是否有呕吐、抽搐的发生。

3. 观察全身有无出血情况,询问患者近 7 d 有无外伤、跌倒、口腔治疗史等。

4. 了解患者采血部位、治疗操作部位。

5. 了解患者吞咽和小便情况,是否需要留置胃管和尿管。

(二)主要护理问题及措施

1. 护理问题

(1)躯体移动障碍:与急性卒中功能损伤有关。

(2)排尿异常:与疾病早期有关。

(3)有活动无耐力的风险:与急性卒中功能损伤有关。

(4)有失用综合征的危险:与急性卒中功能损伤有关。

(5)有皮肤完整性受损的危险:与活动障碍、卧床有关。

(6)知识缺乏:与不了解疾病有关。

(7)焦虑、恐惧:与起病突然有关。

(8)潜在并发症:脑水肿与颅内压增高、梗死后出血性转化、癫痫、肺炎、尿路感染、深静脉血栓形成、肺栓塞等。

2. 护理措施

(1)静脉溶栓护理措施:详见本章第一节。

(2)血管内机械取栓治疗护理

1)术前护理:①做好 NIHSS 评分,完善头颅 CT、头颈 CTA 等检查,排除相关禁忌证,建立静脉通路、备皮、导尿、留置胃管等术前准备。②告知患者和家属治疗的利弊关系,消除患者及家属的顾虑,树立治疗疾病的信心,并签署知情同意书。

2)术中护理

体位:平卧位,充分暴露动脉穿刺处,保持患者体位,尽量不活动,保证手术顺利进行。

病情监测:密切监护意识、血压、呼吸、血氧饱和度等,出现问题与医师沟通。

保持呼吸道通畅,及时清除口腔分泌物,防止误吸、继发性肺炎、吸入性肺炎、窒息等情况。

保持各个管路通畅,观察尿量、输液量。

做好手术记录。

3)术后护理

血压管理:为防止过度灌注综合征及症状性颅内出血转化,要求术后血压控制在 140/90 mmHg 以下或较基础血压降低 20 mmHg,但不应低于 100/60 mmHg。每小时测量血压 1 次,并做好记录。

血糖管理:加强血糖监测,血糖值控制在 7.7～10 mmol/L。>10 mmol/L 可给予胰岛素治疗;<3.3 mmol/L 可给予 10%～20%葡萄糖溶液口服或注射治疗。

病情观察:术后 24 h 内每小时观察 1 次,术后 48～72 h 观察每 2 小时 1 次,观察内容包括生命体征、意识、瞳孔、肌力、经皮血氧饱和度>94%,并做好记录。

穿刺部位观察:每小时观察 1 次穿刺处腿围变化(一般腿围测量位置为髌骨上 25～29 cm 的位置,根据患者腿的长短定位)及足背动脉搏动情况,术后 48～72 h 改为每 2 小时观察 1 次。

饮食管理:全身麻醉患者清醒后 6 h 可少量饮水,12 h 后进流食,逐步过渡到普食,普通药物镇定患者醒后可以进食。吞咽困难的患者术后 24 h 内鼻饲饮食,营养泵泵入,速度由慢到快,浓度由低到高。保证患者 24 h 热量供给。

用药护理:术中使用替罗非班治疗,术后使用抗血小板药物治疗的患者注意观察牙龈、皮肤、黏膜、消化道、大小便有无出血情况。复查 CT,观察颅内有无出血情况。给予抑酸、保护胃黏膜的药物,防止发生消化道应激性溃疡。静脉输液时观察滴速、穿刺处及穿刺周围皮肤组织情况。

管路护理:气管插管的患者保持管路畅通,固定在位,定时吸痰,每 6 h 测气囊压力 1 次,保证呼吸机管路连接无误;留置尿管的患者,做好二次固定,保证管路通畅,定时开关,观察尿液量、性质、颜色;留置胃管的患者,保持胃管通畅,固定完好,每 4 h 回抽观察胃内容物有无潴留。防止患者意外脱管。

心理护理:患者由于起病突然,术后症状逐渐恢复中会出现焦虑,进入 NICU 后,因环境陌生、无家属陪伴会出现恐惧,因此,加强心理护理很重要。向患者介绍病区环境、手术后注意事项、责任护士等。护士多巡视患者,与患者及时沟通,发现患者异常时积极处理。了解患者需求,尽力满足患者提出的合理要求,让患者安心,配合治疗。

4)并发症的观察及护理

颅内出血:严密控制患者血压,预防血管痉挛,减少高灌注致颅内出血的发生。观察患者心率、血压有无升高,呼吸有无减慢,是否出现头痛、喷射状呕吐等颅内压增高表现;有无意识加重,瞳孔变化,出现情况立即报告医师复查 CT。颅内出血患者必要时行手术治疗,非手术治疗患者,床头抬高 30°,头偏向一侧防止误吸,按时按量使用脱水、降颅内压药物,用药时注意观察尿量和血压。

穿刺部位血肿:每小时观察 1 次穿刺部位周围皮肤、腿围、包扎敷料情况,压迫器有无移位。给予患者穿刺处肢体适当约束,出现出血时,按压穿刺部位的同时立即报告医师,压迫止血无效时立即手术治疗。

造影剂过敏反应:患者术后出现颜面潮红、皮肤瘙痒,严重者出现心慌、胸闷等症状,首先考虑造影剂过敏反应,立即给予地塞米松静脉注射、补液、口服氯雷他定(开瑞坦)等治疗。严密观察患者病情变化。

症状性出血转化:停用抗栓(抗血小板、抗凝)治疗等致出血药物。

恢复开始抗凝和抗血小板治疗时机:对需要抗栓治疗的患者,可于症状性出血转化病情稳定后 10 d 至数周后开始抗栓治疗,应权衡利弊;对于再发血栓风险相对较低或全身情况较差者,可用抗血小板药物代替华法林。

五、健康教育

1. 注意休息,避免劳累和不良情绪。

2. 在病情稳定的情况下应尽早开始康复治疗,对轻到中度神经功能障碍的缺血性卒中患者可在发病 24 h 后进行床边康复、早期离床期的康复训练,包括坐、站、走等活动。卧床者病情允许时应注意良肢位摆放。

3. 有高血压病史的患者积极控制血压。

4. 戒烟戒酒,低盐低脂饮食。

5. 遵医嘱按时服药:服用抗凝、抗血小板药物,用药期间应定期监测出、凝血时间,注意有无出血征象。

6. 出院后遵医嘱定期复查。出现不适立即随诊。

第三节　复杂脑血管病行复合手术治疗的护理

一、复合手术的历史

"复合手术"一词来源于英文"hybrid operation",早期又被译为"杂交手术、杂合手术、镶嵌手术",中国台湾则称为"混成手术",现一般统一翻译为复合手术。1996 年,Angelini 等首次提出复合手术的概念,并将其用于冠状动脉成形术联合冠状动脉旁路移植术治疗冠状动脉疾病,取得了满意疗效。同样于 20 世纪 90 年代后期,复合手术开始应用于主动脉及颅内血管疾病的治疗。Brooks 等较早报道采用复合手术方式成功治疗胸、腹主动脉瘤。Massimo 等采用复合手术技术成功为 1 例 Marfan 综合征患者完成全主动脉置换。Pierot 等率先报道采用复合手术技术治疗复杂性硬脑膜动静脉瘘。Hacein-Bey 等通过传统外科和血管内介入技术结合治疗复杂颅内动脉瘤。复合手术在整个发展历程中应用最为成熟的是对冠状动脉闭塞性疾病、难治性心律失常等心脏疾病的治疗。随着医疗设备和器械的不断更新完善,以及复合手术室推广普及,复合手术也越来越多地应用于除心脏以外的神经系统血管性疾病,尤其是复杂脑血管病、外周血管疾病、妇产科出血性疾病等多个领域。本节着重讲述复合手术在复杂脑血管病方面的应用。

二、复合手术的定义

过去认为复合手术是一种在具有特定条件的复合手术室内通过同时结合介入手术与传统外科手术,治疗单一介入手术或单一外科手术难以治疗的或治疗风险极高的疾病,从而降低手术创伤、提高手术成功率及安全性的新型手术方式。现代学者陈珑综合以往复合手术相关文献及其临床实际应用分析,提出复合手术应特指在同一时间、同一复合手术室内进行介入治疗和外科治疗并一次性完成的手术。复杂脑血管病复合手术是在神经复合手术室将开颅手术及血管内治疗技术相结合,对复杂脑血管病进行一站式精准诊疗。2013 年 Fandino 等提出复合手术室是一个可以同时进行显微外科手术和血管内治疗的手术中心,减少了因手术室与血管内治疗室之间转运带来的手术风险。神经血管复合手术室是集外科手术功能、介入导管室功能和信息集成功能为一体的新型手术操作空间。

三、复杂脑血管病

复杂脑血管病包括颅内巨大动脉瘤、特殊部位和特殊类型动脉瘤、高级别(SpetzlerMartin 分级Ⅳ~Ⅴ级)脑动静脉畸形、颅内外动脉串联狭窄或闭塞病变,以及复杂脊髓血管疾病等。这类疾病主要特点是病变大,结构及血供复杂,治疗难度大。近年来,随着无创影像技术的普及及设备的进一步更新,复杂脑血管病检出率逐年增加,成为危害中国人健康的重大复杂疾病之一。复合手术技术是复杂脑血管病最有前途的解决方案,能够最大限度地减轻手术创伤和最大程度保护神经功能。

四、复合手术适应证

目前复合手术的临床应用适应证如下。

1. 单一的显微外科技术或介入技术难以安全有效处理的病变,如复杂动脉瘤或巨大动脉瘤、高级别脑动静脉畸形等。

2. 为神经介入创造通路,如介入入路困难的硬脑膜动静脉瘘、特殊类型的脊髓血管病变和颅外血管闭塞性病变等。

3. 部分复杂急诊脑血管病、神经介入术中并发症的应急外科处理及脑血管病开放术中残留病变的"补充性"介入治疗。

五、复合手术在复杂脑血管病中的临床应用

1. 颅内动脉瘤　多项研究表明,应用于脑动脉瘤的复合手术技术主要包括球囊或球囊导管实施载瘤动脉近端阻断、球囊瘤颈部阻断脑动脉瘤颈塑形夹闭术、复杂或单纯脑动脉瘤孤立并旁路移植术、术中动脉瘤＋载瘤动脉介入闭塞后旁路移植术、动脉瘤栓塞术中破裂行一期开放手术清除血肿或外引流术、复杂脑动脉瘤夹闭术中残留动脉瘤一期栓塞术等。

2. 颅内动、静脉畸形　脑血管畸形的终极治疗目标是达到影像学治愈。复合手术的主要作用为术中造影发现残余病灶,栓塞开放手术不可探及的供血动脉,通过外科技术为神经介入治疗提供通路。对于急性期破裂出血的脑血管畸形治疗,复合手术的应用价值在于早期清除血肿,全切病变,为患者早期康复创造有利条件。

3. 动静脉瘘　学者 Pierot、Kong 等、Hallaert 等、张轶群等均通过复合手术治疗动静脉瘘,取得了良好的效果。

4. 缺血性脑血管病　目前有关复合手术治疗缺血性脑血管病,主要集中在对颈内动脉分叉和弓上动脉(颈总动脉和头臂干)联合病变的治疗。如对颈动脉闭塞性病变,可通过复合手术切除斑块后,在 DSA 辅助下行远端支架置入或取栓,使颈内动脉再次开放。

六、护理

(一)护理问题

1. 焦虑　与担心疾病手术预后有关。

2. 知识缺乏　与缺乏疾病相关知识有关。

3. 潜在并发症　出血、缺血、神经功能障碍、感染。

(二)护理措施

1. 一般护理措施

(1)重视患者主诉,提供舒适的环境:患者常常会有头痛、颈痛等,为患者提供安静、舒适的病房环境,湿度 50%～60%,温度 20～24℃,减少探视人员,有利于患者充分休息。

(2)饮食护理:给予易消化、营养丰富的食物,如新鲜蔬菜、水果等,可少食多餐,忌辛辣刺激,禁烟酒。

(3)提升患者的自信心:由于疾病的复杂性及对复合手术的认识不足等,患者常常会出现恐惧、焦虑等情绪,全程的心理护理很有必要。医护人员首先与患者建立良好的医患和护患关系,取得患者信任,并利用电视传媒、健康教育手册、疾病宣教展板、手术温馨提示卡等多种形式向患者及家属讲解疾病知识及注意事项,及时了解患者的困惑并给予解答,从而减轻患者对手术的恐惧感,缓解焦虑情绪。此外,术前还可以通过听轻音乐、阅读自己喜欢的读物等方式弱化对疾病症状的过度关注。尽量满足其合理要求,提高就医获得感。

2. 术前护理

(1)患者的准备:术前 4~6 h 禁食水,晨起一口水服用降压药,练习床上使用大便器。根据病情经医师同意方可在家人陪伴下沐浴,更换舒适的新病衣。

(2)皮肤准备:根据手术要求,术前遵医嘱完成两侧腹股沟、会阴及颈部术区或头部术区皮肤准备。

(3)药物准备:一般在左侧肢体建立静脉通路,术前 2 h 遵医嘱给予微量泵入尼莫地平注射液(3 ml/h),以防血管痉挛。

(4)护士准备:因复合手术跨多个科室,需要由外科医师、介入医师、麻醉师和手术室护士组成的团队积极配合,因此,护士要充分了解手术方式和时间。①核查关键信息。与病房护士共同核对患者身份、相关疾病信息、肌力情况、肝肾功能指标、凝血功能指标等,将心电图、胸部 X 线片、CT、MRI 等检查结果备齐,以便医师在术中核实和明确病变部位。②特殊用物的准备。由于复合手术有多学科合作的特殊性,术前还需与医师沟通手术中可能用到的特殊导管、栓塞用物等。③手术日晨起遵医嘱给予留置尿管、胃管等。

3. 术中护理

(1)做好患者相关资料的交接工作,入手术室后进行心理安慰、疏导。协助麻醉师工作,建立输血、输液等各种管道,贴好标识,保证管道通畅。

(2)密切观察造影剂不良反应,询问患者是否有造影剂过敏史。

(3)严密监测生命体征变化,复合手术常涉及介入手术与外科手术的术式转换,严格无菌操作,防止感染。

(4)在介入治疗和手术治疗转换过程中进行熟练配合工作,例如颅内动、静脉畸形切除完毕需要造影复查时需配合神经外科医师应用无菌头套覆盖头部无菌区域。

(5)栓塞介入手术时,术中准确记录肝素推注起始时间和量、间隔时间及追加量,监测全血激活凝血时间(ACT),及时发现患者是否有大出血倾向。

(6)完整、准确、及时填写护理记录单。

4. 术后护理

(1)介入穿刺部位的护理:①术后回病房时搬运患者动作要轻柔,穿刺侧肢体保持平直,避免压迫器移位;②术后 6 h 遵医嘱撤除压迫器,造影穿刺侧肢体制动 8 h,术后 24 h 平卧;③观察穿刺处是否有渗血,如出现血肿及下肢青紫等变化立即通知医师处理,每 2 小时触摸足背动脉 1 次,同时还需观察双侧肢体皮肤温度及颜色,警惕下肢深静脉血栓形成。在病情允许的情况下,鼓励患者 24 h 后早日下床活动,对卧床或意识障碍的患者可预防性使用气压循环驱动,防止下肢深静脉血栓形成。

(2)病情观察

1)给予心电监护及吸氧,密切观察患者神志、瞳孔、生命体征的变化,每小时评估神经功能 1 次,及时发现患者是否存在肢体无力、言语困难等症状,早发现,早处理。

2)外科伤口的护理:观察伤口有无渗血、渗液,局部有无皮下出血、血肿和伤口感染发生,定时给予伤口处换药。有引流管患者,则应记录每小时引流液的量、颜色及是否通畅,如果每小时引流量>30 ml,则应及时报告医师。

3)血压的管理:控制血压是维持脑血液灌注量的重要措施之一,保持血压正常,有利于脑功能恢复。血压快速下降或降低过多可能造成脑灌注不足,甚至引发血管内血栓形成。如血压波动太大,需报告医师及时处理。

4)安全的护理:患者术后可能出现躁动等现象,需加床档,必要时给予约束带约束四肢,调整好松紧度,定时解开一次,防止患者因躁动出现坠床、非意外拔管等。

5)维持充足的血流量:由于复合手术时间较长,术中出血和体液丢失量较多,术后维持足够血容量非常重要。鼓励患者在手术 18 h 后足量饮水,饮水量>2000 ml,既能有效补充体内丢失的水分,保证足够的有效循环血量,也可加快造影剂排泄,预防肾损害。护士需要注意观察尿液的量、颜色。

(3)并发症护理(见第 2 章第六节、第七节、第八节、第九节)。

第四节　卒中单元在神经系统疾病护理中的应用

卒中单元(stroke unite,SU)起源于欧洲,是指改善住院卒中患者的医疗管理模式,专为卒中患者提供药物治疗、肢体康复、语言训练、心理康复和健康教育,提高疗效的组织系统。卒中单元的核心工作人员包括临床医师、专业护士、物理治疗师、职业治疗师、语言训练师和社会工作者。广义的卒中单元是把患者的管理延续到出院后的家庭治疗,社会保健,形成卒中管理的社会系统工程。卒中单元不是一种具体的疗法,而是针对卒中患者的科学管理系统,能充分体现以人为本的医疗服务理念,以及多学科密切配合的综合性治疗。卒中单元目前在我国临床上的应用尚处在起步阶段,具有良好的发展前景。

一、模式类型

1. 卒中病房　限定收治卒中患者的特定区域。

2. 卒中小组　即移动卒中单元,指床位的限制不能使每一位卒中的患者收治在卒中病房,于是将卒中单位核心成员组织起来,开展灵活机动的服务。

3. 专门卒中单元　是由分散的卒中病房、卒中小组对卒中患者提供的一种综合性的治疗管理。包括①急性卒中单元(acute stroke unit):收治急性期患者,为患者提供数天的服务,一般在 1 周内;②康复卒中单元(rehabilitation unit):收治发病在 1 周以后的患者,患者病情稳定,强调康复,患者可住院数周至数月;③急性康复联合卒中单元又称综合卒中单元,联合急性和康复的共同功能,收治急性期患者,可住院数周或数月。

4. 评价/康复混合单元　致力于致残性疾病的评估和康复工作,配有丰富经验的监护小组。

5. 延伸的卒中单元　出现于 2000 年的这种新的卒中单元,把患者的管理延续到出院之后的家庭医疗和社会医疗,形成卒中患者管理的社会系统工程。

二、卒中小组的构建

(一)卒中单元

由内科治疗组、护理组、康复训练组、心理治疗组及营养支持组构成。卒中小组的主要成员及职责见表 17-2。

表 17-2　卒中小组成员主要职责

主要成员	主要职责
神经科医师	评估患者的损伤和残疾情况,进行量表评分,每周评分 1 次,参加每周例会
PT/OT 师	评估患者的损伤和残疾情况,对患者进行运动治疗和作业治疗及康复健康指导
语言治疗师	负责语言障碍的评估及康复训练
心理治疗师	对心理障碍者进行评估及心理治疗
卒中单元专科责任护士	根据患者的病情进行个体化的评估、治疗、康复、护理,与患者及家属建立良好医患关系,对患者进行专业的整体护理

(二)卒中小组工作流程及内容

1. 制订治疗指南和建立临床路径　见图 17-2。

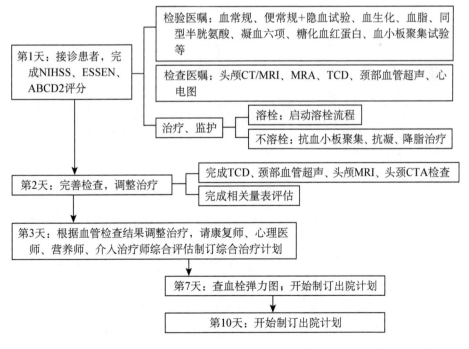

图 17-2　治疗指南和临床路径

（1）入院第 1 天（24 h）：由神经科医师和专科责任护士进行首次病情评估，制订诊疗及护理计划、药物治疗计划。

（2）入院第 2 天（48 h）：由神经科医师、康复师、营养师和专科责任护士一起按照卒中指南及临床路径完善相关辅助检查，康复评估。

（3）入院第 3 天（72 h）：心理医师、营养师进行相关评估，制订治疗计划，专科责任护士协助。

（4）入院第 7 天：全体人员每周对每一位卒中单元的患者进行病情讨论，检查上一周计划实施效果，制定下一步治疗计划。

（5）入院第 10～12 天：进行出院指导，制订随访计划。

2. 制订卒中单元工作内容及制度

（1）神经科医师工作制度：接诊患者，完成首次检诊，启动卒中诊治流程；按卒中临床路径完善相关辅助检查，调整治疗；完成脑血管分级筛查；卒中危险分层及危险因素评估；完善各种临床量表评定。

（2）护理工作内容：入院 24 h 完成格拉斯哥昏迷量表、压疮危险性评分表、日常生活能力量表、营养筛查评估表、跌倒/坠床风险评估等；按照常规护理制度完成日常护理工作；住院期间进行健康教育；出院时进行出院健康指导。卒中住院患者的护理包括生活照顾、功能维护、并发症预防护理、健康教育等。随着整体护理的深入开展和专科护理的发展，对病情的动态观察不仅是临床护理质量优劣的衡量标准，而且是一名护理工作者所必备的能力之一。护理观察一直贯穿于整体护理始终，从入院评估到出院的效果评价，都要通过对患者的动态观察才能做出决断。

（3）康复工作内容：见图 17-3。

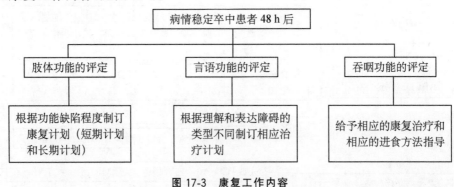

图 17-3　康复工作内容

（4）营养评估工作制度：患者入院 24 h 进行营养风险筛查，对于无营养风险的 1 周后再复查；存在营养风险的，先由神经科医师判断，一般患者则由医师制定治疗方案；危重、特殊、疑难患者，需营养师会诊，制定营养治疗方案，建立营养病历，定期查房评价营养支持效果、调整治疗方案，出院时进行个体化营养指导。

（5）卒中患者查房制度：一线医师接诊后按照首诊负责制及时完成入院后检诊；主管医师 24 h 内完成二级检诊；主诊医师 48 h 内完成三级检诊。按照卒中单元整体工作流程，康复师、营养师、心理医师适时配合查房，共同制订、调整诊疗计划，评估治疗效果，进行健康宣教及出院指导。

(6)病例讨论制度:疑难、危重病例按照医疗核心制度中的病例讨论制度组织病例讨论;典型病例进行科内讨论,由主管医师详细准备病例资料、制作幻灯片,全科讨论,进行讨论记录。

(7)病例登记及病例资料留存制度:所有入院患者要求病历资料完整,出院时完成电子病历登记;每位患者的各种评分资料、影像资料必须详细留存,由专人负责收集、整理、归档。

三、治疗

整体诊疗方案

卒中单元具有一整套对急性卒中患者进行诊断、评价、观察、治疗、护理与康复的标准流程,患者以最短的时间进行检查,以最快的时间进入病房,接受包括药物治疗、护理和康复的个体化方案,并且把早期肢体功能锻炼、认知功能锻炼和促进生活能力的康复制定为基本目标,有针对性地实施救助措施。

1. 评估卒中患者　患者入院后 24 h 内(一般在 6 h 内)完成头颅 CT、心电图、血常规、电解质、凝血功能、血生化等检查,必要时进行颈动脉多普勒和超声心动图等检查。同时进行神经系统评估。溶栓患者,必要时与家属签署知情同意书。

2. 召开卒中小组会议　治疗小组成员至少每周开会一次,评估患者的神经功能缺损以及总体情况。会议内容是把患者的情况进行汇报,讨论病情、治疗、护理、康复的方案及目标。

3. 常规治疗措施

(1)有意识障碍的患者,注意保持呼吸道的通畅。必要时给予气管插管,插管指征是 $PO_2 < 60$ mmHg 或 $PCO_2 > 50$ mmHg 或明显呼吸困难者。

(2)控制应激性高血糖:如随机空腹血糖≥6.9 mmol/L,餐后血糖≥11.1 mmol/L,应给予胰岛素治疗。

(3)控制血压:患者的理想血压需个体化,控制血压的具体措施应考虑临床状况及患者的基础血压。需要溶栓治疗者,溶栓前应监测血压,收缩压>180 mmHg 或舒张压>105 mmHg,应给降压治疗,若治疗后血压未降低,禁止溶栓治疗;溶栓中的监测血压,每 15 分钟 1 次,监测 2 h,每 30 分钟 1 次,监测 6 h,每 1 小时 1 次,监测 16 h。

(4)控制体温:对体温>38.5 ℃的患者及感染者应进行适当的细菌培养和气管、血液或尿液涂片,并给予解热药物,必要时使用抗生素。

(5)维持水及电解质平衡:应定期监测血清电解质、尿比重、尿量及中心静脉压。每天尿量应保持在 1000～1500 ml,液体平衡应计算每日尿量和隐形失水(如发热患者,体温每升高 1 ℃,增加 300 ml 液量),有出汗过多、腹泻或呕吐时也应增加输液量。每天补充钠 50～70 mmol 和钾 40～50 mmol。

(6)降低颅内高压,适当限制液体入量,抬高床头 20°～30°,吸氧、维持通气功能,控制激动的情绪和疼痛有助于降低颅内压。甘露醇快速静脉滴注,滴注时间少于 20 min,呋塞米可以补充短期治疗;必要时可进行神经外科减压术。

(7)控制癫痫发作:首选抗惊厥药为苯二氮䓬类,缓慢静脉给予地西泮 5 mg,随后改用长效抗惊厥药物治疗。

4. 药物治疗措施　对缺血性卒中,对缺血脑组织的关键分子的识别和有效药物的干预,在发病 4.5 h 内用 rt-PA 或尿激酶进行溶栓治疗,可以显著改善其预后结局。心源性脑梗死和神经功能缺损不断进展的患者,需早期标准化使用抗凝药物。

5. 静脉溶栓治疗措施　具体详见本章第一节。

6. 预防并发症　预防深静脉血栓应早期给予康复锻炼;预防压疮,应经常翻身;尽可能避免导尿,预防感染。

7. 康复治疗　由卒中小组的康复师针对不同的患者而进行,应着重于认知功能、耐力、社会适应能力的恢复,延长主动活动的时间。对入院后患者进行神经功能缺损评价及日常生活能力评定,根据评定结果结合患者的具体情况为患者制订具体的康复计划,根据《中国脑卒中康复治疗指南》中的运动疗法(包括运动疗法、强制性使用运动疗法、运动再学习法、神经发育促进技术等)、作业疗法、吞咽治疗等做康复训练,并每隔 2 周对患者进行全身检查和功能评价,根据评价结果制订新的康复计划。言语训练:每天定时对患者进行发音练习,可使用小学生语文课本内容对患者进行言语训练,先从单音节开始训练,慢慢逐渐到一整句。

8. 延续护理　出院前由卒中小组制定出院方案,护理小组进行健康教育指导,康复师制定康复训练的指导及目标。出院后定期对患者进行随访,对其病情变化进行记录。

四、护理

(一)护理管理

1. 护理人员管理及工作

(1)合理组织分工:在病房责任分组,由经过培训的主管护师、护师或大专及以上学历者担任责任护士。每个责任护士负责 2~3 张病床。每 3 个月轮换 1 次。这样的排班合理、科学,能充分调动全体护士的积极性,尤其对低年资大专、本科护士是很好的锻炼。而重症监护室患者另有 24 h 特级专人护理。

(2)分层管理制度:卒中单元实行三级分层管理制度,护士长-责任组长-责任护士。其中责任组长是最重要的一环,又称卒中专科护士。专科护士是指在专科领域具备较高水平和专长,能独立解决本专科护理工作中的疑难问题,并可指导其他护士的工作。由 5 年以上专科护理经验的大专、本科护师或主管护师担任。每天上午责任护士参加卒中单元标准查房 30 min,根据具体情况合理安排时间,每周三参加卒中单元主任大查房。

(3)设计护理表格:所有新患者在入院 2 h 内完成原有的护理入院评估表,跌倒/坠床风险评估表,营养筛查评估、洼田饮水试验,压疮评估表及护理记录表。

(4)规范实施健康教育:全程教育由入院、住院、出院时 3 个阶段性教育所组成,使得每位患者均可受到系统的健康教育。

(5)规范护理三级查房制度,每天下午 14:00-15:00 组织卒中单元护理查房,由责任组长具体负责,责任护士共同参与,护士长监督。巡视各病房,给患者做健康宣教、指导康复锻炼、解决患者遇到的各种问题。每周一下午 16:00-17:00 组织患者及家属集体进行健康教育,由医师、护士、康复师共同讲授卒中的一级预防、二级预防、卒中的治疗、常见的护理问题及措施、康复治疗知识等,并发放健康教育宣教资料。

2. 患者的护理管理

(1)参加每周对患者的评估例会:针对住院患者,卒中单元的工作人员每周利用例会时间共同进行患者的评估,制定治疗、护理、康复方案,然后由各组人员分别实施。护理组制定个体化护理方案。

(2)对新入院的患者做好各项工作。

(二)护理流程

急性缺血性卒中或短暂性脑缺血发作护理流程见表 17-3,脑出血护理流程见表 17-4。

表 17-3　急性缺血性卒中或短暂性脑缺血发作护理流程

姓名：　床号： 性别：　年龄： ID 号：		主　任：　　　　护士长： 责任护士：　　　主治医师：			完成时间	签名
入院 24 h	生命体征	T：	P：	R：		
	卧位血压	左上肢		右上肢		
	立位血压	左上肢		右上肢		
		体重：　kg 身高：　cm 腰围：　cm				
	入院宣教	□ 环境、医院规章制度、探视制度 □ 医护人员介绍　□ 联系电话：				
	入院评估	□ 入院评估 □ 跌倒、坠床风险评估表　　分 □ 压疮风险评估表　　分 □ 营养筛查评估表　　分 □ 吞咽功能:洼田饮水试验　级 □ 心电监护　□ 吸氧　□ 实验室检查 □ 指导患者留取尿、便等标本 □ 给予抗血小板、降脂、降糖等药物治疗				
	神经系统查体	□ 意识状态 　清醒　嗜睡　昏睡　浅昏迷　中昏迷　深昏迷 □ 肌力评定 　左上肢:0级　1级　2级　3级　4级　5级 　右上肢:0级　1级　2级　3级　4级　5级 　左下肢:0级　1级　2级　3级　4级　5级 　右下肢:0级　1级　2级　3级　4级　5级 □ 肌张力评定:正常　降低　增高 □ 语言功能:构音:是　否　　失语:是　否 □ NIHSS				
入院 48 h		□ 营养师制订饮食计划,给予饮食指导,护士协助指导 □ 康复师制订康复计划,给予康复指导,护士协助指导 □ 意识评定：　□ 肌力评定：　□ 语言功能评定：				

（续　表）

			完成时间	签名
入院 72 h		□ 协助心理医师给予患者及家属心理护理		
		□ MMSE　　□ MoCA □ SAS　　□ SDS		
		□ 意识评定：　　□ 肌力评定：　　□ 语言功能评定：		
入院 第 7 天	神经功能 评估	□ NIHSS　　□ ESSEN □ mRS　　□ ADL		
	完善检查 情况	□ TCD　□ 颈部彩色超声　□ 肢体动脉检测 □ 头颅 MRI　□ 头颅 MRA　□ 头颈 CTA □ 脑电图　□ 动态脑电图 □ 多维心理测评		
入院 第 10 天	出院指导	□ 出院手续办理流程　□ 门诊复诊时间 □ 抗血小板聚集药 □ 阿司匹林　□ 硫酸氢氯吡格雷（波立维） □ 降压药 □ CCB　□ ACEI　□ ARB □ β受体阻滞药　□ 利尿药　□ 其他 □ 降脂药 □ 辛伐他汀　□ 阿托伐他汀　□ 瑞舒伐他汀 □ 普伐他汀　□ 贝特类　□ 其他 □ 降糖药 □ 胰岛素类　□ 双胍类　□ α苷酶抑制药 □ 磺脲类　□ 促泌药 □ 生活方式的指导 □ 戒烟　□ 戒酒　□ 低盐、低脂、清淡饮食		

表 17-4　脑出血护理流程

床号：　　姓名： 年龄：　　性别： ID 号：		责任护士： 主管医师：				完成时间	签名
入院 24 h	办理入院	□ 安置床位,通知主管医师、责任护士,建立病历档案,填 　写床头卡、一览卡					
		□ 测量生命体征 T	P	R	BP		
	入院宣教	□ 环境、医院规章制度、探视制度 □ 医护人员介绍					
	护理评估	□ 填写各项护理评估单(压疮、营养、日常活动、跌倒、坠床) □ 意识状态:清醒　嗜睡　昏睡　昏迷					
	执行医嘱	□ 心电监护　□ 吸氧　□ 留取尿标本、便标本 □ 血常规、生化、凝血四项、糖化血红蛋白、红细胞沉降率 □ 用药					

（续　表）

入院 24 h	护理要点	□ 床头抬高 30° □ 留置中心静脉导管 □ 监测血压每 30 分钟 1 次 □ 维持正常体温 □ 绝对卧床 □ 保持大便通畅 □ 观察入院时的神经功能缺损情况有无变化 □ 观察入院后的神经功能缺损情况有无进展 □ 观察有无颅高压表现(头痛、恶心、呕吐) □ 洼田饮水试验 □ 留置鼻饲管,给予营养支持,制定营养流程		
入院 48 h	护理要点	□ 床头抬高 30° □ 监测血压每 1 小时 1 次 □ 保持大便通畅 □ 绝对卧床 □ 口腔护理、会阴擦洗 □ 翻身拍背 □ 观察入院时的神经功能缺损情况有无变化 □ 观察入院后的神经功能缺损情况有无进展 □ 观察有无颅高压表现(头痛、恶心、呕吐) □ 启动深静脉血栓形成(DVT)预防方案 □ 协助康复师制订康复计划,给予康复指导		
入院 72 h	护理要点	□ 床头抬高 30° □ 监测血压每小时 1 次 □ 绝对卧床 □ 保持大便通畅 □ 口腔护理、会阴擦洗 □ 翻身拍背 □ 观察入院时的神经功能缺损情况有无变化 □ 观察入院后的神经功能缺损情况有无进展 □ 协助心理医师给予患者心理护理,保持情绪稳定 □ 协助医师完成 CT 检查		
	健康教育	□ 给予患者健康指导 □ 特殊用药的健康指导		
入院 第 7 天	出院计划	□ 出院康复、特护疗养院、家庭护理、耐用医疗设备 □ 门诊复诊的时间、随访的时间 □ 出院的流程		

五、健康教育

健康教育护理路径采用制度化、流程化的教育模式,有利于卒中护理服务;此路径是护士进行健康教育的时间表和计划表,使护士知道做什么,怎样做,逐项落实,并以表格的形式提供时间、有效的照顾及诊疗,护理有序,减少漏项,缩短住院日,提高健康教育质量。健康教育路径也需要根据病情变化而修改,根据个体差异随时进行评估或增加教育内容,以满足患者不断增加的高质量健康需求(表 17-5)。

表 17-5　健康教育护理路径

健康教育时间	教育内容(患者或家属)	教育方式
入院时	介绍环境、主管医师、责任护士、病区护士长,陪伴制度,作息、探视、开饭、洗澡时间,物品摆放及保管,设施的使用,安全宣教,建立良好的医患关系	阅读入院介绍手册,讲解、指导患者及家属
入院第3天	检查及检验的目的、意义、注意事项、配合要点,进行饮食和活动指导,安全宣教	个别指导,负责接送患者进行各种检查
入院1周	①什么是卒中? 卒中的临床表现;②卒中与血压、血糖、血脂的关系;③卒中发作时要注意什么? ④饮食指导,哪些不良饮食习惯是促进卒中发病的危险因素? ⑤心理护理指导;⑥药物的名称、作用、用法及用药后注意事项	阅读相关资料,采用板报卡片的形式,讲解、提问、讨论相结合
入院2周	①血压、血脂、血糖、体重,健康生活方式对卒中的影响;②适当运动的方法、目的;③合并有糖尿病的患者,血糖控制的范围及理想血压;④对于高血压患者,如何维持血压的平稳;⑤如何观察应用抗凝药物后出血倾向;⑥血糖和血压测量的操作方法	讲解,个别指导;发给患者理想的血糖、血脂控制目标;指导操作
出院时	①出院后怎样坚持纠正不良生活习惯吸烟和过量饮酒;②定期测血糖、血脂的意义;③卒中发作怎样及时就医;④预约复诊日期;⑤遵医嘱进行用药指导;⑥家庭自我保健指导;⑦选择适合的锻炼方法;⑧指导定期门诊随访	讲解并发给患者出院指导卡

具体教育内容详见第 2 章第二节脑梗死的一级预防、二级预防

参 考 文 献

[1]　刘新峰.脑血管介入治疗学.2 版.北京,人民卫生出版社,2012.

[2]　中华医学会神经病学分会,中华医学会神经病学分会脑血管病学组.中国急性缺血性脑卒中诊治指南2018.中华神经科杂志,2018,51(9):666-682.

[3]　韩晶.rt-PA 静脉溶栓治疗超早期脑梗死的临床疗效观察.中风与神经疾病杂志,2013,30(9):833-835.

[4]　常红,王晓娟.急性脑梗死阿替普酶静脉溶栓后出血时间特征分析及护理.中华护理杂志,2014,49(10):1191-1193.

[5]　王馨,高嵩芹,于龙娟,等."一站式"护理救治模式提升缺血性脑卒中患者救护质量的效果.解放军护理杂志,2015,32(10):57-59.

[6]　张文红.急性脑梗死 48 例超早期 rt-PA 静脉溶栓治疗的观察及护理.护理与研究,2019,23(6):810-812.

[7]　李向荣,李宁,高楠,等.急性脑梗死患者 rt-PA 溶栓的护理体会.中国临床研究,2012,25(10):1027-1028.

[8]　常红,徐亚红,陈琳,等.缺血性脑卒中患者阿替普酶静脉溶栓出血并发症的研究进展.中华护理杂志,2015,50(4):459-462.

[9]　郭丽娜,刘延锦,王爱霞,等.标准化护理协作流程对院内急性缺血性脑卒中患者 rt-PA 静脉溶栓时间延迟的影响.广东医学,2018,39(17):2700-2703.

[10]　Kshrmann M,Sehellinger PD,Schwab S,et al. The only evidence based neuropreteetive therapy for acute ischemic stroke:thrombolysis. Best Pract Res Clin Anaesthesiol,2010,24(4):563-571.

[11]　Sutter R,Bruder E,Weissenburg M,et al. Thyroid hemorrhage causing airway obstruction after intravenous thrombolysis for acute ischemic stroke. Neurocritiel Care,2013,19(3):381-384.

[12]　Park HR,Lee H,Lee JJ,et al. Protective effects of spatholobi caulis extract on neuronal damage and focal ischemic stroke/reperfusion injury. Mol Neurebiol,2017,55(3):1-17.

[13]　Chumboatong W,Thummayot S,Govitrapong P,et al. Neuroprotection of agomelatine against cerebral ischemiarepeifusion injury through an antiapoptotic pathway in ret. Neurechem Int,2017,102:114-122.

[14]　Powers WJ,Rabinstein AA,Ackerson T,et al. 2018 Guidelines for the early management of patients with acute ischemic stroke:a guideline for healthcare professionals from the American Heart Association/American Stroke Association. Stroke,2018,49(3):e46-e110.

[15]　王陇德,刘建民,杨弋,等.我国脑卒中防治仍面临巨大挑战——《中国脑卒中防治报告 2018》概要.中国循环杂志,2019,34(02):6-20.

[16]　宋西方,鞠鹏,孔征东.以 CT 室为中心的流程对急性缺血性卒中静脉溶栓的影响.北京医学,2019,41(7):608-610.

[17]　Xu AD,Wang YJ,Wang DZ,et al. Consensus statement on the use of intravenous recombinant tissue plasminogen activator to treat acute ischemic stroke by the Chinese Stroke Therapy Expert Panel. CNS Neurosci Ther,2013,19(8):543-548.

[18]　Jauch EC,Saver JL,Adams HP,et al. Guidelines for the early management of patients with acute ischemic stroke:a guideline for healthcare professionals from the American Heart Association/American Stroke Association. Stroke,2013,44(3):870-947.

[19]　Levy EI,Siddiqui AH,Crumlish A,et al. First food and drug administration-approved prospective trial of primary intracranial stenting for acute stroke:SARIS(stent-assisted recanalization in acute ischemic

stroke). Stroke,2009,40(11):3552-3556.

[20] Guedin P,Larcher A,Decroix JP,et al. Prior IV thrombolysis facilitates mechanical thrombectomy in a-cute ischemic stroke. J Stroke Cerebrovasc Dis,2015,24(5): 952-957.

[21] Mistry EA,Mistry AM,Nakawah MO,et al. Mechanical thrombectomy outcomes with and without intra-venous thrombolysis in stroke patients:a meta-analysis. Stroke,2017,48(9): 2450-2456.

[22] Behme D,Kabbasch C,Kowoll A,et al. Intravenous thrombolysis facilitates successful recanalization with stent-retriever mechanical thrombectomy in middle cerebral artery occlusions. J Stroke Cerebrovasc Dis, 2016,25(4): 954-959.

[23] Angermaier A,Michel P,Khaw AV,et al. Intravenous thrombolysis and passes of thrombectomy as pre-dictors for endovascular revascularization in ischemic stroke. J Stroke Cerebrovasc Dis,2016,25(10): 2488-2495.

[24] Kaesmacher J,Kleine JF. Bridging therapy with i. v. rt-PA in MCA occlusion prior to endovascular thrombectomy: a double-edged sword? Clin Neuroradiol,2018,28(1): 81-89.

[25] 中国心脑血管网.脑卒中高危人群筛查和干预项目简介(2013).http://www.cnstroke.com/.

[26] Ruff IM,Ali SF,Goldsrein JN,et al. Improving door-to-needle times:a single center validation of the tar-get stroke hypothesis. Stroke,2014,45(2):504-508.

[27] Wardlaw JM,Murray V,Berge E,et al. Recombinant tissue plasminogen activator for acute ischemic stroke:an updated systematic review and meta-analysis. Lancet,2012,379(9834):2364-2372.

[28] Gumbinger C,Reuter B,Stock C,et al. Time to treatment with recombinant tissue plasminogen activator and outcome of stroke in clinical practice:retrospective analysis of hospital quality assurance data with comparison with results from randomized clinical trials. BMJ,2014,348(mag 30 3):g3429.

[29] 中国医学会神经病学分会.中国急性缺血性脑卒中诊治指南 2014.中华神经外科杂志,2015.48(4): 246-257.

[30] 王晓伟.脑血栓的病因及发病机理分析.养生保健指南,2019,34:378.

[31] 陈玉梅,田渐柘.急性脑梗死患者静脉溶栓治疗的临床护理.中国医药指南,2019,17(16):197-198.

[32] 李云,蔡敏克,韩钊.护理干预对 rt-PA 静脉溶栓对老年急性脑梗死患者预后的影响.中国现代医生, 2014,52(22):78-81.

[33] 雷晓芬,程燕玲,司静琦.临床路径在创建脑卒中患者急救"绿色通道"中的应用.护理研究,2014,28(9): 1101-1102.

[34] 孙艳,施蓉芳.30 例急性脑梗死患者桥接治疗的围术期护理.全科护理,2018,16(14):1725-1726.

[35] 张勤,王艳,王加凤.支架取栓治疗急性缺血性脑卒中手术护理路径管理.解放军医院管理杂志,2016,23 (9):876-878.

[36] 中华医学会神经病学分会,中华医学会神经病学分会脑血管病学组,中华医学会神经病学分会神经血管介入协作组.中国急性缺血性脑卒中早期血管内介入诊疗指南 2018.中华神经科杂志,2018,51(9): 683-691.

[37] 《神经血管疾病复合手术规范专家共识》编写委员会.神经血管疾病复合手术规范专家共识.中华医学杂志,2017,97(11):804-809.

[38] 谷涌泉.复合手术-血管疾病治疗新机遇.介入放射学杂志,2015,10:841-842.

[39] 史帅涛,张克伟,王国权,等.杂交手术在治疗肢体动脉栓塞疾病中的应用[J].介入放射学杂志,2014,23 (3):206-209.

[40] Angelini GD,Wilde P,Salerno TA,et al. Integrated left small thoracotomy and angioplasty for multives-sel coronary artery revascularisation. Lancet,1996,347(9003):757-758.

［41］Brooks MJ，Bradbury A，Wolfe HN. Elective repair of type Ⅳ thoraco- abdominal aortic aneurysms：experience of a subcostal（transabdominal）approach. Eur J Vasc Endovasc Surg，1999，18（4）：290-293.

［42］Massimo CG，Wang ZG，Cruz Guadron EA，et al. Endoluminal replacement of the entire aorta for acute type A aortic dissection in a patient with Marfan syndrome. J Thorac Cardiovasc Surg，2000，120（4）：818-820.

［43］Pierot L，Visot A，Boulin A，et al. Combined neurosurgical and neuroradiological treatment of a complex superior sagittal sinus dural fistula：technical note. Neurosurgery，1998，42（1）：194-197.

［44］Hacein-Bey L，Connolly ES，Mayer SA，et al. Complex intracranial aneurysms：Combined operative and endovascular approaches. Neurosurgery，1998，43（6）：1304-1312.

［45］Kumar P，Kiser AC，Gehi AK. Hybrid treatment of atrial fibrillation. Prog Cardiovasc Dis，2015，58（2）：213-220.

［46］Varu VN，Greenberg JI，Lee JT. Improved efficiency and safety for EVAR with utilization of a hybrid room. Eur J Vasc Endovasc Surg，2013，46（6）：675-679.

［47］逯党辉，翟水亭，李天晓，等. 复合手术治疗 Stanford B 型胸主动脉夹层. 介入放射学杂志，2015，10：897-901.

［48］Cui S，Zhi Y，Cheng G，et al. Retrospective analysis of placenta previa with abnormal placentation with and without prophylactic use of abdominal aorta balloo occlusion. International Journal of Gynecology 8. Obstetrics，2017 137（3）：

［49］张哲，李莉，景硕，等. 一站式复合手术的护理管理. 介入放射学杂志，2017，26（5）：475-478.

［50］Murayama Y，Arakawa H，Ishibashi T，et al. Combined surgical and endovascular treatment of complex cerebrovascular diseases in the hybrid operating room. J Neurointerv Surg，2013，5（5）：489-493.

［51］陈珑，程永德. 再论复合手术. 介入放射学杂志，2019，28（2）：105-108.

［52］Fandino J，Taussky P，Marbacher S，et al. The concept of a hybrid operating room：applications in cerebrovascular surgery. Acta Neurochir Suppl，2013，115：113-117.

［53］宋晓雯，仇汉诚. 复合手术在复杂脑血管病中的应用进展. 中国脑血管病杂志，2019，16（1）：47-52.

［54］张海峰，梁国标，于春泳，等. 在复合手术室治疗脑动静脉畸形的初步探讨. 中国临床神经外科杂志，2016，21（4）：196-199.

［55］张海峰，梁国标，于春泳，等. 应用复合手术室治疗颅内动脉瘤的临床分析. 中国微侵袭神经外科杂志，2016，21（11）：488-491.

［56］Chalouhi N，Theofanis T，Jabbour P，et al. Safety and efficacy of intraoperative angiography in craniotomies for cerebral aneurysms and arteriovenous malformations：a review of 1093 consecutive cases. Neurosurgery，2012，71（6）：1162-1169.

［57］王东海. 关注复合手术技术治疗复杂脑血管疾病. 中国脑血管病杂志，2019，16（1）：3-5.

［58］向思诗，胡鹏，何川，等. 复合手术夹闭颈内动脉床突旁大型和巨大型未破裂动脉瘤. 中华神经外科杂志，2017，33（8）：770-774.

［59］游潮. 不断挑战复杂难治性颅内动脉瘤. 中华神经外科杂志，2018，34（5）：433-436.

［60］Thorell W，Rasmussen P，Perl J，et al. Balloon assisted microvascular clipping of paraclinoid aneurysms. Technical note. J Neurosurg，2004，100（4）：713-716.

［61］吴红星，帕力哈提·热西提，冯冠军，等. 复合手术治疗颅内动静脉畸形的临床应用. 中华医学杂志，2017，97（11）：817-821.

［62］齐铁伟，陈晓雷，吴新建，等. 血管内栓塞辅助显微手术治疗复杂难治性脑动静脉畸形. 中华显微外科杂志，2004，27（4）：266-267.

［63］张轶群,仇汉诚,陶冶飞,等.复合手术治疗颅内复杂动静脉瘘三例.中华医学杂志,2017,97(11):822-826.

［64］Dehdashti AR,Thines,Da casta LB,et al. Intraoperative biplanar rolatinal angiography during neurovascular surgery. Technical note. J Neurosurg,2009,111(1):188-192.

［65］Hallaert GG,De Keukeleire KM,Vanhauwaert DJ,et al. Intracranial dural arteriovenous fistula successfully treated by combined open endovascular procedure. J Neurol Neurosurg Psychiatry,2010,81(6):685-689.

［66］孙方贞,刘云娥.1例颈静脉球瘤栓塞联合手术切除患者的护理.介入放射学杂志,2015,24(10):917-919.

［67］梁婧婧,刘云娥,王伶俐,等.7例颈动脉体瘤患者行复合手术治疗的护理.中华护理杂志,2018,53(5):580-583.

［68］汤红艳,陈曦,牛香美,等.111例复杂性脊髓血管畸形复合手术的护理配合.中华护理杂志,2018,53(2):202-204.

［69］Iihara K,Satow T,Matsushige T,et al. Hybrid operating room for the treatment of complex neurovascular and brachiocephalic lesions. J Stroke Cerebrovasc Dis,2013,22(8):e277-e285.

［70］袁巧玲.脑动静脉畸形出血急性期手术治疗的护理要点.护士进修杂志,2015,30(10):e907-e908.

［71］王先伟,陈东,万晓楠,等.高龄患者颈动脉内膜切除术的围手术期处理.中国微侵袭神经外科杂志,2014,19(5):210-212.

［72］袁巧玲.复杂性脑血管病复合手术治疗的围手术期护理.中国微侵袭神经外科杂志,2017,22(6):287-288.

［73］夏秋欣.卒中单元护理与药物治疗.北京:人民军医出版社,2007.

［74］邓志高,刘杰,赵小姝,等.卒中单元的组建与应用.北京:人民军医出版社,2011.

［75］张妍.卒中单元护理模式在脑卒中患者中的应用.中国医药指南,2018,16(36):279-280.

［76］茅椿雅,张兰香,葛钰晴,等.卒中单元护理模式对脑卒中后吞咽功能障碍患者的应用价值.交通医学,2018,32(6):639-640.

［77］胡振国,孙丽琴,杨弋,等.老年脑卒中住院患者普通模式和脑卒中单元模式治疗结果对比.中国老年学杂志,2018,38(22):5409-5411.

［78］武江,赵海兵.卒中单元人员构成及其分工的研究进展.现代医药卫生,2018,34(15):2349-2351.

［79］金奕,徐旭东.脑卒中患者康复护理现状与展望.中国护理管理,2018,18(6):726-729.

［80］林桂霞,李冬梅.美国卒中专科护士资格认证现状及对我国卒中专科护士发展的启示.护理研究,2018,32(8):1187-1189.

［81］韩笑,高处.神经卒中单元应用rt-PA静脉溶栓治疗急性脑梗死的效果研究.湖北科技学院学报(医学版),2018,32(2):119-121.

［82］陈煌,黎蔚华,谢红珍,等.脑卒中早期康复护理及其影响因素研究进展.护理研究,2017,31(28):3495-3499.

［83］齐涛,李佩芳.我国卒中单元研究现状及发展趋势.中医药临床杂志,2017,29(1):6-9.

［84］娄秋英.卒中单元护理模式在急性脑卒中患者中的应用.实用临床医学,2016,17(12):80-81.

［85］刘震平,倪岩,尹安春,等.卒中单元模式下脑血管病康复护理的新进展.现代医药卫生,2011,27(7):1025-1026.

［86］吴雪洁,洪显钗,留盈盈.卒中单元的护理管理.心脑血管病防治,2009,9(1):74-75.

［87］贾秀杰,付凯,马文斌,等.卒中单元的研究现状及前景.内蒙古民族大学学报(自然科学版),2007(5):586-588.

[88] 招远祺.基于急性缺血中风临床路径组织化卒中管理的构建与实践.广州中医药大学,2011.

[89] 赵晓营,任小红.脑卒中后应激性高血糖患者的血糖控制目标.解放军护理杂志,2016,33(11):26-28,65.

[90] 朱章丽.临床护理路径对短暂性脑缺血发作患者的疗效观察.当代护士(下旬刊),2015,6:40-41.

[91] 李肖静,史云菊.应用临床护理路径对短暂性脑缺血发作患者实施健康教育.中国实用护理杂志,2005,21(14):69-70.

[92] 杨莘,梁建林,谢家兴,等.国家卫生计生委脑卒中防治工程委员会.中国脑卒中护理指导规范.2015.

[93] 王丽娜,李天晓,朱良付,.移动脑卒中单元的临床应用进展.介入放射学杂志,2018,27(10):986-992.

[94] Parker SA,Bowry R,Wu TC,et al. Establishing the first mobile stroke unit in the United States. Stroke,2015,46(5):1384-1391.

[95] Cerejo R,John S,Buletko AB,et al. A mobile stroke treatment unit for field triage of patients for intraarterial revascularization therapy. J Neuroimaging,2015,25(6):940-945.

学习培训及学分申请办法

一、《国家级继续医学教育项目教材》经国家卫生和计划生育委员会（现更名为国家卫生健康委员会）科教司、全国继续医学教育委员会批准，由全国继续医学教育委员会、中华医学会联合主办，中华医学电子音像出版社编辑出版，面向全国医学领域不同学科、不同专业的临床医生，专门用于继续医学教育培训。

二、学员学习教材后，在规定时间（自出版日期起 1 年）内可向本教材编委会申请继续医学教育 Ⅱ 类学分证书，具体办法如下：

方法一：PC 激活

1. 访问"中华医学教育在线"网站 cmeonline. cma-cmc. com. cn，注册、登录。

2. 点击首页右侧"图书答题"按钮，或个人中心"线下图书"按钮。

3. 刮开本书封底防伪标涂层，输入序号激活图书。

4. 在个人中心"我的课程"栏目下，找到本书，按步骤进行考核，成绩必须合格才能申请证书。

5. 在"我的课程"—"已经完成"，或"申请证书"栏目下，申请证书。

方法二：手机激活

1. 微信扫描二维码 关注"中华医学教育在线"官方微信并注册。

2. 点开个人中心"图书激活"，刮开本书封底防伪标涂层，输入序号激活图书。

3. 在个人中心"我的课程"栏目下，找到本书，按步骤进行考核，成绩必须合格才能申请证书。

4. 登录 PC 端网站，在"我的课程"—"已经完成"，或"申请证书"栏目下，申请证书。

三、证书查询

在 PC 端首页右上方帮助中心"查询证书"中输入姓名和课程名称进行查询。

《国家级继续医学教育项目教材》编委会

国家级继续医学教育项目教材

中华医学会基层卫生人才培训工程丛书

神经系统疾病护理教程

主 编　祝成红　周 霜　张淑霞

王 琳　杜立新

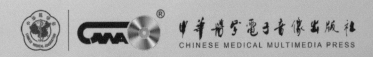

中华医学电子音像出版社

CHINESE MEDICAL MULTIMEDIA PRESS